Günter Volk

Der industrielle Körper stirbt mit 65!

Mauer Verlag
Wilfried Kriese
72108 Rottenburg a. N.
1. Auflage

Umschlagsgestaltung: VOLK-MEDIA Marcus Volk, Berlin,
www.volk-media.com
2009

ISBN 978-3-86812-193-3

www.mauerverlag.de

Günter Volk

Besseres Leben mit mehr Wissen

Band I

Der industrielle Körper stirbt mit 65!

Homepage:

www.lebenmitwissen.de

Dieses Buch widme ich meinem Cousin Hans-Günter Grote, der bis zum 64. Lebensjahr als erfolgreicher Manager gearbeitet hat und am 14.02.2009, kurz vor seinem 65. Geburtstag an Herzversagen gestorben ist.

Demnächst erscheinen:

Band II

bunt und gesund

Über 1000 Lebens- und Heilmittel und die Nahrungsmittel, die wir sonst noch zu uns nehmen

und

Band III

Das ErnährungsGewohnheitenUmstellungsBuch

Anmerkung des Autors:

Die Mittel, Methoden und Ratschläge in diesem Buch (und/oder der vorliegenden CD) sind sorgfältig recherchiert und erwogen. Dennoch kann keine Garantie für Richtigkeit und Vollständigkeit übernommen werden. Der Autor gibt weder direkt noch indirekt medizinische Ratschläge. Bei gesundheitlichen Fragen und Problemen sollten Sie qualifizierten ärztlichen Rat einholen. Autor und Verlag übernehmen keinerlei Haftung für Schäden (Personen-, Sach- und Vermögensschäden), die sich aus dem Gebrauch oder Missbrauch der in dem Buch dargestellten Mittel, Methoden und Ratschläge sowie Rezepte ergeben.
Die in diesem Buch/ dieser CD verarbeiteten Informationen sind zur Weiterbildung für interessierte Leser gedacht. Sie sind weder Diagnose- noch Therapieanweisungen im medizinischen Sinne.

Inhalt

Unterhalten sich zwei Planeten:
Sagt der eine: „Nun, wie geht es Dir so?“
Der andere: „Es geht eben so.“
Darauf der eine: „Wieso, was hast Du denn?“
Der andere: „Ich hab gerade eine Homo-Sapiens-Infektion.“
Antwort: „Na, das wird sich ja bald erledigt haben.“

1 Einführung

Als mich vor zwei Jahren der Hautkrebs „erwischt“ hatte und ich aufgrund von Harnsäureablagerungen im Fuß nicht mehr laufen konnte, begann ich die ersten Gesundheitsbücher in die Hand zu nehmen, die meine Frau schon lange gelesen hatte.

Bis dahin hatte ich mir keine Zeit dafür genommen. Klar, ich war ja voll beschäftigt, in meinen wichtigen Berufen, hatte ein Fachhochschul- und Hochschuldiplom, war viele Jahre erfolgreicher Unternehmensberater und finanziell auf die „sichere Seite“ gelangt. Aber: Ich war nicht mehr gesund und gerade erst 56 Jahre alt geworden. Die Arztrechnungen hatten kontinuierlich Jahr für Jahr zugenommen. Jetzt stellte ich fest, es müsse wohl etwas falsch gelaufen sein. Ich dachte immer, das Leben ist unendlich und nichts könne mir etwas anhaben. Vielleicht dachte ich auch nie über das Ende des Lebens nach. Da ich mich jedoch noch nie mit Halbheiten abgefunden hatte, beschloss ich, der Sache auf den Grund zu gehen und die Ursachen für meine „gesundheitliche Pleite“ zu ergründen. Zunächst bemerkte ich, dass ich mich in guter Gesellschaft mit vielen Altersgenossen befand, die mit ihrer Gesundheit offenbar genauso lax umgegangen waren. Bei einem Freund wurde ein Halswirbel versteift und eine Thrombose kam hinzu, ein Geschäftspartner hatte am Ostseestrand einen Herzinfarkt, ein Schulfreund meiner Frau erlitt plötzlich einen Schlaganfall, ein anderer guter alter Freund bekam ein künstliches Hüftgelenk und selbst mein Schwager litt an Tinnitus und Diabetes mellitus Typ II. Als ich schon über ein Jahr an diesem Buch gearbeitet hatte, verstarben der mit mir gleichaltrige Geschäftsführer unseres Wirtschaftskreises an Herzversagen und dann mein Cousin kurz vor seinem 65. Geburtstag mit plötzlichem Herzstillstand. Natürlich hatte es auch Frauen in meiner Nähe getroffen. Sie litten u. a.

an Depressionen, Krebs, Schuppenflechte, Makuladegeneration, Bluthochdruck und Osteoporose.

Schon nach den ersten Recherchen war mir klar, dass das alles auch etwas mit Lebensstil und besonders mit Ernährung zu tun haben müsse, und so erstellte ich eine Liste mit „guten“ und „schlechten“ Nahrungsmitteln. Aus dieser Liste ist ein Jahr später ein Manuskript mit dem Titel „bunt und gesund“ entstanden. Die Übersicht genügte mir bald nicht mehr und so arbeitete ich mich nach und nach in den Dschungel der heutigen Lebens- und Ernährungsdefizite ein und versuchte, die Ursachen für meinen schlechten Gesundheitszustand zu ergründen. Sie können diesen Weg ein wenig nachverfolgen, wenn Sie plötzlich nach einem Zitat feststellen, dass eine numerisch geordnete Literaturangabe erscheint, die man an solch einer Textstelle gar nicht erwarten kann. Nun, ich habe die Angaben so belassen, wie sie entstanden sind, weil sie auch ein Stück Werdegang meiner Erkenntnisse darstellen. So war eben das tolle Buch von Prof. Béliveau „Krebszellen mögen keine Himbeeren“ meine erste Quelle und so ist sie auch im Quellennachweis aufgeführt. Heute ist mein Hautkrebs auf natürliche Weise ausgeheilt und die Harnsäureablagerungen in den Gelenken sind vollständig verschwunden. Ich bin wieder fit.

Bei meiner intensiven Suche nach „Lebensmitteln“ und Heilmöglichkeiten sind mir Stück für Stück naturwissenschaftliche und gesellschaftspolitische Probleme begegnet, die mich zu der grundlegenden Erkenntnis führten:

> *Es gibt in unserer modernen Industriegesellschaft verschiedene Entwicklungen, die nicht nur die Natur zerstören, sondern die auch der Gesundheit des Menschen schaden, das Leben verkürzen und Heilung behindern können.*

Meine persönlichen Erfahrungen sowie Einzelbeispiele von anderen Personen habe ich in die Lektüre eingebaut, weil sich diese Geschichten viel besser einprägen als die Ergebnisse von Doppelblindstudien.

Die Konflikte mit Ihren Erfahrungen, Überzeugungen und Gewohnheiten sind vorprogrammiert. Aber dieses Buch wird Sie verändern.

Ich habe meine Erkenntnisse für alle diejenigen aufgeschrieben, die ein Bedürfnis nach Natürlichkeit und Wahrheit zurückerlangen und gesund leben wollen. Es ist ein Buch für Sie, Sie gesund werden und bleiben wollen. Denn nichts hat mehr Lebensbezug als der Erhalt und die Wiedererlangung der Gesundheit.

Wenn Sie Neid und Gier, industriellen Konsum und Genuss in den Mittelpunkt Ihres Lebens gestellt haben, wenn für Sie der Lustgewinn wichtiger ist als der Erhalt Ihrer Gesundheit, dann sollten Sie unbedingt weiter lesen, denn dann ist es das richtige Buch für Sie.

Das ist ein Buch für alleinstehende Menschen, denn diese Menschen leben mit höherem Risiko. So rauchen beispielsweise 52 % der alleinerziehenden Mütter und die Sterblichkeit durch Lungenkrebs ist bei Frauen in den letzten Jahrzehnten drastisch angestiegen und hat fast die der Männer erreicht.

Es ist ein Buch für Menschen in schlechter sozialer Lage, denn neben fehlender Bildung ist besonders das Fehlen von Geld nach wie vor das größte Krankheitsrisiko.

Schon Goethe sagte:

Arm am Beutel, krank am Herzen
Schleppt' ich meine langen Tage.
Armut ist die größte Plage ... .

Es ist ein Buch für Normalgewichtige, die gesund leben wollen, aber besonders für Übergewichtige und Fettleibige, für Leser mit einem Taillenumfang größer als 80 cm bei Frauen und größer als 94 cm bei Männern. Nach dem Taillenumfang kann das Krankheitsrisiko bewertet werden.

Es ist besonders ein Buch für Männer

Der Anteil übergewichtiger Männer nimmt Jahr für Jahr mehr zu als bei Frauen. Frauen interessieren sich bereits im jugendlichen und erst recht im mittleren Alter mehr als Männer für Gesundheit. Ihnen hilft auch die bessere genetische Ausstattung und besonders gebildete und verheiratete Frauen ab 30 bzw. 40 Jahren bemühen sich, bewusst gesund zu leben. Immerhin sind bei den 280.000 jährlichen Herzinfarkten „nur" 129.000 Frauen betroffen, allerdings immer noch viel zu viel.

Frauen sollten dieses Buch Ihren Männern kaufen, da die Mehrheit der Männer sich kaum um gesunde Ernährung, um Vorsorgeuntersuchungen und um Früherkennung von Krankheiten kümmert. Sie sind aber keine disziplinlosen „Gesellen". Sie haben einfach nur zu wenig Wissen, leben mit falschen Gewohnheiten, haben Angst und falsche Scham und leiden oftmals an Selbstüberschätzung. Neben falschen Ernährungsgewohnheiten haben viele Männer auch eine unglaublich schlechte Einstellung zur Gesundheitsvorsorge. Möglicherweise empfinden sie Gesundheitsvorsorge als Feigheit oder Schwäche. Gerade mal 20 % der gesetzlich versicherten Männer nutzen die Angebote der Krankenkassen zu Vorsorgeuntersuchungen und Früherkennung.

Die Folgen sind klar: Männer werden häufiger von schweren Krankheiten getroffen. Auch weil sie mehr rauchen und Alkohol trinken, *sterben Männer heute durchschnittlich 5,7 Jahre früher*. Ihr Auto bringen Männer regelmäßig zur Inspektion und zum TÜV, aber sie melden sich nicht zum persönlichen Gesundheitscheck an. Sie sind durchschnittlich mit 11 Tagen pro Jahr einen Tag weniger krank als Frauen. Diesen Tag könnten sie besser für einen Gesundheitscheck nutzen, denn durch den unausgeglichenen Lebensstil treffen Männer fast doppelt so häufig riskante Herz-Kreislauf-Erkrankungen wie Frauen. Der Herzinfarkt ist bei 45- bis 49-jährigen „Helden" die häufigste Todesursache. An Lungenkrebs durch Rauchen und Leberschäden durch Alkoholmissbrauch sterben mehr als doppelt so viele „starke Typen" wie Frauen. Von Unfällen und Rückenleiden sind die „Kämpfer" ebenfalls weit häufiger betroffen.

Beim vorsorgeresistenten Mann muss erst die Alarmglocke mit 120 dB läuten, eine Keule gegen den Kopf knallen oder ein Fallbeil wie Krebs, Schlaganfall oder Herzinfarkt über dem Hals hängen, ehe ein MANN seine Lebensführung ändert. Mancher Mann muss erst vor Schmerz schreien, ehe er zum Arzt geht. Die Glatze und der Bierbauch sind schon lange kein Warnsignal mehr, über einen besseren Lebensstil nachzudenken. Das wird mit „besonderer" Schönheit, „offenen Haaren", „Vererbung" sowie angeblich „hoher Sexualpotenz" weggeredet. Der Bierbauch wird als „Einsatzreserve" oder „sexuelle Schwungmasse" dargestellt. Es grüßen der Hodenkrebs, die Potenzstörung, der Diabetes, die Gefäßerkrankung, die Herzmuskelschwäche, eine hartnäckige Schuppenflechte, ein Ekzem oder sonst etwas Gravierendes. Erst dann sucht ein Mann die Telefonnummer vom Facharzt oder greift sogar zu einem Gesundheitsbuch. Sollte es bei Ihnen anders sein, haben Sie vermutlich eine gute Erziehung genossen, mehr Bildung erlangt oder mit einer aufmerksamen Partnerin bessere Voraussetzungen, gesund und länger zu leben. Die Mehrheit der Männer ist allerdings unbelehrbar. Leider können sie nicht anders, auch weil sie hormonell so gesteuert sind. Ihr Hormonspiegel steht für Risiko. Die Industrie hat das Problem schon lange erkannt. Sie liefert fast nur tolle, schnelle Männerautos mit viel PS. Sie füllt meist für Männer Alkohol in allen nur denkbaren Genussformen ab, liefert Fertignahrung für den schnellen Hunger des Mannes und die Potenzpillen gibt's noch dazu. Das sind nur wenige Beispiele. Und zu Risiken und Nebenwirkungen fragen Sie Ihren Arzt oder Apotheker.

Besonders bei Männern hat sich ein Lebensstil herausgebildet, der mehr und mehr *durch die Industrie geprägt wird.* Der Lebensstil wird ständig geübt und ist so über viele Jahre in den Gewohnheiten verankert – mehr als die früheren Hinweise der klugen Mutter. Die Art und Weise der gesamten Lebensführung wurden oftmals auch vorgelebt von einem Vater, Großvater oder Chef, der keinen Schmerz kannte und kennt. Vorgelebt von einem Vater, der damals in den Krieg eingezogen wurde, wie mein eigener Vater. Und den Krieg hatten natürlich Männer angezettelt. Als mein Vater aus dem Krieg nach Hause kam, wollte er besonders solche Nahrung wie Braten, Schweinshaxen und für den schnellen Hunger ohne Köchin gab es Fertigsuppen aus dem Beutel.

Männer haben das empfindliche Y-Chromosom. Ist es durch Alkohol, Zigarettenqualm und falsche Ernährung oder andere Schadstoffe erst einmal geschädigt, kann es nicht mehr repariert werden. Bei der Fortführung der heutigen Lebensweise ist der Mann in etwa 125.000 Jahren ein Auslaufmodell, viele schon eher, wie die Beispiele zeigen. Bei Leberzirrhose liegen Männer mit weitem Abstand vor den Frauen. Mehr Männer als Frauen setzen ihrem Leben selbst ein Ende. Diese Männer brauchen keinen Krieg mehr, sie erledigen sich selbst. Genetisch und hormonell ist das erklärbar. Chromosomen und Testosteron führen dazu, dass der Mann selbst sein größter Feind ist. Durch zu viel Testosteron angeheizte Aggressivität, Neid und Gier, lascher Umgang mit der eigenen Gesundheit, Gewalt und Risiko bringen nicht nur den Mann, sondern auch die ganze Gesellschaft in Gefahr, z. B. durch blutige Kriege, durch gierige Banken-Spekulationen, durch Kämpfe um Geld, Macht und Frauen. Gefahren entstehen auch im weltweiten Kampf um Rohstoffe, inzwischen schon um Trinkwasser und bald auch um natürliche Lebens- und industrielle Nahrungsmittel.

Besonders junge Männer (und leider auch junge Frauen) haben oft überhaupt kein Wissen darüber, was sie ihren Nachkommen mit einem schlechten Lebensstil antun. In Fernost ist es Tradition, sich schon lange vor der Geburt gesund zu ernähren und gesund zu leben. Heute belegt die Forschung: Männer und Frauen können durch einen ungesunden Lebensstil, einseitige insbesondere industrielle Ernährung, durch Schadstoffe, Alkohol, ständige Stresshormone, extreme Unterernährung oder auch Fettleibigkeit das Erbgut ihrer Kinder und Enkel schädigen. Das haben unsere Vorfahren auch ohne neueste Erkenntnisse der Genforschung schon aus Erfahrung gewusst, dass gesund gelebt werden muss, um gesunde Kinder zu bekommen.

An eineiigen Zwillingen wurde nachgewiesen:

> *Nahrung beeinflusst sogar unser Erbgut. Unterschätzten Sie daher nicht die gesund erhaltende Wirkung der richtigen Ernährung.*

Es ist auch ein Buch für Männer, weil die meisten Unternehmen, insbesondere die weltumspannenden Konzerne von Männern geführt werden. Wen wundert es, bei so viel natürlicher Aggressivität? Vielleicht lesen einige der Männer in den Führungsetagen der Nahrungsmittel-Konzerne dieses Buch und erkennen, welchen Schaden sie mit ihrer Gier und mit ihren hoch verarbeiteten, industriellen Produkten für ihre Familien und für das eigene Geschlecht anrichten? In ihren Strategien sehen sie die Körper der meisten Menschen, insbesondere der Männer, nur unter dem engen Blickwinkel, wie dieser industriell verwertet und verwertbar gemacht werden kann. Wenn Sie ein Mann sind, so sind Sie heute bereits mehr oder weniger industriell verwertbar geworden, von der Tabak- und Autoindustrie, verwertbar von der Brauereiwirtschaft, den Fleisch-, Zucker-, Spirituosen- und Konservenherstellern, den Fast-Food-Restaurants, den Produzenten von Einheitsklamotten, Edel- und Billigmarken. Nicht zu vergessen, Sie sind auch verwertbar von der Pharmaindustrie und vielen anderen Industrien, die den industriellen Körper weltweit für den massenhaften Absatz ihrer Produkte täglich dringend brauchen.

> *Der Mann muss hinaus ins feindliche Leben, muss wirken und streben und pflanzen und schaffen, erlisten, erraffen, muss wetten und wagen, das Glück zu erjagen.*
> *Friedrich Schiller im „Lied von der Glocke"*

Branchenabhängig gilt dieses natürlich auch für Frauen. Schon die Kosmetikindustrie hat in den Industriestaaten so viel Umsatz, dass mit diesem Geld der Hunger weltweit besiegt werden könnte.

Ernährung und moderne Industriegesellschaft

Betrachten wir es ´mal ganz einfach. Der Mensch kauft, was die Industrie produziert. Die Industrie braucht den Menschen als Konsumenten. Sie braucht immer Wachstum, auch in Deutschland, obwohl die Zahl der Konsumenten hier abnimmt. Durch die Automatisierung verschwinden Arbeitsplätze und es verschlechtern sich die Bedingungen für viele, einen minimalen Lebensunterhalt zu erarbeiten. Die nächste Anpassung oder Sozialrevolution lässt grüßen. Ich will hier nicht in das Problem des Privateigentums, des Kapitals sowie der Rolle der Arbeit bei der Entwicklung des nationalen Reichtums und dessen Verteilung einsteigen. Allein aus dem Blickwinkel der Wahl eines gesunden Lebensstils und der Ernährung führt das Fehlen alternativer Existenz- und Erwerbsmöglichkeiten zu umfangreichen Veränderungen. Seit ca. 100 Jahren ist für die Mehrzahl der Menschen die Freiheit generell oder zumindest sehr stark eingeschränkt, selbst zu entscheiden, wie sie leben, was sie tun oder lassen können. Bei den existenziell wichtigen Dingen besteht nur noch eine begrenzte Freiheit der Wahl. Die Menschen der modernen Industriegesellschaft können heute nur über die Art der Bedürfnisbefriedigung entscheiden, aber wahre Bedürfnisse können dabei kaum noch entstehen. Die heutigen „wahren Bedürfnisse" werden durch den Einfluss von Industrie und herrschender Politik aus *künstlich erzeugten Bedürfnissen* gezielt manipuliert. Industrie und herrschende Politik setzen *Freiheit und Bedürfnisbefriedigung einfach gleich.* Sie kennen das aus: „Ich konsumiere – also bin ich", „leben Sie auf Ihrer Trauminsel", „holen Sie sich die Traumfigur" und „Geiz ist geil", so lautet die Manipulation für den „Ich-muss-alles-haben-Menschen". Nun denken Sie bitte nicht, dass Sie das nicht betrifft. Auch Ihre Wohnung ist so mit unnützen und unsinnigen Dingen wie Ihr Körper mit schlechter und industrieller Nahrung vollgestopft. Die Autoindustrie sagt: Sie sollten 100 rassige Autos fahren, bevor Sie sterben. Bringen Sie das ´mal auf die Reihe, wenn Sie kein Autohändler sind.

Industrie und herrschende Politik der Industriegesellschaft haben so einen industriell verwertbaren Körper geschaffen.

Bezogen auf die Ernährung haben die Menschen zwar ein großes Angebot, aber kaum Kenntnisse und deshalb nur eine eingeschränkte Wahlfreiheit. Mein Sohn Marcus hat mich erst kürzlich darauf aufmerksam gemacht, dass die Leute viele Früchte nicht kennen und sie einfach liegen lassen. Auch von Ihnen kennen nicht mehr viele natürliche Rohstoffe manche können kaum noch gut schmeckende Nahrung selbst herstellen. Diese Kunst wird sogar als unmoderne Lebensart abgetan und selbst in ländlichen Haushalten sind heute Gemüsegärten zu Grünflächen geworden.

Gesunder Lebensstil und gesunde Ernährung gehören heute weder zum Hauptschul- noch zum Abiturwissen. Es wird zwar am Rande unterrichtet, wenn es aber nicht geübt wird, bilden sich daraus keine Gewohnheiten. Selbst bei Hochschulabsolventen besteht eine klägliche Allgemeinbildung zu diesen Themen, wenn sie nicht gerade Sport- oder Ernährungswissenschaften studiert haben.

> *In der ersten Hälfte des Lebens opfern wir unsere Gesundheit, um Geld zu erwirtschaften, in der zweiten Hälfte opfern wir unser Geld, um die Gesundheit wiederzuerlangen.*
> *Voltaire*

Für einen zunehmenden Teil der Menschen sind zudem Denken und lebenslanges Lernen so anstrengend, dass sie sich davon verabschiedet haben und sich lieber der Unterhaltungsindustrie ergeben. Von jungen Menschen hört man heute immer öfter „keine Ahnung“ und monotone „Sprüche“, die ihre Lebensmaxime bestimmen. Sie nehmen sich für Vor- und Nachdenken und für eine so wichtige Sache der Welt wie die Herstellung und Aufnahme der Nahrung kaum noch Zeit. Sie essen heute bequem und leichtgläubig, immer häufiger und immer mehr industriell verarbeitete Produkte in immer kürzerer Zeit – zunehmend außer Haus. Das wird von der Industrie beworben und daraus entsteht eine höhere Nachfrage. So kann die Industrie einen höheren Preis verlangen. So wird die Entfernung zu ursprünglichen und natürlichen Lebensmitteln, die bestenfalls noch selbst oder unter kontrollierten Bedingungen angebaut werden, immer größer. Verarbeitung, Konservierung und Präparierung von Lebensmitten zu industrieller Nahrung führen zur Verschiebung der Zusammensetzung, hin zu einer nicht den biologischen Bedürfnissen der Menschen entsprechenden, unzureichenden bis falschen Ernährung, begleitet von massenhaftem Übergewicht, vielfältigen chronischen Krankheiten und sogar Veränderungen im Erbgut.

Bereits jetzt ist klar zu sehen, dass die Summe der Entwicklungen zum Kollaps des Gesundheitssystems und nachfolgend zum Kollaps der Staatsfinanzen der Industriestaaten führen kann, wenn diese nicht schon vorher durch die Bankenspekulationen ruiniert worden sind. Es entstehen gleichzeitig mit immer höherer Geschwindigkeit ernst zu nehmende gesundheitliche *Probleme für den Einzelnen und Existenzprobleme für die Gesellschaft.*

> *Europas Schicksal entscheidet sich in der Küche.*
> *Friedrich Nietzsche*

Überlegen Sie doch mal: Üblicherweise ackern Sie vielleicht 20 oder 30 Jahre, um Geld zu verdienen, essen immer gut, natürlich auch viele industrielle Produkte, rauchen und trinken womöglich auch noch. Solange Sie nicht krank werden, interessiert Sie Krankheit auch nicht. In den dann folgenden 25 Jahren geben Sie das gesparte Geld wieder aus und versuchen damit, die Gesundheit zurückzuerlangen. Reicht Ihr Geld nicht, kann der Staat wegen seiner finanziellen Grenzen nicht mehr einspringen. Rechnet man die Zeit der Kindheit und Jugend ab, bleiben Ihnen vielleicht noch ein paar Jahre, um dahinzusiechen mit Unterstützung der Pflegeindustrie.

Natürlich essen Sie die Produkte der Industrie aus den Regalen und Truhen der Supermärkte nicht, um krank zu werden. Sie essen das Zeug, weil es Ihnen täglich als gute Nahrung vorgeführt wird und Sie daran glauben. Sie essen es, weil viele Produkte (vor allem verglichen am Nährwert) inzwischen durch die massenhafte Herstellung und trotz weiten Transports sogar billiger zu kaufen sind als naturgemäße Produkte, wie Obst und Gemüse aus der Region. Sie essen von dem Zeug entsprechend viel, weil es gut schmeckt und Sie davon nicht ausreichend satt werden. Kritische Fernsehmacher haben schon einige Dokumentation über jene Entwicklung geschaffen. Es gehört schon viel Mut dazu, sich so mit der Industrie anzulegen. Die Auswahl von Probanden, die durch industrielle Nahrung, falsche Ernährungserziehung, Mangel an Bewegung und gefährliche Medikamente krank geworden sind und auch nicht mehr gesund werden, fällt nicht allzu schwer. Manchmal kommt die Wahrheit hoch.

„15 % der Bevölkerung (gemeint sind hier Österreicher) sind fettleibig, 80.000 sogar krankhaft fettsüchtig“, hieß es beispielsweise bei Spiegel-TV vom 24.06.2008, 23.15-00.10 Uhr, bei VOX. In einem Bericht des WDR vom 30.06.2008, 16.15 Uhr in „Fit und gesund“ hieß es: „Gesättigte Fette sind schlecht. Industriell hergestellte Fette werden in massiver Form ver- und bearbeitet, damit sie möglichst billig, geruchlos und mit einer maximalen Haltbarkeit angeboten werden können. Die Nüsse und Kerne werden unter Zuhilfenahme chemischer Lösungsmittel gepresst. Das garantiert höchstmögliche Erträge. Dann wird das Öl entwachst, mit aggressiven, stark basischen Stoffen raffiniert und gebleicht. Bei Temperaturen von bis zu 270°C wird die Geruchsintensität minimiert, chemische Konservierungsstoffe zugegeben, das Öl wird entschäumt und anschließend gehärtet. Was nach einem derartigen

Bearbeitungsprozess vom Öl noch übrig bleibt, ist für den Körper nicht nur absolut wertlos, sondern sogar äußerst schädlich". Besser kann man die industrielle Verarbeitung dieses Lebensmittels Margarine nicht beschreiben. Oder in einem Bericht über Antidepressiva heißt es: „Die Pharmaindustrie verkauft gefährliche Medikamente, um Geld zu machen" und „über Anzeigen fließt die Werbung für Arzneimittel in die redaktionellen Berichte ein", so ZDF, Frontal21 am 9.12.08 zur Apothekenumschau.

Angesichts der gesundheitsökonomischen und gesellschaftlichen Bedeutung des Gesamtthemas könnten solche Dokumentationen auch die noch denkenden Politiker, besonders die in Gesundheits- und Sozialministerien, und Vertreter der Krankenkassen ansprechen. Sie können lange darauf warten, dass etwas passiert. Es müsste wohl zuerst etwas in den Kantinen und in den Speisesälen der Abgeordnetenhäuser, Regierungen, Industrieverbände, öffentlichen Verwaltungen oder der Krankenkassen passieren.

Sie werden wohl eher erleben, dass die Industrie den „vorgerüsteten" Tüten-Pfannkuchen eine Zweitverwendung als Putzlappen und den Fertigsoßen eine Nachnutzung als Papierleim zuordnet. Sie werden erleben, dass es bald Leber-Pillen und Heim-Dialyse-Geräte im Supermarkt gibt, weil Leber und Niere das alles nicht mehr schaffen können, auch wenn die Leber mit den industriellen Aufgaben ständig weiter wächst und die Nieren den Dreck nicht mehr ausscheiden können. Die Kopfschmerzen spülen Sie gleich nach dem Verzehr mit einem chemischen Medikamenten-Cocktail, enthalten im designten Industriewein, herunter.

Unsichtbar wird der Wahnsinn, wenn er genügend Ausmaße angenommen hat.
Berthold Brecht

Theoretisch haben Sie die Macht, die Industrie durch Konsumverzicht in die Knie oder zu einer Kursänderung zu zwingen. Praktisch haben Sie diese Macht längst an eine industriefreundliche Politik abgegeben und die Industrie hat sich neben der Politiksteuerung längst schon auf die konsumkritischen Konsumenten eingestellt. Wenn Sie die Macht über Ihren eigenen Körper wiederhaben wollen, müssen Sie die alten Gewohnheiten und viele von Werbung und Konsum geschickt vermittelte neue Einübungen ändern, sich konsequent der Werbung für gesundheitsschädliche Produkte entziehen und dafür eintreten, dass sich viele Gesetze ändern. Wenn Sie das wollen, dann lesen Sie weiter, entwickeln Sie eine gute Reserve an Geduld und eignen Sie sich einen festen Willen an.

Alles wird vermarktet

In der heutigen modernen Industriegesellschaft *geht ein Trend* schon längere Zeit *dahin, alles zu vermarkten.* Ausschließlich ökonomisch betrachtet sind Märkte natürlich effizient, sie sind dynamisch und innovativ. Ökologisch betrachtet sind viele Märkte aber schon heute eine latente und schleichend heraufziehende Katastrophe für die Menschen. Es mangelt ihnen regelmäßig an Regelungs- und Schutzmechanismen. Mechanismen, die den Menschen schützen, laufen den Marktentwicklungen immer hinterher. Sie entstehen erst, wenn die herrschende Politik selbst in Gefahr gerät. Das zeigte Ihnen die Finanzmarktkrise der Jahre 2008/09.

Nur rein ökonomische Mechanismen von Angebot und Nachfrage haben heute fast alle Bereiche durchdrungen. Nur einige Beispiele dafür, dass heute alles unter dem Aspekt Kauf/Verkauf, Management und Effizienz betrachtet wird: *Alte Menschen* wurden früher in den Familien gepflegt, heute werden die Leistungen in Pflegeheimen oder Diensten „eingekauft“. Dabei wäre es für viele

Menschen Erfüllung und Glück, etwas für andere Menschen zu tun. So entstand eine Pflegeindustrie, die Geld und immer mehr Geld machen will. Der Staat hat es so eingerichtet, denn er verdient immer mit. *Essen* wurde früher in der Küche der Familie hergestellt und gemeinsam eingenommen. Heute wird es immer öfter verarbeitet, verändert, konserviert und präpariert eingekauft. Es gibt alles immer vorgekocht im Supermarkt. Ein solches Essen besteht zunehmend aus leeren Kohlenhydraten mit Farb- und Aromastoffen und wird in der Mikrowelle mit elektromagnetischer Strahlung erwärmt. Es muss ja schnell gehen und es wird immer mehr sog. Zusatznutzen versprochen, um den Umsatz weiter anzukurbeln. Alle vier Stunden eröffnet irgendwo auf der Welt ein Fast-Food-Restaurant. Schätzungsweise ernähren sich nur noch ca. 10 % der Menschen natürlich oder biologisch und ausgewogen. Auch hohe Personalkosten zwingen den Gastronomen heute zu industriell vorgefertigten Produkten der Nahrungsmittelindustrie, Lieferungen von Catering und Fernküchen.

Urlaub war früher eine Zeit für Familien, sich besonders mit den Kindern zu beschäftigen, heute gibt es dafür bezahlte Animateure. Selbst *Relaxen* wird heute perfekt vermarktet, weil die meisten Menschen zunehmend nicht in der Lage sind, sich in der Natur selbstständig zu erholen. So ergeben sie sich der SPA-Industrie, dabei sind 2/3 der sog. Wellness-Hotels nicht einmal empfehlenswert. Der Name stammt übrigens vom belgischen Badeort Spa. *Sportveranstaltungen* wurden früher nur aus Begeisterung für den Sport veranstaltet, heute danach gemessen, in welcher X- oder Y-Arena, welche teuer eingekauften Stars, den meisten Umsatz für den Klub einfahren. Und wo bleiben Sie? Das können Sie sich leisten, sagt Ihnen die Werbung der Kreditwirtschaft.

Vermarktung geht einher mit einem *weiteren Trend zur Individualisierung* unter Nutzung angeblich größerer Wahlmöglichkeiten für den Einzelnen und einer breiten *Differenzierung*. Teile der Gesellschaft fallen auseinander, ordnen und organisieren sich nur nach ihrer eigenen Logik und halten die Gesellschaft nur noch „lose“ zusammen. Mit der Tendenz zu einseitiger und reduzierter Bildung hat das auch einen Umbau des Bewusstseins zur Folge. Nicht nur kleine neuronale Netze, sondern ganze Hirnareale werden so verändert. Der Umbau macht es der Industrie immer leichter, die profitablen Geschäfte über Werbung und viele tägliche „Einübungen“ zu Gewohnheiten werden zu lassen. Menschen machen, kaufen und essen das, was sie täglich hören und sehen, was ihre Sinne benebelt und so scheinbar gut tut. Die neuen „Einübungen“ sind nur noch zum Teil von dem überlagert, was wir durch Vater und Mutter erlernt haben. Selbst wenn das aus aktueller Sicht nicht immer richtig war, war es dennoch oft besser als die heutige Lebensweise. Die Entwicklung noch besser an die industriellen Produkte angepasster Gewohnheiten ist vom Marketing schon fest eingeplant.

> *Besonders gesundheitsschädliche Gewohnheiten gegen diesen allgemeinen Trend wieder zu ändern, ist ein schwerer, nahezu unmöglicher Weg.*

Natürlich will ich Sie mit solchen Thesen provozieren, provozieren deshalb, weil ich mit schönen, netten, leicht unterhaltsamen Worten und guten Wünschen mein Ziel niemals erreichen werde, Sie umzustimmen oder mindestens aufzurütteln und wach zu machen. Ohne Provokationen werde ich Sie nicht veranlassen, nachzudenken und Eigeninitiative zu ergreifen, um alte Gewohnheiten zu verlassen und der industriellen Vermarktung zu widerstehen. Es ist in etwa so wie auf einer Baustelle: Sie können dort wunderbar leicht mit Turnschuhen laufen. Falls Sie doch die richtigen Schuhe mit Durchtrittschutz benutzen, haben Sie entweder in einer Arbeitsschutz-Belehrung oder durch einen eingetretenen Nagel erfahren, wie wichtig es ist, solche etwas schwereren Schuhe zu tragen. Meine Provokationen oder Belehrungen sollen Sie nicht vor Unfällen bei der Arbeit schützen, sondern vor den Dingen, die Ihnen generell durch falsche Lebensführung schaden und Ihr Leben verkürzen können. Wenn Sie aber nicht lange leben wollen, dann regeln Sie bitte Ihren Nachlass und schenken Sie diese Erklärung zusammen mit diesem Buch Ihrer Frau oder Freundin. Von beidem wird sie etwas haben.

Es ist kein Buch, was man einfach so liest, um sich zu entspannen. Der Inhalt wird Sie beschäftigen, wird Sie nachdenklich machen und bei Ihnen Veränderungen auslösen. Ich versichere Ihnen, es gibt niemanden, der bisher das Manuskript gelesen hat, bei dem es keine Veränderungen gab.

Es ist kein Buch gegen die Schulmedizin, sie leistet auf vielen Gebieten Hervorragendes, wie z. B. in der Unfallchirurgie. Sie hat sich über die letzten 30 bis 40 Jahre möglicherweise aber genauso weit wie wir alle von der Natur entfernt. Warum sollte ich auch gegen die Schulmedizin wettern? Ärztlicher Rat, relativ genaue Untersuchungen und Therapievorschläge sind und waren mir immer wichtig. Sie sollten Ihnen genauso wichtig sein. Allein „Arzt“ und „Tablette“ verkörpern eine Heilungschance von ca. 50 %, während der Beruf Heilpraktiker bei der Mehrheit der Männer eher noch immer unter „Laie“ eingeordnet wird. Allerdings ist es mit den Diagnosen so eine Sache und auch hier gilt, wie bei anderen Berufen: drei Ärzte, vier Meinungen.

Die Verantwortung für Ihren Körper tragen Sie selbst

Nach vielen leidvollen Erfahrungen mit meinen Krankheiten bin ich heute sicher: Die Verantwortung für meinen Körper liegt allein nur bei mir. Und:

Die Verantwortung für Ihren Körper, für Ihr Leben, liegt ganz allein nur bei Ihnen.

Übernehmen Sie die Verantwortung für sich selbst zu 100 %. Sie haben bisher gewählt und Sie wählen jeden Tag neu, wie Sie Ihr Leben leben wollen. Sie sind kein Trottel. Ihr Leben hat den Sinn, den allein Sie ihm geben. Sie entscheiden sich ja nicht bewusst gegen Ihren Körper, aber meist aufgrund unzureichender Kenntnis, mangels einer guten „Betriebsanleitung" und auch aus alten, falschen Gewohnheiten. Sie entscheiden, ob Sie riskant leben. Sie entscheiden über Stress, über Stressvermeidung oder Stressbewältigung. Sie entscheiden über Ihre eigene Faulheit oder Ihre aktive Bewegung. Sie geben Ihrem Körper richtige und gesunde Lebensmittel oder nur 3 kg industrielle Nahrung (wie konservierten „Schleim" und „Bonbonwasser") mit „leeren" Kalorien. Es kommt kein Industrievertreter vorbei und stellt Ihnen das Zeug hin. Sie kaufen das Zeug selbst ein. Ich betone hier ausdrücklich, dass die industriell hergestellte bzw. hoch verarbeitete Nahrung kalorienreich und gut lagerfähig sein kann. Ich betone aber auch, dass das für eine gesunde Ernährung nicht ausreicht. Der Mensch ist von seiner Abstammung als „Jäger und Sammler", als „urzeitlicher Allesfresser" zeitgeschichtlich heute nur ein winziges Stück entfernt, wenn man für die Gesamtentwicklung 3,2 bis 3,5 Millionen Jahre ansetzt. So hat sich über drei Millionen Jahre ein Verdauungssystem entwickelt, das natürliche Nahrung eben gut verarbeiten kann. Das Jagdglück war früher bescheiden. Fleisch war immer rar, so war der Mensch eher auf pflanzliche Nahrung angewiesen. Zu solcher Nahrung gehören auch natürliche Eiweiße.

Dazu sollten Sie wissen, dass fast alles roh gegessen wurde. Feuer zum gelegentlichen Braten gibt es erst seit einigen zehntausend Jahren. Große Mengen Korn aus einem Speicher gibt es erst seit einer noch kürzeren Zeit von ca. 2.500 Jahren. Massenhaft industriell hergestellten Zucker und viele Nahrungsmittel mit hohem Kohlenhydratanteil, wie Kuchen, Pizza, Pasta, Müsli, Flocken, Pommes frites und das ganze industriell hoch verarbeitete Zeug im Überfluss, gibt es erst seit den letzten 40 Jahren. Diese 40 Jahre entsprechen 0,0013 % der Evolution. Die verbleibenden 99,9987% entsprechen Ihrer Entwicklung nach Ihren Wurzeln. Mit dem in dieser langen Zeit entstandenen Verdauungssystem sollten Sie sich entsprechend ernähren. Der „urzeitliche Allesfresser" kann allein von industrieller Nahrung nicht überleben. Denken Sie bitte nicht, wenn Sie heute mit einem schnellen Wagen mit 200 km/h und mithilfe eines Navigationssystems über Pisten „jagen", dass Sie schon sehr weit vom steinzeitlichen Jäger entfernt sind. Nur ein Beispiel: So haben Forscher erst 2006 nachgewiesen, dass der Mensch auch heute noch sich bewegende Tiere viel besser wahrnimmt als schnell fahrende Autos. Die Fähigkeiten zur Jagd sind also immer noch viel besser ausgeprägt, als den Rasern auf der linken Spur aus dem Weg zu gehen. Und Tiere haben keine Lichthupe.

Die Anpassungsfähigkeit wird überfordert

So ist es auch mit der Ernährung. Menschen sind zwar enorm anpassungsfähig und die Verdauung kann sich auf unterschiedliche Nahrung einstimmen. Die heutige industrielle Nahrung übersteigt jedoch klar die Anpassungsfähigkeit. Vor allem die *hohe Dauerbelastung* mit zu viel Zucker, schlechtem Fett, zu viel industriell hergestelltem Fleisch, hochprozentigem Alkohol, Konservierungs-, Farb- und sonstigen Zusatzstoffen, Bewegungsmangel und psychischem Stress, die oft nicht abgebaut werden kann, ist nicht mehr zu verkraften. Möglicherweise ist es Ihnen nur nicht bewusst. Sie sind in Sachen Ernährung, Bewegung und Entspannung vielleicht noch nicht richtig erwachsen und Sie haben noch nicht gelernt, das Richtige zu tun.

Ihre Wahlmöglichkeiten sind vielfältig, Sie kennen sie nur nicht.

Da Sie meist noch unter Stress und unter krank machenden Schadstoffen leben oder diesen Faktoren nicht aus dem Wege gehen können, haben Sie sich daran gewöhnt. Sie haben sich auch daran gewöhnt, einfach das zu essen, was Ihnen vorgesetzt wird oder Ihnen schon immer gut geschmeckt hat. Sie haben sich daran gewöhnt, faul auf der Couch zu liegen und supergeile Werbe-Blöcke zwischen grottenschlechten Sendungen anzusehen. Ihr „Informationsverarbeitungssystem" wird damit täglich überfordert und Ihr Unterbewusstsein ständig mit den Inhalten der Werbung für die industriellen Produkte programmiert. Das Lümmeln auf der Couch dient zwar auch der Entspannung, wenn Sie es aber übertreiben, verkalken die Gefäße garantiert. Sie haben sich daran gewöhnt, zum nächsten Arzt oder zur Apotheke zu gehen, wenn nach „fetten" Feiertagen, einer harten Arbeitswoche oder 1.000 km Autofahren am Stück der Kopf brummt. Aber es gibt immer einen anderen Weg. Alternativen sind Ihnen noch fremd, z. B. abends 5.000 oder 10.000 Schritte zu gehen. Ihre Vorfahren mussten mehr Schritte laufen, um das Wild zu ermüden, ehe sie den Speer ansetzen konnten. Klares Wasser gehörte seit Urzeiten zu den wichtigsten Lebensmitteln. Frische Luft, Wasser mit Zitrone sind nach wie vor sehr gute Mittel gegen Kopfschmerzen. Sie haben möglicherweise noch nie ein Bioregal untersucht. Sie kennen die Produkte nicht, weil sie nicht im Fernsehen erscheinen. Sie haben noch nie einen Arzt gewählt, der mit modernen Kenntnissen ganzheitlich behandelt, Sie zu Ursachen der Erkrankung, deren Beseitigung und dazu berät, dass sich Ihr Körper auf natürliche Weise selbst heilt.

In Ihrem Körper leben Sie, nicht der Werbefachmann, der Industrieboss und auch nicht der Arzt.

Wenn Sie Ihre Verantwortung zu 100 % wahrnehmen wollen, müssten Sie Ihren Körper am besten kennen, denn Sie fühlen ihn jeden Tag.

Sie erhalten jeden Tag die Signale Ihres Körpers und erkennen diese meist nicht.

Wenn Sie aber die Signale nicht erkennen, behandeln Sie Ihren Körper möglicherweise falsch. Sie helfen ihm nicht, gesund zu bleiben und lassen ihn einfach saft- und kraftlos dahinsiechen.

Sie sind jedoch der absolute Experte Ihres Körpers, auch wenn Ihnen das noch nicht richtig bewusst ist. Entwickeln Sie ein Gefühl für das rechte Maß. Ihr Körper ist dazu mit Tausenden von Sensoren ausgestattet und Sie haben für die Signale ein spezielles Gefühl. Wenn Sie wissen, wie es geht, helfen Sie Ihrem Körper, sich selbst vor Krankheiten zu schützen und sich zu heilen, wenn Sie doch mal eine Mikrobe erwischt. Sie können entweder entsprechend Ihrer Abstammung (auch nach Ihrem Stoffwechseltyp) naturgemäß, ausgeglichen und lange leben oder Sie leben irgendwie, träge, eben so dahin und sicher gut industriell verwertbar. Vielleicht sind Sie sogar schon sehr gut verwertbar, weil Sie bereits übergewichtig sind. Wenn Sie keine Ahnung haben, „verschlacken" und vergiften Sie Ihren Körper eben weiter. Sie sterben dafür vorzeitig, obwohl Ihre Zellteilung für ca. 120 Jahre ausgelegt ist. Das ist der Punkt.

Wer sich über die Wirklichkeit nicht hinauswagt, wird die Wahrheit nicht erobern.
Schiller

Den meisten Menschen ist die Bedeutung eines ausgeglichenen, individuellen Lebensstils und der Auswahl der richtigen Lebens- und Heilmittel nicht bekannt und selbst die medizinische Ausbildung ist heute in dieser Hinsicht (gewollt oder ungewollt) einfach nicht ausreichend. So sagen viele Ärzte zu Ihren Patienten auch heute noch: „Sie können essen was Sie wollen“ oder „Ihre Ernährung hat nichts mit Ihrer Erkrankung zu tun“ oder „durch Umstellung ihrer Ernährung können Sie z. B. den Cholesterinspiegel nicht senken“. Das ist bei Cholesterin aus der Nahrung sogar fast richtig, aber, wenn die heutige falsche Ernährung zu Übergewicht und zu chronischen Erkrankungen führt, eben auch falsch. Viele Erkrankungen haben in der Ernährung ihre bzw. eine Ursache und auch Infektionen können bei unpassender Ernährung länger anhalten und zu chronischen Erkrankungen führen, wie Krebs. Fragen Sie Ihren Arzt, was er und Sie für Stoffwechseltypen sind, was er isst und trinkt, ob er regelmäßig Sport macht oder raucht, und urteilen Sie dann selbst, wenn Sie den ersten Teil gelesen haben.

Ihr Körper hat hervorragende Regelungsmechanismen und Sie werden nicht gleich krank, wenn Sie mal bewegungsfaul herumhängen und vorher eine oder sogar zehn Schweinshaxen gegessen haben. Nach einem solchen Essen bekommen Sie zwar das Signal „Sodbrennen“. Sie sollten dabei wissen, dass Ihr Magen eben mal eine Übersäuerung anzeigt. Ihr Körper kann das aber noch regeln, wenn Sie ihm die Gelegenheit dazu geben.

> *Ihr „Jäger- und Sammler-Niveau“ hat mit der Industrialisierung nicht Schritt gehalten.*

Wenn ab 30 die sog. Zipperlein beginnen und ein Bekannter mit 40 plötzlich, sogar „unerwartet“ verstirbt, ein Freund mit 50 eine Hüftoperation und ein anderer mit 53 einen Schlaganfall hatte, bereits Kinder oder die freundliche Nachbarin von Asthma geplagt werden oder Sie selbst Nierensteine haben, dann kommen Sie nicht umhin, sich Gedanken über Ihren Lebensstil und Ihre Ernährung zu machen.

Denken Sie nach, denn irgendwann werden Sie nicht nur Ihre Fehler, sondern auch das bereuen, was Sie nicht getan haben.

Bringen wir etwas Licht in das Dunkel. Beginnen Sie, zu erkennen, welche Wirkung der Lebensstil und welche Wirkung insbesondere Lebens- und Heilmittel und sonstige Nahrung auf Ihren Organismus haben. Lebens- und Heilmittel und vieles mehr, was Sie täglich zu sich nehmen und was sonst noch essbar ist, finden Sie alphabetisch geordnet im Band II. Beginnen Sie, zu erkennen, dass man gegen falsche Gewohnheiten ankämpfen muss. Ja, ankämpfen, das ist genau das richtige Wort, denn es ist das Schwerste überhaupt, alte Gewohnheiten abzulegen und zu ersetzen. Sie müssen dabei sogar zeitweilig gegen Ihre eigenen Gefühle handeln, anders denken, umdenken und daran arbeiten, dass alte Mythen verschwinden. Wie Sie das verändern können und welche praktischen Übungen Sie dazu durchführen müssen, lesen Sie ausführlich im Band III, dem ErnährungsGewohnheitenUmstellungsBuch.

Lehnen Sie sich ruhig zurück, schließen Sie Ihre Augen und stellen Sie sich vor: Ihre gut aussehende Frau, die schon immer mehr auf Gesundheit geachtet hat, verguckt sich in einen toll aussehenden, potenten jüngeren Mann. Ihre Firma läuft nicht mehr gut oder Sie sind Angestellter und Ihr Personalchef sagt: „Sie bekämen den Job, wenn Sie flexibler wären“ oder Ihr Arzt mahnt mit erhobenem Zeigefinger: „Wenn Sie so weiter leben, gebe ich Ihnen noch 1 Jahr“. Stellen Sie sich vor, Ihr Traumjob wäre Lehrer oder Polizist. Sie können aber nicht Beamter werden, weil der Staat nicht für einen übergewichtigen Menschen und die späteren Gesundheitsschäden aufkommen will. So haben Gerichte schon entschieden. Oder, Sie haben wie ich angefangen zu humpeln, weil Ihre Sehnen verkalkt und in den Gelenken Harnsäureablagerungen waren und die schlappen Muskeln den dicken Körper nicht mehr tragen wollten. Meine Frau ist dann (nur) mit meinem fast erwachsenen Sohn spazieren gegangen und nicht mehr mit mir. Sie haben vielleicht hohen Blutdruck, sehen schon krumme Linien und müssen bei jeder Treppenstufe und nach 5 Minuten in der Sauna Luft pumpen oder Sie brauchen ständig Schmerzmittel für den Rücken. Stellen Sie sich vor, es sieht Sie niemand mehr lächelnd an. Sie bekommen nur noch einen mitleidvollen Blick.

Jetzt ist es fast zu spät. Sie können Glück haben, wenn Sie jetzt endlich etwas tun. Ein paar Pillen gegen die Schmerzen lösen nicht mehr Ihr Problem. Sie spüren, dass etwas nicht richtig läuft. Sie sehen, dass Ihr Nachbar besser aussieht und fit ist, vielleicht auch mehr Geld zur Verfügung hat. Sie wissen, dass eine andere Firma Ihnen den Auftrag weggeschnappt oder dass ein anderer den Job bekommen hat. Sie hängen durch, haben keine Lust, wenig Power und Existenzangst. Sie spüren es und wissen nicht, warum das so ist. Und selbst wenn Sie ahnen oder wissen, wo die Ursachen liegen, hakt es wieder an den alten Gewohnheiten. Auch liegt es an Ihrer Erziehung und es sind Ihre Erfahrungen, die Sie geprägt haben. Es sind zudem auch Ihre „ständigen automatischen Gedanken“, die Ihnen täglich sagen: „Das war schon immer so, das ging schon immer gut, das hat immer gut geschmeckt“, „das ist richtig gut und hat mir nie geschadet“. Vielleicht sagen Sie auch „woher will der das wissen, der hat doch keine Ahnung, was gut ist“. Oder noch schlimmer: „Das mag alles richtig sein, aber ich schaffe das nicht, ich kann nicht mehr, ich gebe auf“.

Mein Appell lautet: „Liebe Frauen, bitte schenkt Euren Männern

dieses Buch, nachdem Ihr es selbst gelesen habt. Wenn Ihr das alles jetzt besser wisst und es Euren Männern vorenthaltet, dann macht Ihr Euch mitschuldig und werdet irgendwann alleine leben“!
Auch meine Frau hatte schon eine Menge Ernährungs- und Gesundheitsbücher gelesen, für die ich mich lange Zeit nicht interessiert hatte, und das Ergebnis meiner Ignoranz waren Übergewicht, Bewegungsprobleme und Krebs.

Der gläserne Konsument

Mutters Küche war unter modernen Gesichtspunkten der Ernährung auch nicht perfekt, aber immer noch besser als solche Produkte wie die konservierte und präparierte Pizza aus dem Kühlregal des Supermarktes, die mein Friseur täglich aus Bequemlichkeit futtert und die man mindestens ein Jahr lang lagern kann. Die Werbe-Macher wissen ganz genau, wie sie meinen Friseur und auch Sie einfangen können.

Der gläserne Konsument ist heute schon Wirklichkeit.

Über Ihre Kundenkarte und Ihre „Wege im Internet“ wissen die Marketingstrategen genau, welche Produkte Sie bevorzugen, welche „kleinen und großen Schwächen“ Sie haben. Wenn das Finanzamt Ihre Konten kennt und genau weiß, ob Sie Ihre Freistellungsaufträge richtig aufgeteilt haben, dann weiß die Industrie schon längst, wie viele Diätversuche Sie bereits unternommen, ob Sie schon Diabetes oder aktuell nur Gewichtsprobleme haben, ob Ihr Blutdruck zu hoch ist oder ob Sie eine bestimmte Marke rauchen. Die spezielle Branche weiß, wenn Sie in den letzten 5 Jahren einen Autounfall oder Hausratschaden hatten. Die Versandhäuser wissen, ob es in dem Haus, in dem Sie leben, viele Schuldner gibt.

21.000.000 Konten-Daten kursieren heute in Deutschland. Unternehmen haben Daten von 19.000.000 Gebäuden in Deutschland gespeichert. Hier weiß man, ob Ihr Anwesen gepflegt und die Wohnlage gut ist. Aus solchen Informationen entwickeln sich Bonität, aber auch Diskriminierung und Ausgrenzung. Daraus entstehen die Strategien der Zukunft.

Der „Gläserne Konsument" kommt bestimmt. Die Entwicklung ist schleichend, sie kommt mit den biometrischen Daten im Personalausweis und Reisepass, mit der Chipkarte oder dem (noch theoretischen) Bodychip. Ihr Handy kann heute schon geortet, Ihre SMS können auf bestimmte Stichwörter durchsucht werden. Alle Arztbesuche, alle Ihre Krankheiten sind bald auf einem Chip gespeichert. Ihre Einkaufsgewohnheiten und Vorlieben, Ihre Ausbildung, Ihre Jobs, Ihr Wahlverhalten, Ihre politische Gesinnung, Ihre Aktivitäten gegen Atomkraft, Ihr Vermögensstatus und Ihre Kreditwürdigkeit sind bald erfasst. Datenfehler sind mit eingeschlossen. Berechtigte haben dann vielleicht eine kleine Antenne und beim Betreten des Raumes weiß der Chairman, wer da vor ihm steht. Beim Eintritt in den Supermarkt flimmert zufällig Ihre Lieblingspizza über den 30-Zoll-Bildschirm. Das wäre dann Ihr persönliches Programm in der „Bremsspur", wie die Eingangszone genannt wird, in der Sie Ihre Schritte verlangsamen sollen. Ihre Schritte werden langsamer, Ihr Speichel beginnt zu fließen und der Geruch kommt zur Lieblingsmusik noch hinzu. Die Information kommt von Ihrer Kundenkarte. In Filmen wird die Werbung integriert. Sie können jetzt nicht mehr „wegzappen", weil sonst die Handlung fehlt. Über E-Mails werden Sie heute schon bombardiert. Die gespeicherte Datenflut ist nicht anonym, sie enthält Ihre Daten. Sie wissen doch schon, Ihre Fingerabdrücke sind schon im E-Pass gespeichert, Ihr Bewegungsablauf des letzten halben Jahres ist vollständig abrufbar und Ihre SMS werden nach bestimmten Stichwörtern durchsucht.

Beginnen Sie, nachzudenken und fragen Sie nach. Sie werden die Dinge bald anders sehen. Die Antwort ist oft so simpel.

Es gibt immer Alternativen, es gibt immer einen anderen Weg.

Ihr Leben ist dann besonders lebenswert, wenn Sie es gesund und bewusst erleben.

2 Lebensstil und Gesundheit

Werden Sie erwachsen und suchen Sie selbst nach dem Sinn Ihres Lebens. Beginnen Sie über Ihren heutigen an industriellen Vorgaben orientierten Lebensstil nachzudenken. Sie gehören nicht zur Generation blöd.

Zu den wissenschaftlichen Tagen der Charité Berlin im Februar 2008 gab es auch einen Vortrag zur Krebsprävention durch Ernährung. Das Material des Deutschen Instituts für Ernährungsforschung bzw. des World Cancer Research Fund kann jeder im Internet einsehen. Dort heißt es: *„Krebs ist eine verhütbare Erkrankung. Richtige Ernährung und ein gesunder Lebensstil verhüten zahlreiche und verbreitete Krebserkrankungen"*.[20] Der Satz stammt von der Krebsforschung und nicht von der Nahrungsmittel- oder Pharmaindustrie. Die Studie befasst sich mit der Krebsprävention, der Vorbeugung vor einer der schlimmsten Krankheiten. Täglich erkranken in Deutschland über 1.000 Menschen neu an Krebs.

Aus eigener Erfahrung und dem Studium der vielen Quellen sage ich:

> *Ein persönlichkeitsabhängiger, ausgeglichener Lebensstil und gesunde Ernährung, insbesondere mit Lebens- und Heilmitteln, können fast jede Krankheit verhindern oder erfolgreich bekämpfen.*

So einfach ist das, könnte man meinen. Ja, es ist so einfach und es ist nicht einmal neu.

> *Essen und Trinken hält Leib und Seele zusammen, sagt der Volksmund.*

Faktoren für die Gesundheit

Nach meiner Ansicht gibt es drei wesentliche Faktoren, die uns gesund erhalten. Die Faktoren stehen in einem untrennbaren Zusammenhang. Wie die einzelnen Faktoren bei Ihnen allerdings gewichtet sind, hängt von den vielen äußeren Umständen, auch von verschiedenen *Lebensumständen* ab. Hier spielt sogar das Land, in dem Sie leben, eine Rolle. So leben Dänen und Skandinavier in ihren freien, toleranten und fürsorglichen Gesellschaften glücklicher, ähnlich wie die Menschen in Süd- und Westdeutschland als Menschen in den ehemaligen Ostblockstaaten und den sog. neuen Bundesländern, denen ein Teil des Wertesystems weggebrochen ist. Der Ort, an dem Sie leben, spielt eine Rolle, ob er Ihnen ein Heimatgefühl vermittelt. Selbst ein Arbeitsplatz, der Identität mit einer guten Sache darstellt und sicheres Einkommen gewährt, um die Bedürfnisse der Familie zu erfüllen, entscheidet somit auch mit über Ihre Gesundheit. Natürlich verdoppelt sich nicht mit dem Einkommen automatisch Wohlfühlen, Glück, Lebensfreude und Gesundheit. Sicherlich sind jedoch ausreichende finanzielle Mittel gesundheitsfördernd. Ob das Leben in einer Demokratie automatisch zu besserer Gesundheit führt, wage ich nicht einzuschätzen, schließlich gibt es durchaus andere Beispiele auf der Welt. Wer genügend und gut zu essen hat, physisch nicht bedroht wird, seine Ziele unabhängig verwirklichen kann, lebt gesünder, wobei sich mit den Lebensumständen, insbesondere der Arbeit, die Werte positiv verändern. So hat reines Überlebensdenken Toleranz und Demokratie in Deutschland längst abgelöst. Mit entscheidend sind Ihre Erziehung, Ihr persönlicher Lebensweg und, nicht zu vergessen, Ihre emotionale und seelische Ausstattung und Beschaffenheit, auch der Umgang mit negativen Gefühlen, wie Angst und Stress. Hieraus ergibt sich ein *ganzheitlicher Ansatz:*

Drei Faktoren und Bedingungen, um gesund zu bleiben:

- *30 % Schutz vor negativen Einflüssen jeder Art aus der Umwelt,*
- *30 % gesunde und individuelle Ernährung,*
- *30 % Unterstützung für Ihren Körper, sodass dieser optimal funktioniert und sich im Krankheitsfall selbst heilt, insbesondere durch einen ausgeglichenen Lebensstil mit Bewegung und seelischem Wohlbefinden.*

10 % sind unbeeinflussbare Faktoren, wie Vererbung, Unfälle u. a.

Alle Sozialwissenschaftler: Anthropologen (Wissenschaftler, die sich mit dem Menschen befassen) und Sozialphilosophen, Demografen, Sozialforscher, Ethnologen, Kunst- und Kulturwissenschaftler, Medien- und Kommunikationswissenschaftler, Forscher der Haushalts- und Ernährungswissenschaften, Pädagogen für alle Altersgruppen bis hin zur Altenkunde, Politik- und Staatswissenschaftler, Religionswissenschaftler und Sozialethiker, Psychologen, Soziologen und vor allem Wirtschafts- und Umweltwissenschaftler sind gefordert, sich des Themas *Mensch im Zusammenhang mit allen Faktoren und Bedingungen in unserer Gesellschaft* anzunehmen.

Hoffen Sie mit mir, dass die Wissenschaft irgendwann dazu mehr erklären kann. Sicher ist, sie wird es niemals vollständig können. Und selbst wenn sie es könnte, muss sich der Mensch selbst Gedanken machen. Wie soll es die Wissenschaft auch leisten, wenn sie nicht unabhängig und ihre finanzielle Ausstattung von Industrie, Staat, von Kontrollgremien und von deren Zuschüssen abhängig ist? Da die Materie, wie Gesundheit und Ernährung sehr komplex ist, sollten Sie daraus keineswegs folgern, dass sie allein den Fachleuten zu überlassen wäre.

Nehmen Sie Ihre Dinge selbst in die Hand.

Fangen wir einfach so an: Schützen Sie sich vor den negativen Einflüssen jeder Art!

Rauchen, Trinken und andere Schadstoffe

Nun, das sind z. B. ganz einfache Dinge, die leider oft schwer umzusetzen sind, wie: *nicht rauchen, nicht trinken* (gemeint ist hochprozentiger Alkohol und regelmäßiger Konsum von mehr als 1 Glas Wein/Bier am Tag), *Vermeidung von unnötigem motorisiertem Straßenverkehr, Vermeidung von Schadstoffen und von Umweltverschmutzungen.* Allein die persönlichen Laster, wie Rauchen und Trinken, verkürzen das Leben drastisch. Ein trinkender, stark rauchender 50-Jähriger verkürzt sein Leben um ca. 18,2 Jahre. „Junge Raucher verkürzen ihr Leben noch mehr. Starker Alkoholkonsum hingegen verkürzt das Leben um ca. 15,2 Jahre."[143] Raucher und Trinker sind dann schon fast freigestellt von den Bezügen der gesetzlichen Rente. Die Politiker wissen das.
Weiter: *Vermeidung von chemischen Ausdünstungen*, z. B. aus Boden-, Wand- und Möbelbelägen, von Feinstaub aus allerlei Abrieb von Autoreifen und Bremsbelägen, Holz- und Flammschutzmitteln (auch bromhaltige Flammschutzmittel in Computern), Schadstoffen von vielen unnützen Dingen, wie AZO-Farbstoffen, PCP, vielen unklaren und unerforschten Hilfsstoffen in billigen Textilien und Gerbstoffen von Leder, Kunststoffen und Gummi, die mit polyzyklischen aromatischen Kohlenwasserstoffen (PAK) geschmeidig gemacht werden.

Vermeidung von vielen unheimlichen Substanzen, die uns umgeben und von denen wir heute noch nicht wissen, wie sie auf uns Menschen wirken werden. Dazu gehören aromatische Amine (Ausgangsstoff für Arzneistoffe, Farben, Kunststoffe), perfluorierte Tenside (Beschichtungen von Lebensmittelverpackungen und als

Schadstoffe in Fleisch und Fisch), Phthalate (Weichmacher in Lebensmittelfolien und Verpackungen, Emulgatoren, Aluminium in Kosmetika und Deodorants), Schadstoffe, die beim Backen und Grillen entstehen, Dioxine (auch gelegentlich im Schweinefleisch), Melanin in der Milch, im Backpulver und in der Soja, Chemikalien und ungeklärte Medikamente im Trinkwasser, Herbizide, Fungizide und Pestizide.

Allein 35.000 t Pestizide sprühen deutsche Landwirte jährlich auf die Felder. Die deutschen Landwirte schützen sich dabei mit Maske und Schutzanzug, wenn diese auch nicht 100%ig dicht sind. Dagegen haben beispielsweise indische Landwirte gar keinen Schutz und bekommen den Dreck direkt auf die Haut. Die WHO schätzt, dass „jedes Jahr mindestens drei Millionen Menschen eine Pestizidvergiftung erleiden und mehr als zweihunderttausend daran sterben“.[164] „Einige Tonnen dieser Gifte gelangen in den menschlichen Körper und schaden der Darmflora. Bei Kindern, die mit diesen Stoffen in Berührung kamen, wurde eine Verlangsamung der Hirntätigkeit und der Reflexe festgestellt.“[153]

Ich möchte kein Horrorszenario aufzeichnen und natürlich muss man die Vorkommen von Schadstoffen realistisch einschätzen, denn heute gibt es hochempfindliche Messgeräte für fast alle Schadstoffe. Unterscheiden muss man jedoch, ob die Stoffe in der Natur vorkommen, wie z. B. Radioaktivität und Ozon und der Mensch über tausende von Jahren daran gewöhnt ist, oder ob es Stoffe sind, die im Körper absolut nichts zu suchen haben und toxisch wirken können.

Hinzu kommt heute mehr denn je *Stress bei der Nahrungsaufnahme. Unnütze, konservierte und präparierte, gefärbte und geschmacklich veränderte Nahrungsmittel* können den Körper zunehmend belasten und schädigen.

Das ist längst nicht alles. Der Kontakt mit vielen *Chemikalien* ist nachweislich *krebserregend*, wie z. B. mit Benzol (beim Tanken von Benzin, in Kunststoffen, Harzen und Klebestoffen), mit Schmier- und Farbstoffen, mit Reinigungs- und Lösungsmitteln, ja sogar mit dem Mottengift Naphthalin. Einige Stoffe zeigen im Tierexperiment Wirkungen an den Organen Leber, Niere und Hoden sowie auf das Körpergewicht. Wenn Ihr Körper diese Stoffe nicht wieder ausscheidet, *setzen sie sich in Ihrem Gewebe ab*. Sie bilden dort sog. Depots und belasten Ihre Gefäße. Da müssen Sie nicht einmal in einer Chemiefabrik oder Färberei arbeiten, um eine gute Portion *Krebs fördernde Substanzen* abzubekommen. Viele Stoffe kommen auch in Wohnungen, Autos (auch in Luxuskarossen), Möbeln (gebeizten, lackierten), alltäglicher Bekleidung, ganz normalen Haushaltsgeräten und Verpackungen, in jedem Computer und anderen „modernen Gerät", ja sogar in jedem Krankenhaus vor.

Bisher ging man davon aus, dass die wesentliche Belastung der Bevölkerung über Nahrungsmittel erfolgt. Mit der Verfeinerung der Untersuchungsmethoden wird deutlich, dass daneben noch viele andere Quellen für die menschliche Belastung relevant sind. Da gibt es beispielsweise Kapselhüllen von Arzneimitteln, in denen Weichmacher als zugelassene Zusatzstoffe eingesetzt werden dürfen. Es sind Nahrungsergänzungsmittel auf dem Markt, die gleichfalls diese Stoffe enthalten, deren Wirkung heute noch nicht vollständig untersucht ist. Adipositas-Experte Prof. Luley wies darauf hin, dass „diese Stoffe dick machen können".[136] Wenn sie dick machen, können sie auch andere Veränderungen hervorrufen. Inzwischen werden auch Nano-Partikel in Lebensmitteln verwendet und keiner weiß, wo die kleinen Dinger im Körper verbleiben.

Bei vielen modernen Geräten erhalten Sie eine chemische Dosis zur elektromagnetischen Strahlung gratis dazu. Das ist insgesamt ein Paket schwieriger Probleme, die ich Stück für Stück noch näher betrachten werde. Selbst wenn Sie allen Gefahren aus dem Wege gehen, lauern da noch *Viren, Bakterien und Prionen*. Prionen sind fehlgefaltete Proteine, die im Gehirn und in den Nervensträngen abgelagert und nicht mehr abgebaut werden können. Prionen sind mit großer Wahrscheinlichkeit für die Creutzfeldt-Jakob-Krankheit beim Menschen, BSE beim Rind oder die Traberkrankheit/Scrapie bei Schafen verantwortlich. Heute weiß man, dass Viren und Bakterien Auslöser vieler Krankheiten, auch mancher Krebsarten, sein können. Gefahren lauern in *Würmern, Parasiten und Pilzen*. Die Infektionsauslöser können Sie nicht einmal riechen, wie den Gestank aus der Schublade eines neuen Möbelstücks, bzw. vermuten, wie die elektromagnetische Strahlung eines alten DECT-Telefons, wenn Sie auf die Verbindungstaste drücken.

Negative Nachrichten

Zu den negativen Einflüssen aus der Umwelt zähle ich zudem die vielen *negativen Nachrichten*. Negative Nachrichten verpesten zwar nicht die Luft und vergiften auch nicht Ihre Nahrung, aber sie beeinflussen Ihren Lebensstil zunehmend negativ und können auf Dauer krank machen. Dem können Sie sich nur entziehen, wenn Sie sich selbst Gedanken machen und sachliche den negativen Berichten vorziehen. Solange die Qualität einer Sendung nur über die Quote beurteilt wird, müssen Nachrichtenmacher und Redakteure (auch der Talk-Sendungen) nicht ernsthaft darüber nachdenken, welche wirtschaftlichen, politischen, moralischen und gesundheitlichen Schäden sie mit *„only bad News are good News“* anrichten. Nur ein Beispiel: Sogar die Nachrichtensprecher öffentlich-rechtlicher Sender machen aus dem Schritt des US-Präsidenten Obama in Richtung Verständnis und Zusammenarbeit mit den islamischen

Staaten ein Schuldeingeständnis für die vergangene Amerikapolitik und stellen alles infrage, „ja was passiert denn, wenn er Israel nicht zum Einlenken bewegen kann" (ZDF 04.06.2009, 21.45 Uhr). Ja, was passiert, wenn? Wenn alle an „Was passiert wenn?" denken, dann passiert es auch. Sie erleben jeden Tag, wie kunstseidene Politiker die guten Ideen ihrer Kollegen kaputt reden, nur weil diese nicht derselben Partei angehören. Achten Sie einmal auf die *Wenn-dann-Formulierungen*. Hier habe ich eine für Sie: „Wenn viele nicht mehr wissen, welchen Inhalten sie folgen sollen, dann sind sie wahlverdrossen". Was prägt sich bei Ihnen im Gedächtnis ein? Ein Wort: wahlverdrossen. Es klingt wie lebensmüde.

Diese Vorgehensweise haben Politiker aus der Beweisführung in der Mathematik und Informatik übernommen: „Wenn – dann". Es werden damit natürlich auch abweichende Bedeutungen formuliert, aber mit dem Ziel, den Wahrheitswert der Gesamtaussage von den Wahrheitswerten der Einzelaussagen abhängig zu machen. Es ist gelegentlich sogar egal, ob die Aussagen inhaltlich miteinander zu tun haben. Sie müssen hier den Wahrheitswert der Gesamtaussage von den Wahrheitswerten der Teilaussagen unterscheiden. Häufig wird dann die zweite Teilaussage als wahr dargestellt und unterstellt, dass damit die Gesamtaussage wahr ist. Egal, ob die erste Teilaussage wahr oder falsch ist, kann so auf weitere Argumentationen und Beweise verzichtet werden. Ich persönlich bevorzuge lieber den direkten Beweis und die direkte Formulierung.

Viele Nachrichten sind zudem keine echten Informationen. Sie sind wie die Einschätzungen an der Börse, eben nur heiße Luft. Durch die häufigen, oft überwiegend negativen Nachrichten sind wir aber in eine Gesellschaft mit Desinteresse für die Probleme der Gesellschaft und des Einzelnen, mit Egoismus, Nehmen, Anspruchsdenken, Steuer- und Sozialbetrug hineingeraten. Kurzsichtig zählen nur das Haben, der Marktanteil, die „Kohle“ und der Spaß. Der Rest ist egal. Jeder bescheißt jeden im Rahmen seiner Möglichkeiten.

Stress und Konflikte

Ob im Beruf oder zuhause, Sie können unerwartet und überall unter Druck oder in Konflikte geraten. Der Körper mobilisiert dann seine Reserven und Sie „stehen unter Strom“. Besser: Sie geraten unter Stress. Wenn Sie die Ursachen nicht beseitigen, dann kann Ihnen die „Galle überlaufen“. Dann wird es unangenehm, bis hin zur Krankheit, und heute kennt man ca. 40 Leiden, die durch Stress verursacht werden können und fast jeden Fünften kann es treffen.

Müssen Sie beispielsweise öfter gefährliche Situationen im Straßenverkehr beherrschen, so haben Sie häufig eine Menge Kortison im Blut und das kann Gehirnzellen schädigen. In der Folge leidet Ihr Denken, es können Angst und Depressionen entstehen. Das Immunsystem wird geschwächt. Ihr Körper wird sauer und Schleimhäute können sich entzünden. Der Blutdruck steigt, was die Arterienwände belastet. Fettreserven aus der Leber werden mobilisiert, die in den Blutgefäßen ihr Unwesen treiben. Unerwartete Konflikte und die Mobilisierung „Stress“, können Krankheiten auslösen, wenn sie lange andauern oder gravierend sind. Ob Ihr Körper sich dem Stress entziehen kann, hängt von Ihrer körperlichen Konstitution, Ihrem „Gemütszustand“, Ihrem unmittelbaren und dem weiteren Umfeld ab, möglicherweise auch mehr, als wir alle ahnen können, von gesunder Ernährung. Auf Stress im Zusammenhang mit Nahrungsmitteln werde ich später noch eingehen.

Wie Sie damit umgehen und wie Sie Ihrem Körper beim Stressabbau helfen, das ist von Mensch zu Mensch unterschiedlich. Manchmal helfen sanfte Streicheleinheiten, einem cholerischen, gestressten Chef wohl eher das „Rausschreien der Gefühle“ und dem Dritten hilft viel Bewegung.

Denken Sie auch einmal darüber nach, welchem Stress Menschen schon seit Jahrtausenden ausgesetzt waren und heute noch ausgesetzt sind?

Entsteht Stress und daraus Angst nicht aus einer potenziellen Gefahr für Leben und Gesundheit? Ich nenne Ihnen nur einige Bespiele:

- Angst vor Feuer, auch durch das Signal: Rauch (wie beim Zigarettenrauch),
- Angst vor körperlichen Schäden (früher vor Fressfeinden), heute eher vor Unfällen oder durch Diagnoseschock,
- Angst, die Behausung zu verlieren (heute Verlust der Wohnung oder des Eigenheimes, statt der Höhle),
- Angst vor dem Fall aus großer Höhe (viele Menschen leiden unter der Höhenangst),
- Angst beim schnellen Fahren und beim Fliegen (zusätzlich zur Strahlen- und Ozonbelastung),
- Angst, in einer Höhle eingeschlossen zu sein. Kennen Sie auch das mulmige Gefühl, wenn Sie einen langen Tunnel durchfahren oder in einem Aufzug eingeschlossen sind, und dann endlich das Licht sehen oder daraus befreit werden?
- Angst, einen nahen Angehörigen zu verlieren, besonders ein eigenes Kind,
- Angst vor Krieg und Terroranschlägen, einer heute herrschenden und realistischen Gefahr, die schon unsere Eltern oder Großeltern kannten,

- Angst, Erreichtes zu verlieren und die eigene Existenz nicht mehr gesichert zu sehen oder dem Leistungsdruck nicht mehr Stand halten zu können, was häufig sogar Kinder trifft, wenn Sie von den Sorgen der Eltern erfahren.

Solche Ereignisse können sowohl das Essverhalten verändern, chronischen Krankheiten Vorschub leisten als auch direkt eine Krankheit (z. B. Depressionen, Schmerzen, Herz- und Kreislaufstörungen) auslösen.

Auch Menschen mit negativen Gedanken können Ihr Leben behindern, wie ein Stau auf der Autobahn Ihre Fahrt unterbricht. Machen Sie ab und an eine Beschau Ihrer persönlichen Beziehungen. Sog. Freunde, die Sie permanent nur ausnutzen und „herunterziehen“, die Sie ständig zum Streit provozieren, Sie herabwürdigen oder irritieren, schaden Ihrer Gesundheit. Das sind Falschfahrer auf Ihrer Autobahn. Diese toxischen, krankmachenden Typen können auch ein cholerischer, launischer Chef, von denen ich selbst genügend kennengelernt habe, ein besserwissender Kollege, sogar Eltern sein, die Sie immer noch wie ein kleines „Dummerchen“ behandeln. Sie können den Chef und Ihre Frau Mutter zwar beruhigen, die negativen Gedanken springen aber wie ein Flächenblitz auf Sie über und vergiften Sie.

Noch so eine Formulierung: „Wenn Sie so, wie oben beschrieben, an die Änderung Ihres Lebensstils, an die Änderung Ihrer alten Ernährungsgewohnheiten herangehen, dann können Sie schon aufhören, ehe Sie begonnen haben“. Jetzt habe ich Sie wie die Politiker und die Nörgler richtig irritiert. Richtiger muss es deshalb heißen: „Wenn Sie etwas ändern wollen, dann ist es direkt immer besser. Es ist eindringlicher, mit *Appellen zu arbeiten*, als mit indirekten Vergleichen zu argumentieren“. Daher lautet die nächste Überschrift:

Beginnen Sie bei der Ernährung

Betrachten Sie nochmals die drei wichtigsten Faktoren aus dem ganzheitlichen Ansatz. Jetzt stellt sich Ihnen sicher die Frage: „Wo fange ich nun an?".

Es ist aus meiner Erfahrung am einfachsten, zuerst die Gewohnheiten bei der Ernährung zu ändern. Mit der Änderung der Ernährungsgewohnheiten vermeiden Sie bereits zu einem Teil negative Einflüsse aus der Umwelt. Sie schaffen damit eine wesentliche Grundlage dafür, dass Ihr Körper optimal funktioniert und sich im Krankheitsfall selbst heilt.

Beginnen Sie bei der Ernährung. Auch Sportler, Soldaten und stark körperlich arbeitende Menschen werden krank, wenn sie sich nicht gesund ernähren. In der Regel ist es schwerer für Sie, sich sofort allen Schadstoffen und negativen Einflüssen aus der Umwelt zu entziehen, beispielsweise, wenn Sie schon lange Raucher und damit süchtig sind. Und für einen anderen ist es unvorstellbar, den so sehr gewohnten Lebensstil zu ändern, obwohl das genauso geht wie eine Ernährungsumstellung. Die Umstellung und das gleichzeitige Abgewöhnen des Rauchens sind allerdings der Supergau für Ihre Emotionen. Gehen Sie dann besser Ihren Lieben, Ihrem Chef und Ihren Kollegen aus dem Wege. Sie werden nicht auszuhalten sein. Ich warne Sie ausdrücklich vor solchen Gewaltakten. Sie haben Stress ohne Ende und Ihr Krankheitsrisiko steigt bei dem Experiment dramatisch an. Sie werden auf Dauer nicht umhinkommen, auch die anderen Faktoren, wie mangelnde Bewegung, Rauchen und Stress (soweit vorhanden), zu ändern, damit gesunde Ernährung überhaupt richtig wirken kann. Aber bitte nur langsam, *Schritt für Schritt.*

Gesunde Ernährung gibt auch einem gesunden und ausgeglichenen Lebensstil die nötige Grundlage und ermöglicht es, körperlich fit, gebildet und glücklich zu sein.

Die Umstellung beginnt im Kopf

Sie haben in Ihrem Körper die höchstentwickelten Voraussetzungen, die die Natur schaffen konnte. Sie haben Emotionen als subjektives Gefühlserleben, eine spezielle Sensibilität, Wahrnehmungen und Sie können Eigenschaften feststellen. Wenn Sie den ersten Abschnitt aufmerksam gelesen haben, hatten Sie schon das eine oder andere Mal eine vage Ahnung oder ein Gefühl, dass bei Ihnen irgendetwas nicht stimmt. Sie haben Kenntnisse, Fähigkeiten (auch Kompetenz) und Fertigkeiten (und natürlich Gewohnheiten). Und das sind alles *sehr komplexe Prozesse*, die auf verschiedenen, miteinander vernetzten psychischen Funktionsebenen ablaufen. Sie wissen das aus eigenem subjektivem Erleben, z. B. von solchen Emotionen, wie Freude, Trauer, Lust oder Lustlosigkeit, Geborgenheit oder Einsamkeit, Liebe oder Hass, Wohlbehagen oder Ärger. Sie wissen, dass die Gefühle immer differenziert von Ihren Wahrnehmungen, Empfindungen und Ihrem Denken auftreten und mit allen anderen Erfahrungen verbunden sind. Sie kennen beispielsweise: Sie kommen nach Hause, Ihre Frau sagt zu Ihnen: „ich liebe Dich“ und erwartet sofort die entsprechend lautende Antwort, aber Sie denken an etwas ganz anderes. Oder Ihre Mutter hat für Sie gekocht und auf der Autofahrt dorthin fließt Ihnen schon der Speichel im Mund zusammen.

Sie wissen sofort, was schmackhaft oder eklig ist. Das Riechen und die gespeicherten Geruchsempfindungen spielen eine besondere Rolle. Allein Millionen Riechzellen in Ihrer Nase geben die Signale in Millisekunden an Ihr Riechhirn weiter. Dabei gibt es nur wenige Unterschiede zwischen Riechen und Schmecken. Das ist gleichzeitig ein Warnsystem für „gut“ und „frisch“ oder „schlecht“, „alt“ und „verdorben“. Sind Gerüche und Geschmack bekannt und Ihnen angenehm, beginnen die Verdauungssäfte zu fließen und entstehen zudem positive Gefühle. Der Körper fühlt sich wohl. Wie Sie Ihre Gefühlswelt selbst beeinflussen können, lesen Sie im Band III.

Jeder Mensch ruft seine Gefühle selbst hervor.

Es gibt da auch noch ein wesentliches Problem: Ihr Kopf denkt stets und ständig. Wir alle haben „automatische Gedanken“, oft negative Gedanken, die den ganzen Tag in unserem Gehirn herumgeistern, einen sog. *Quatschi-Tratschi* im Kopf. Der „Quatschi-Tratschi“ wird auch vom *inneren Schweinehund*, von Ihren eingeschliffenen Fertigkeiten, den Gewohnheiten beeinflusst. Von der Werbung wird er besonders gern gefördert. Sie denken zwar in einer Sprache, die Sie formulieren, bekommen aber auch den größten Mist, den Sie gehört, gesehen und erlebt haben, oder Kombinationen von Erlebnissen und Gedanken ganz nebenbei vorgebetet. Daraus entstehen ständig automatische Gedanken. Es entsteht ein permanenter Monolog im Kopf, der immerzu kommentiert, bewertet und Namen gibt. Sie kennen solche Namen wie „Scheiß-Job“, „blöde Kuh“, aber auch „das blöde Gemüse muss man immer putzen“, „ich habe keine Lust, immer für euch zu kochen“. Kein Körper, schon gar nicht Ihr industrieller Körper kann dem entfliehen. Es entsteht negativer Stress, wenn Sie „ja“ sagen und es machen und Ihre automatischen Gedanken „nein“ denken. Den Effekt finden Sie auch bei den politischen Schwindlern. Die sagen ja und schütteln dabei den Kopf oder baden ihn in Schweißperlen.

Ich sage gelegentlich: Alles ist lächerlich, *nur die Liebe und den Tod sollten Sie ernst nehmen.* Da gesunder Lebensstil und gesunde Ernährung etwas mit dem Leben und dem Tod zu tun haben, sollten Sie diese besonders ernst nehmen.

Sie können Ihre automatischen Gedanken ändern und hier schon ´mal ein wenig üben, z. B. Ihre *„üblichen banalen, automatischen Gedanken" durch „zielfördernde Gedanken" ersetzen.* Hören Sie auf mit solchen Gedanken wie „ich gebe auf" und sagen Sie stattdessen: *„Ich gebe mein Bestes*". Hören Sie auf mit „ich kann ´s ja ´mal versuchen" und sagen Sie dafür "*ich schaffe das*". Hören Sie auf mit „so ein Mist, immer Salat putzen" und sagen Sie besser *„ich mache das gern für Euch und habe jeden Tag Freude am neuen Leben"*. Sie brauchen keine biochemischen Stimmungsaufheller, streichen Sie einfach solche dummen Sprüche aus Ihrem Sprachgebrauch, wie „das war schon immer so, das kann doch nicht wahr sein, das geht doch nicht, das ist doch nicht zu schaffen, wo soll denn das noch hinführen". Hören Sie auf mit, „weiß ich doch nicht" oder „ich habe keine Ahnung". Mit solchen Sprüchen blockieren Sie Ihre Aktivität und den Wissenszuwachs automatisch.

Das Unterbewusstsein kennt keine Negationen.

Alles, was Sie negativ bewerten, blockiert Sie automatisch. Hören Sie auf: zu jammern, zu fluchen und zu schimpfen. Damit verlieren Sie nur wertvolle Energie und Zeit. Zu einem ausgeglichenen Lebensstil gehört ebenso, dass Sie Ihren Körper über das Unterbewusstsein in die Lage versetzen gut zu funktionieren. Programmieren Sie Ihr Unterbewusstsein so, dass es Ihren Körper gut und lange erhält, dass sich Negatives zum Positiven ändert, den Wechsel durchsteht und Sie auf den richtigen Weg führt. Negatives Denken und Wehleidigkeit führen unweigerlich zu Erkrankung. Der Schlüssel zum Erfolg liegt in der positiven Einstellung. Statt: „Ach, wie soll ´s ´ner alten Frau schon gehen?", was ich öfter von meiner 87-jährigen Mutter gehört habe, sagt sie jetzt „es geht mir gut, ich bin gesund“.

Gesundheit entsteht in Harmonie, Selbstbewusstsein, positivem Denken und in Übereinstimmung mit der Natur.

Wenn Sie die Gesetze der Natur, auch die des Zusammenwirkens des Bewusstseins mit dem Unterbewusstsein erkennen und diese Kenntnisse bei der Umstellung Ihres Lebensstils einsetzen, können Sie darüber ein Leben in Harmonie, bei guter Gesundheit und Selbstbestimmung erhalten.

Auf Dauer nimmt die Seele die Farbe Deiner Gedanken an.
Marc Aurel

Stellen Sie sich doch mal die Frage, wie oft denken Sie an Essen? An welche Art von Essen denken Sie dabei? Etwa an den duftenden Schweinebraten, an Kassler, Eisbein, Eintopf mit Rindfleisch, Kartoffelbrei aus der Tüte mit Fischstäbchen oder Schweinegulasch, Käsebrötchen, Hamburger, Pizza, Pommes frites, Windbeutel, Pfannkuchen, Bienenstich oder Pflaumenkuchen, Schwarzwälder Kirschtorte, Himbeereis mit Sahne? An welche Getränke denken Sie? An Cola, Kaffee, Schokomilch, die Flasche Bier oder Wein? Wenn Sie abends Sportschau sehen, brauchen Sie dabei drei Bier mit zwei Tüten Chips?

Vieles klingt doch gar nicht schlecht. Das gibt´s in jedem normalen Restaurant. Das ist „was Leckeres“, „was Richtiges“, „was Gutes“, „richtig energiereich“, sagt die Erfahrung. Fleisch, Soße, Kartoffel, ein wenig gekochtes Gemüse und Nachtisch, das ist das bekannte Muster für ein Essen. Und genau das ist das Problem. Das sind wieder die Gewohnheiten, die Sie von Ihren Eltern gelernt, die durch die Werbung oder durch Sie selbst weiter verfestigt wurden.

Es verläuft auch bei Ihnen immer nach dem bekannten Muster „das war schon immer gut". Das haben Sie mit dem täglichen Einkauf und der Zubereitung von „leckerem, richtigem, gutem, energiereichem Essen" von Ihren Eltern gelernt oder selbst eingeübt. Und Ihre Eltern haben es so zum großen Teil von Ihren Großeltern übernommen. Die Verhaltensgewohnheiten, die mit der Herstellung und Nahrungsaufnahme zusammenhängen, werden *tausende Male geübt* und wohl weitestgehend von der nächsten Generation übernommen. Das wurde jahrelang trainiert. Gemüse weich kochen und Soße andicken ist genauso im Gehirn eingebrannt, wie Schreiben, Lesen, Autofahren oder viele andere motorische Fähigkeiten in Ihrem Beruf und Ihrer Freizeit.

Es gibt aber ein paar wesentliche Unterschiede: Unsere Eltern und noch mehr unsere Großeltern mussten überwiegend noch körperlich arbeiten, um Essen „zu verdienen". Sie gingen zu Fuß zur Arbeit und waren noch „auf Nahrungssuche". Fleisch gab es meist nur am Wochenende. Obst und Gemüse wurden selbst angebaut, andere Nahrung war meist noch (natürlich) unmittelbar vom Erzeuger, vom Bäcker, vom Fleischer oder vom Markt. Die Tiere standen seinerzeit größtenteils noch auf der Weide und Gemüse wuchs auf dem freien Feld. Die Produkte waren wenig verarbeitet, es wurde für Nahrung weniger Energie verbraucht, weniger Abfall erzeugt, das Treibhauspotenzial war geringer und es gab keine Einkaufsfahrten mangels Pkw. Es wurde insgesamt weniger gegessen. Bis Anfang der 90er stieg dann beispielsweise der Fleischverbrauch in Deutschland. Heute stagniert er und der Obst- und Gemüseverbrauch hat wieder zugenommen, während in den Schwellenländern der Fleischverbrauch heute stark ansteigt. Wenig Nahrung, „nichts auf dem Tisch", Hunger und Entbehrungen am Notwendigen zum Leben, waren bis nach dem Krieg schreckliche Erlebnisse. Das war mit ständiger Existenzangst verbunden. Wenn dann die Mutter den Tisch voll gedeckt hatte und gut kochen konnte, war sie die beste Mutter der Welt. Es war das beste Essen der Welt.

Kann industriell verarbeitete und hergestellte Nahrung schaden?

Die gute Vollmilch, die gute Butter und das gute Fleisch, die Schokolade haben bis heute einen hohen sozialen Status. Das gab es lange Zeit nur für „gut Betuchte", nur für „Reiche". Und wenn heute besonders Männer im mittleren Alter geschäftlich essen gehen, muss es sozial hochwertig sein. Es muss immer deftig, herb, schwer und etwas zum Beißen sein. Es muss Fleisch dabei sein. Wenn Sie in einer solchen Gesellschaft abends nur ein Stück Hähnchenfleisch mit einem kleinen Salat und einer Tomatensuppe essen, werden Sie gefragt, ob Sie krank sind. Ich habe folgende Erfahrung gemacht: Eine Kellnerin bietet den Salat immer der Dame an, auch wenn ich ihn bestellt habe. Selbst im ehemals bäuerlichen Haushalt waren Kartoffeln und Gemüse „Wochenkost" und wenn etwas „durch den Saumagen gegangen war", also verfüttert wurde und Fleisch entstanden war, dann war es „veredelt", war es etwas Besonderes. So etwas war „Sonntagsessen". Der Schlüssel für die Speisekammer mit den Würsten, dem Eingekochten und dem Schinken hing beim Haushaltsvorstand. Ohne Kühlschrank musste das „gute" Essen natürlich immer gekocht (oder anders konserviert) sein, auch weil Bakterien oft an der rohen Nahrung anhafteten.

Die Einübungen wurden Traditionen und sie halten sich bis heute hartnäckig. Sie stehen inzwischen in einem direkten Widerspruch zu unserer modernen Gesellschaft mit ihren vielfältigen wissenschaftlichen Erkenntnissen und Informationsmöglichkeiten, mit ihrem Nahrungsüberfluss, mit ihrer Nahrungsvielfalt, ihrer Nahrungssicherheit und den guten technischen Bedingungen.

Die Tradition wird getragen von einer teilweise über 100 Jahre alten Industrie verbunden mit hunderttausenden von Arbeitsplätzen in der industriellen Viehzucht, Futtermittelherstellung, Düngerindustrie, chemischen Industrie mit diversen Pflanzenschutzmitteln, in Betrieben mit einer riesigen Palette von Tierarzneien, Nahrungsmittel-, besonders Fleisch- und Wurstverarbeitungsbetrieben, Getränkeabfüllanlagen und Brauereien, Schnaps- und Likörfabriken, Brennereien, Schokoladen- und Süßwarenfabriken, Molkereien, Käsereien, Konservenfabriken, auch in riesigen Bäckereien, Spaghettifabriken, tausenden Fast-Food-Restaurants, Nahrungsmittelketten und so weiter. Nicht zuletzt gehören dazu die milliardenschwere Pharmaindustrie und die sonstigen Diät-, Vitamin-, Mineralstoff-Pillenhersteller sowie eine schmackhaft machende Werbeindustrie. Dazu gehören Lobbyisten, damit die Politiker die richtigen Gesetze erlassen. „Alles ist doch nur für die Menschen."

Keiner der dort Angestellten kommt auf die Idee zu sagen, „esst nicht unser Fleisch, es enthält Reste von Antibiotika", „esst nicht unsere Bratwurst, sie enthält Benzpyren, einen giftigen, krebserregenden Stoff". Keiner sagt, „vergiss die Konserven, das ist tot gekochtes Obst ohne natürliche Inhaltsstoffe, also Schleim", „ein paar Farbstoffe haben wir auch noch zugegeben". Keiner sagt: „trinkt keine Cola, darin sind 36 Stück Würfelzucker enthalten, das macht Sie krank".

Keiner der Schokoladenhersteller sagt Ihnen, dass Schokolade nicht nur Kakao, Kokosfett, Zucker und anderes, sondern auch Theobromin (neben Koffein) enthält, das bei Überdosierung schaden kann. Solange es wenig davon gab, war das kein Problem.

Kein Bäcker oder Betreiber einer Pommesbude erklärt: „Brot oder die Pommes enthalten in der wunderbaren, braunen Kruste auch

Acrylamid", was möglicherweise krebserregend wirken kann. Das ist seit dem Jahr 2002 bekannt.

So sagt Ihnen auch kein Betreiber einer Alkoholabfüllanlage: „Alkohol erhöht das Risiko von Krebsarten und lässt Ihre Nervenzellen sterben". Warum sollte er, schließlich kann jeder selbst entscheiden, ob er trinkt oder nicht.

Es wird heute zu wenig Wert auf die Herstellung natürlicher Lebensmittel gelegt und an deren einfacher Verarbeitung, Transport und Verkauf ist nicht viel zu verdienen. Ein scheinbar höherer Wert lässt sich realisieren durch komplexe Verarbeitung, sog. Innovation und durch Marketing, welches die Verbraucher längere Zeit an das Produkt binden sollen. Der Staat verdient am Mehrwert. Sie haben ja schon von der Mehrwertsteuer gehört.

Wenn es um mehr Marktanteile, stetiges Wachstum und ausreichenden Profit geht, wird an den Eigenschaften des einen oder anderen Produkts auch ein wenig „gedreht". Dann enthalten auch Nudeln wertvolle Mineralien, dann ist Kaffee plötzlich gut gegen alle möglichen Krankheiten, ist Fleisch die wertvollste Nahrung für den Menschen und Wurst hat plötzlich Vitamine und wenig Kalorien. Es steht drauf: „Du darfst". „Es ist nicht auszuschließen, dass im Kampf um Marktanteile der gesundheitliche Stellenwert einzelner Nahrungsbestandteile, zum Beispiel Kohlenhydrate und Fett, in verzerrter Weise in die öffentliche Diskussion gebracht wird."[117] Sie können bei Recherchen leicht irreführenden Informationen aufsitzen, auch im Internet. Wenn die traditionellen Märkte nichts mehr hergeben, müssen eben kaufkräftige Kunden „light", „functional", „fettarm", „kalorienreduziert", „mit Aloe vera", „mit Bärlauch", „mit zusätzlichem Vitamin C" und „ohne Zucker" kaufen. Eltern, die ihren schon übergewichtigen Kindern beispielsweise „Light-Produkte" servieren, „treiben ihre Sprösslinge womöglich erst recht in die Fettsucht. Im Tierversuch ist das bereits nachgewiesen: Junge Ratten werden durch die Kaloriensparer zu Fressmaschinen. Der Effekt der ‚Light-Kur': Die Tiere überfraßen sich später regelmäßig an kalorienreichen Nahrungsmitteln. Vor allem Tiere mit ‚Moppelgenen' gingen dabei massiv in die Breite".[129] Für alles gibt es irgendwelche Studien. Aber viele Studien sind mit Geld aus der Industrie bezahlt. Für die anderen Studien gibt es Bewilligungsausschüsse. Und in den Ausschüssen sitzen oft nicht die Kritiker eines solchen Lebensstils und solcher Ernährungsweise.

Alles, was erst bewiesen werden muss, ist sowieso schon zweifelhaft und nicht alles, was existiert, können wir wahrnehmen oder beweisen.

Studien für den industriellen Körper sind meist auch von industriellen Körpern verfasst und gesponsert. „Die Fragen sind so gestellt, dass das Ergebnis sponsor-, aber nicht fachgerecht ist. Unglaubliche Funde bleiben unter Verschluss und manipulierte Studien werden ‚durchgewinkt'."[117] Diese Ergebnisse gehen dann durch die Medien. Die Medien der Industrie verbreiten das „dumme Zeug", obwohl man bei etwas Wissen und Überlegung leicht auf ein anderes Ergebnis kommen kann.

Wir bringen uns selbst um

Ich sage: „Der industrielle Körper stirbt mit 65". Galina Schatalowa schreibt: „Wir fressen uns zu Tode".[102] Viele Menschen sind eben so, sie sind gutgläubig und hinterfragen nichts. Viele wissen es nicht oder sie wollen es nicht wissen und die, die es wissen, machen es meist trotzdem nicht anders.

Menschen, meist allerdings Männer, führen Kriege und bringen dabei andere Menschen um. Das nennt man dann Kampf gegen Terroristen, denen man vorher sogar die Waffen geliefert hat. Menschen roden Wald für Ackerboden, lassen wertvollen Ackerboden verkommen und beschweren sich dann über die Klimaveränderungen. Menschen verarbeiten lebendige, wertvolle Lebens- und Heilmittel aus der Natur zu einfacher toter Nahrung, zu totem Brei, verkaufen das tote Zeug, essen es sogar selbst und machen sich damit krank. Menschen kaufen und konsumieren Zigaretten, Schnaps und Heroin.

Nicht nur Kriege, auch unsere Methoden bei der Herstellung vieler Lebensmittel zerstören unsere Erde. Mit den heute in den Industriestaaten üblichen Ernährungsgewohnheiten zerstören Sie Ihren Körper selbst.

Können Menschen grausam gegen sich selbst sein, so grausam wie Menschen gegen andere Geschöpfe auf der Erde? Ich sage: „Ja! *Menschen sind grausam und können wunderbar verdrängen und vergessen*". Menschen töten Tiere oder lassen Tiere töten und tun dann an der Fleischtheke so, als wüssten sie von nichts, lassen sich alles schön im weißen Papier oder in durchsichtigen Folien verpacken, um dann gemütlich zu Hause die Tiere scheibchen- oder stückchenweise aufzuessen. Als Sahnehäubchen „garnieren" sie noch ein Bärchen in die Wurst von der armen Sau, die dafür sterben musste. Aber Osterlämmer und kleine Küken sind süß. Kein Mann und schon gar keine Frau würde im Supermarkt ein Küken zertreten. Gehen Sie doch mal in eine Hähnchenmastanlage und lassen Sie sich zeigen, wie den Küken-Hennen die Köpfe mit zwei Klingen abgetrennt werden, weil Hähnchen mit weniger Futter mehr Fleisch ansetzen und sich besser vermarkten lassen. Wenn es jedoch um die „Legelinie" in der industriellen Geflügelhaltung geht, werden männliche Küken auch als „Eintagsküken" vergast. Hähnchenfleisch essen vermutlich aber 90 % der Tierliebhaber.

Menschen, besonders Männer sind grausam gegen sich selbst und/oder einfach nur unwissend. Ihrem Auto spendieren Sie regelmäßig Inspektionen und TÜV und muten Ihrem Wagen keinen Tropfen billigen Fuselkraftstoff zu, denn der Motor könnte Schaden nehmen. Das lernt man in der Fahrschule. Aber Ihrem eigenen „Motor", den Verdauungsorganen und den Zellkraftwerken, muten Sie den letzten Dreck, das billigste Öl und das schlechteste Fett aus industrieller Herstellung und Schlachthöfen zu. Nur für Maschinen, da brauchen Sie Ausbildungsnachweise und dafür gibt es Diagnosecomputer. Sicher, weil keine Maschine eine solche Fehlbehandlung, wie es viele ihrem Körper antun, auf Dauer vertragen würde. Eine Maschine würde einfach festlaufen und stehen bleiben oder die Lager würden bei Säureeinwirkung ausschlagen und Lärm machen. Ihr Körper ist zwar keine einfache Maschine, aber Sie muten Ihm umso mehr zu, weil er es scheinbar aushält, bevor er krank wird oder wegen Infarkt oder Schlaganfall zusammenbricht. Suchen Sie sich selbst für ein solches Verhalten eine Bezeichnung. Ich finde keine.

Manche Menschen denken vielleicht, ihr Körper ist ein alter Ofen, in den sie alles hineinschieben können, was irgendwie brennt (gut schmeckt). Nahrung wird aber nicht verbrannt wie in einem Ofen, das ist ein völlig veralteter Begriff für die Verdauungsvorgänge. Bei der industriellen Nahrung, so könnte man meinen, geht man so an die Sache heran. Da muss es eben nur schmackhaft, mit viel oder wenig Kalorien, je nach Wunsch, mit Eiweiß, Fett und Zucker versehen sein, eben „Kaufwert" haben. Natürlich wird auch die industrielle Nahrung aufgespalten und verarbeitet. Aber insgesamt erfolgt die Verarbeitung in lebenden Zellen und *jede Art von Zelle braucht die zu ihrer Erhaltung richtigen Bestandteile*, neben Sauerstoff die Aufspaltungsprodukte der Nährstoffe.

Menschen lassen eben zu, dass wertvoller Wald gerodet und wertvoller Ackerboden für Weideland vergeudet wird, obwohl das viele industriell gehaltene Schweine- und Rindvieh mit seinem hinten herausdonnernden Methangas und den CO_2-Wolken das Klima mehr anheizen, als das CO_2 des weltweiten Autoverkehrs. Aus der Viehzucht stammen schon 65 % der ausgestoßenen Stickoxide. „Aus dem schlecht verdauten Futtermais entsteht Methangas, das 23-mal so klimaschädlich ist wie Kohlendioxid. 37 % des Methangases weltweit werden von Rindern produziert.“[76] Selbst wenn man unterstellt, dass CO_2 für das Pflanzenwachstum unerlässlich ist und absolut nichts mit den zeitweiligen Klimaschwankungen zu tun haben kann, handelt es sich hier um eine maßlose Vergeudung natürlicher Ressourcen, die gleichzeitig den weltweiten Hunger der Ärmsten verstärkt.

Sie müssen sehr klug argumentierten, um jemandem begreiflich zu machen, dass seine Gesundheit generell von einem gesunden Lebensstil, gesunder Ernährung und sonstiger gesunder Lebensweise abhängt, wenn es ihm bei seinem bisherigen Lebensstil doch relativ gut ging und seine Existenz von diesem Lebensstil abgesichert scheint.

Wie sieht das allein bei der täglichen Ernährung aus?

Es gibt häufig zum Frühstück nur gekochte Marmelade zur „guten Butter“ auf weißen Brötchen und zur Vervollständigung Wurst, Ei, Käse und Kaffee. Mittags kommen Kartoffeln und zerkochtes Gemüse mit viel Fleisch auf den Tisch. Etwas Schleim-Kompott gibt es hinterher, das ist die kleine Zugabe, weil ja schon alles so lecker war. Am Abend steht die Wurst- und Käseplatte neben dem Filetsteak im Mittelpunkt. Dazu gibt es gesüßte Getränke zum Runterspülen aus PE-Flaschen oder Tetrapack. So sieht beispielsweise der allgemeine Speiseplan einer übergroßen Zahl von Haushalten der westlichen Welt aus. Um das schlechte Gewissen am eigenen Körper nicht zu entfachen, wenn das überhaupt bei einem solchen Lebensstil entsteht, und den Schleim möglicherweise zu ergänzen, werfen die industriellen Körper sporadisch oder auch regelmäßig schnell ein paar Vitamin- und Mineralstoffpillen von einer Pharmafirma ein. Die beruhigen das Gewissen und was davon nicht umgesetzt wird, setzt sich sowieso an den Arterienwänden ab oder landet über das Abwasser im Grundwasser.

Wozu gibt es Stents? Damit kann ein Chirurg das Gefäß wieder erweitern und, wenn das nicht reicht, gibt es einen Stent im Stent. Das ist der *perfekt verwertbare industrielle Körper*. Der industrielle Körper nimmt neben der industriellen Nahrung täglich bis zu 20 Pillen unterschiedlichster Art ein. Er ist perfekt industriell verwertbar. Die Kosten und Profite explodieren. Mit jeder neuen Pille steigen die Arzneimittelkosten, selbst wenn der Wirkstoff gleich ist.

Das Schlüsselerlebnis

Diese Art der Ernährung war auch mir „eingetrichtert“ worden. Bereits als Embryo bekam ich den Geschmack meiner Mutter über die Nabelschnur ins Blut oder vielleicht bekam ich auch nur den „Geschmack“ der Wohlfühlhormone, wenn meiner Mutter das Schnitzel oder das Käsebrot gut geschmeckt hatte. Diese Art Ernährung habe auch ich jahrelang selbst fortgesetzt, weitergegeben, verteidigt und meine Kinder ebenso „programmiert“. Immer so weiter bis zu meinem ersten Zwölffingerdarmgeschwür, bis zu Venenentzündungen, Stoffwechselerkrankungen, mehrfachen Nierensteinen und kirschkerngroßen Gallensteinen, Haut- und Nagelpilzen, häufigen, wahnsinnig machenden Migräneattacken, Hörstürzen (der Infarkt im Ohr) und Tinnitus, Ekzemen, verkalkten Sehnen, ständigen rheumatischen Schmerzen in den Gelenken, schlappen Muskeln, bis hin zum fortgeschrittenen Knochenabbau, den ich selbst nicht sehen konnte. Alles habe ich hingenommen. Man bekommt eben Nierensteine, man bekommt Gallensteine wie viele andere auch. Erst als ich nur noch unter Schmerzen laufen konnte und letztlich sich mitten im Gesicht Hautkrebs (ein Basaliom) entwickelte, wurde ich munter. Das war der vorerst letzte, aber entscheidende Schlag mit der großen Keule meines Dermatologen auf meinen sturen Hinterkopf.

Dies erst war *mein Schlüsselerlebnis*. Auf einmal war alles infrage gestellt, was bisher für mich richtig gewesen war. Ich hatte in meinem Leben zwar periodisch jede Menge Stress, aber wenig geraucht, war selten im Solarium (eine mögliche Ursache für Hautkrebs), liebte grünen Salat zum Abendessen, was falsch ist, wie ich heute weiß, und ernährte mich abwechslungsreich. Das dachte ich damals. Ich hatte Spaß am „guten Essen" und Spaß am schnellen Fahren. Natürlich auch an vielen anderen Dingen. Ich liebte Fleisch, am besten täglich und gelegentlich vom Grill im Steakhaus, täglich Wurst, oft Schweinemett und Tatar, Eier, Milch und Käse, Schokolade, Marzipan und die vielen anderen süßen Leckereien. Ich brauchte viel Zucker im Kaffee und davon mehrere Tassen am Tag, Alsterwasser mit süßer Zitronen-Limonade und Bier, Eisbecher natürlich immer mit Sahne und so weiter.

Jetzt quälte mich die Frage, gibt es hier noch etwas anderes? Was muss ich ändern?

Die Bilder von Hautkrebspatienten im Internet haben mich völlig ernüchtert. Es wurde mir richtig elend, als ich Bilder ansah, wo bei Krebspatienten das halbe Gesicht erkrankt war. Ich stellte mir vor, das passiert jetzt auch mit mir. Obwohl es nur ein Basaliom war, traf mich die Nachricht wie die Rechnung des Bestatters über eine Anzahlung zur eigenen Beerdigung. Sofort entwickelte ich in meinem Kopf eine Liste der wichtigen Dinge, die ich noch regeln musste. Es kamen auch unmittelbar die Fragen: Können mich auch die anderen Krebsarten treffen? Wie kann ich meinen Körper von den Krebszellen befreien? Gibt es überhaupt Möglichkeiten dazu? Wie muss ich mit meinem Körper zukünftig umgehen und wie kann ich meinen Körper unterstützen, sodass er optimal funktioniert? Wie funktioniert mein Immunsystem und was kann ich tun? Warum hatte ich seit ein paar Jahren einen hohen Cholesterin- und hohen IgE-Wert (Langzeit-Allergiewert)? Kein Arzt konnte mir bis dahin sagen, wie ich die Werte „in den Griff bekomme". Wie funktioniert mein Körper, wenn er richtig gesund ist, und wie funktioniert mein Körper, wenn er sich selbst heilt?

Mit diesen Schlüsselerlebnissen und dem Lesen der Ernährungsklassiker, wie „Fit for live" und „Fettarm leben" fing bei mir das langsame Umdenken an. Nach ein paar Wochen entstand eine Liste der Lebens- und Heilmittel, die man unbedingt essen sollte. Es entstand eine zweite Liste mit meist industriell verarbeiteten Nahrungsmitteln, die man möglichst wenig essen und besser meiden sollte. Meine beiden Schwestern erhielten die Liste zuerst und hefteten diese an ihre Kühlschränke. Es kamen jeden Tag neue Informationen hinzu, die mein Leben Schritt für Schritt verändert haben. Dann begannen die zielgerichteten Recherchen und das Ergebnis liegt nun in 3 Büchern vor.

2.1 Lebens-, Heil- und Nahrungsmittel

Auch der Überfluss macht uns krank

Vielleicht werden Sie schon jetzt die Obst- und Gemüseabteilungen der Supermärkte und die Inhalte der Warenkörbe (auch des eigenen) mit anderen Augen betrachten. Sie werden am Inhalt der Warenkörbe erkennen, welchen Wissensstand ein Käufer über gesunde Ernährung hat. Sie werden erkennen, dass wir bei der

Ernährung in einer Überflussgesellschaft leben. Neben den industriellen Nahrungsmitteln sind es besonders der Überfluss, die *Genuss- und Fresssucht* zur Ersatzbefriedigung anderer Bedürfnisse, die Gier und Maßlosigkeit, die den Menschen genauso schaden wie die vielen Schadstoffe. Aus eigener Erfahrung kann ich Ihnen versichern, dass es leider sehr wenig Sinn macht, mit jemandem über gesunde Ernährung zu diskutieren, der gerade ein großes Wurstpaket, Kuchen und Eiscreme in den Korb geladen hat und sich darauf freut, den gewohnten und leckeren Geruch und Geschmack beim Auspacken, Kosten und spätestens beim nächsten Essen zu genießen. Ich bin dafür, dass man Essen genießt, aber etwas zugespitzt sage ich auch:

> „*Am Inhalt der Warenkörbe im Supermarkt erkennen Sie auch, wie lange der Käufer gesund bleiben wird*".

Als ich schon mitten in meinen Recherchen war, sprach ich mit einer erfahrenen Hausärztin und Internistin und ihrem Mann, einem erfahrenen Kinderarzt, über dieses Thema. Natürlich wussten beide Ärzte, wie wichtig gesunde Ernährung ist, und so sagte sie zum Ende des Gesprächs zu ihrem Mann gewandt „wir sollten unsere Ernährung auch umstellen". Nun, sie und ihr Mann gehören dann zu den Ärzten, die das Durchschnittsalter ihrer Berufskollegen bestimmt überschreiten werden. „So liegt die Lebenserwartung von Ärzten unter der von vergleichbaren sozialen Gruppen, obwohl nach dem Wissen über Gesundheit und Prävention etwas anderes zu erwarten wäre."[28] Für einen Arzt ist der Weg zu einem gesunden Lebensstil und zu gesunder Ernährung genau so lang und durch die erlernte Schulmedizin vielleicht noch viel mühsamer als für Sie.

Nehmen Sie es, wie Sie es wollen. Es ist mir schon mehrfach gelungen, Ärzte mit Themen zum „industriellen Körper" wach zu rütteln. Dieses Buch ist hoffentlich auch ein „Spickzettel“ für Ärzte. So haben „Schulmediziner“ nach meiner persönlichen Erfahrung und meinem Leidensweg meist nicht ausreichende Kenntnisse über gesunde Ernährung. Ärzte aus meiner näheren Umgebung haben Übergewicht, Diabetes Typ II, Nervenleiden, neue Gelenke, Krebs und sind alkoholkrank. Die Mehrheit der Schulmediziner ist ausgebildet, um die Symptome und die Krankheit zu sehen, oft unabhängig und losgelöst von den Zusammenhängen des gesamten menschlichen Organismus und seinen komplexen Lebensumständen. Das ist ein echtes Manko in der Lehre und Forschung. Überwiegend Mediziner bestimmen doch heute, welche Forschungsvorhaben an Lebewesen durchgeführt werden, natürlich aus ethischer, rechtlicher und sozialer Sicht und zum Schutz des Individuums (auch vor den Folgen klinischer Forschung). So setzte sich 2006 die zentrale Ethikkommission der Bundesärztekammer aus zwölf Medizinern und Naturwissenschaftlern sowie sechs Mitgliedern anderer Fakultäten zusammen. Die Kommission erstellt ein schriftliches Votum für oder gegen beantragte Forschungsvorhaben. Das Verfahren ist für jede klinische Prüfung, die für die Zulassung von Arzneimitteln durchgeführt wird, gesetzlich vorgeschrieben. Wenn es um die Sicherheit von Arzneimitteln und Medizinprodukten geht, warum geht es dann nicht auch viel mehr um die Wirkung unserer Nahrung, die wir jeden Tag durch den Mund zu uns nehmen? Alles, was wir zu uns nehmen, muss durch unseren Körper hindurch. Sie finden sehr gute Ansätze dazu in der Literatur von Prof. Richard Béliveau [1, 150].

Lebensmittel sind Mittel für das Leben

Aus meiner heutigen Sicht verdienen viele sogenannte Lebensmittel den Namen „Leben“ einfach nicht oder nicht mehr. Aus eigener Erfahrung und dem Studium der Literatur weiß ich, dass in den Regalen der Märkte Produkte stehen, die bei regelmäßigem Verzehr krank machen und das Leben verkürzen können. Und damit meine ich nicht nur die Zigaretten, auf deren Verpackungen es sogar aufgedruckt steht, und hochprozentigen Alkohol. Es müsste auf vielen Produkten „traditioneller westlicher Ernährung" stehen: „Dieses Erzeugnis macht Sie krank, wenn Sie es regelmäßig essen oder sich überwiegend damit ernähren".

Den Namen *Lebensmittel* verdienen nach meiner Einschätzung auch grundsätzlich nur natürliche, unveränderte Produkte, wie frisches *Obst und Gemüse*, deren Bioreaktionen durch eigene Enzyme erfolgen, oder durch Gärung veränderte Produkte (z. B. Wein, Sauerkraut), *Samen* (z. B. Lein, Sesam, Nüsse), *Fleisch und Eier* von Tieren aus Weidehaltung. Dazu gehören auch *Fisch* aus sauberen Gewässern und *sauberes natürliches Trinkwasser*. Milch zähle ich nicht zu den Lebensmitteln, weil Milch für die Ernährung der meisten Menschen nicht gut geeignet ist. Die Lebensmittel können mechanisch verändert sein, wie z. B. kalt gepresste Öle, frischer Brei, Frucht- und Gemüsesäfte. Frisches, mechanisch zerkleinertes Obst und Gemüse sollten nur kurze Zeit dem Luftsauerstoff ausgesetzt werden, da die Enzyme leicht oxidieren und dadurch ihre Wirkung verändern. Hinzu kommt *Getreide*, wenn es durch Erhitzen und Fermentieren so verändert wurde, dass der Schutzstoff Phytin, die sog. Nährstoffbremse, reduziert wurde.

Fleisch kann zu den Lebensmitteln gerechnet werden, wenn durch Weidehaltung ein *ausgewogenes Fettsäure-Verhältnis* besteht, keine Rückstände an pharmazeutischen oder sonstigen Mast-, Geschmacks- und Färbemitteln (z. B. auch künstlichem Beta-Carotin) oder Schadstoffe und Parasiten (z. B. Nematoden) vorhanden sind. Damit ist Fleisch leider nur sehr eingeschränkt verwertbar. Gesundes Fleisch braucht der menschliche Körper. Zu den Lebensmitteln gehören auch Obst und Gemüse, wenn es durch Erhitzen besser für die Umsetzung im Körper aufgeschlossen wurde, wie Tomaten, Möhren, Kartoffeln u. a., auch Vollkornbrot. Vollkornbrot kann allerdings durch den Backprozess Schadstoffe enthalten (s. a. unter Brot im Band II) und sollte für eine gesunde Ernährung keinesfalls überbewertet, besser gemieden werden. Getreide und Brot wurden ja erst in der jüngeren Geschichte des Menschen ein Ernährungsbestandteil. Gekeimtes Getreide (wie Weizen- und Gerstenkeime), Vollkornschrot, frisch gequetschte Flocken und Vollkorngerichte sollten Sie dem Vollkornbrot vorziehen.

Lebens- und Heilmittel tragen mit dazu bei, dass Entzündungen leichter abklingen oder gar nicht erst auftreten. Heute weiß man, dass „chronische Entzündungen einen großen Einfluss auf Schmerzen und Herz-Kreislauf-Erkrankungen besitzen und zum Krebs führen (z. B. chronische Darmentzündung zu Darmkrebs) können. Andererseits rufen Krebszellen lokale Entzündungen hervor, um dadurch ihr Wachstum zu sichern“.[76]

Lebens- und Heilmittel sorgen dafür, dass die Zellkraftwerke den Brennstoff (Glukose) richtig verstoffwechseln.

Lebens- und Heilmittel aktivieren den Stoffwechsel so, dass insgesamt weniger Abfall entsteht. Wer weiß schon, wie viel Antibiotika dem Schwein oder dem Rind gefüttert worden sind, das Sie scheibchenweise als Steak oder Wurst zu sich nehmen?

Lebens- und Heilmittel sorgen dafür, dass die Zellen ihren Abfall besser und vollständig entsorgen können und Plaques zwischen den Zellen oder an den Wänden der Blutgefäße möglichst nicht entstehen.

Lebens- und Heilmittel enthalten natürliche Enzyme, d. h. die Eiweiße können schneller und schonender gespalten und die Nährstoffe besser nutzbar gemacht werden. Die in Obst und Gemüse enthaltenen natürlichen Enzyme werden meist bei der mechanischen Zerkleinerung aktiviert und unterstützen die Verdauung. Sekundäre Pflanzenstoffe werden oft erst dadurch wirksam. Diese natürlichen Enzyme wirken selbst positiv auf den Stoffwechsel (wie Bromelaine der Ananas) und tragen mehr zur Gesunderhaltung bei als bisher angenommen wurde. Die Verdauungsenzyme, die die fette, fleischreiche, süße und sonstige Nahrung „aufspalten", müssen erst in den Verdauungsorganen, meist der Bauchspeicheldrüse, hergestellt werden.

So, wie die Medizin heute noch (über Tier- und Menschenversuche) durch Versuch und Irrtum die chemischen (und Profit bringenden) Wirkstoffe ausprobiert, haben seit Jahrtausenden Naturheiler, Schamanen, Kräuterhexen oder die Stammesältesten die natürlichen Wirkstoffe der Pflanzen ausgewählt, ausprobiert und unermesslich viele (auch tödliche) Erfahrungen am Menschen gemacht. Die gewonnenen Erkenntnisse haben sie von Generation zu Generation weitergegeben. Mittel mit relativ klaren, einfachen Formeln lassen sich massenhaft günstig herstellen und gut verkaufen. Natürlich ergeben sich die Wirkungen, wie die antibakteriellen des Knoblauchs, der Zwiebel, des Bärlauchs, die krebs- und entzündungshemmenden des Kohls und der Brennnessel, die hautpflegenden der Aloe, der Gurke, des Kokosöls und der Hirse, die Hormone beeinflussenden des Ginsengs und der Soja aus einer chemischen Formel, aber wer kennt sie schon? Und selbst wenn sie jemand kennt, würde er darauf leider kein Patent erhalten. Die chemische Formel eines natürlichen Stoffes wäre vielleicht 100 Meter lang, denn „*ca. 10.000 verschiedene Verbindungen befinden sich in 2 g sekundären Pflanzenstoffen*".[1] Diese Stoffe wirken noch dazu im Komplex zusammen. Die guten Erfahrungen mit solchen Verbindungen sind durch die „Testreihen" vieler Generationen entstanden, die jede Doppelblind-Studie in den Schatten stellt. Diese Erfahrungen werden heute mehr und mehr durch biochemische Forschungen gestützt und bestätigt.

Nur das sind die Mittel zum gesunden und langen Leben.

Nahrungsmittel – Industrienahrung

Das sind alle (über 45-50°C) erhitzten Lebensmittel, auch Milch und Milchprodukte, verarbeitete und konservierte Produkte (z. B. Wurst) und anderweitig veränderte Lebensmittel, auch als präparierte Nahrung bezeichnet, wie Fabrikzucker, Stärke und künstliche Vitamine und andere künstliche Nahrungsergänzungsmittel. Je höher die „Verarbeitung", desto wertloser wird das ursprüngliche Lebensmittel für eine gesunde Ernährung, aber: Je höher die Verarbeitung, desto höher der Preis. Das ist *„Kümmernahrung"*[10], *Industrienahrung oder Zivilisationskost, oft einfach nur farbiger Schleim.* Es sollte Sie auch nicht verwundern, dass besonders verarbeitete und konservierte Nahrungsmittel zum Teil wieder auf dem Müll landen. Ungefähr 10 % der verpackten Nahrungsmittel landen auf der Deponie, weil wir uns verkalkuliert haben und weil die Produkte zu billig sind. Das sind ca. 15 Mrd. € und ca. 400 €/Haushalt/Jahr.

Und was sollten Sie nun essen?

Lebensmittel sollten Sie zu 80 % zu sich nehmen und Nahrungsmittel sollten Sie bis auf maximal 20 % Ihrer Nahrungszuführung reduzieren, tageweise möglichst ganz meiden.

Solche Hinweise finden Sie nicht im Supermarkt. Es muss schließlich alles verkauft werden, was irgendwie für den Handel zugelassen ist, und der Handel sagt: „Viel (Angebot) verkauft viel".

Stellen Sie sich doch ´mal vor: Am Gemüsestand mit Kohlköpfen oder Weintrauben, Melonen oder Himbeeren (das sind nur wenige Beispiele) stünde ein Schild mit der Aufschrift:

Gemüse (und Obst) enthält viele Ballaststoffe, Vitamine und andere bioaktive, zum großen Teil noch unbekannte Stoffe, die in ihrer Gesamtheit Ihre Gesundheit erhalten, natürliche Verdauungsenzyme liefern, den Stoffwechsel der Zellen fördern und Sie vor dem ständigen Angriff freier Sauerstoff-Ionen (sog. freier Radikale) schützen. Obst und Gemüse schützen Sie vor Krebs und vielen anderen Krankheiten.

Sie würden darüber bestimmt nachdenken, auch wenn Sie vielleicht nicht alles sofort verstehen, was da gemeint ist. Ich habe solche Hinweise bisher nur selten gefunden. Ab und an liegt mal ein kleines, dünnes Heftchen aus. Wenn zukünftig Fette und Kohlenhydrate auf der Verpackung ausgewiesen werden sollen, dann ist das der erste Schritt auf dem Weg zu einer Kennzeichnung nach gesundheitlichen Gesichtspunkten.

Bioaktive Stoffe wirken in den Lebensmitteln im Komplex. Sie können schützen, heilen und sogar verjüngen und nicht verstoffwechselte, überflüssige Stoffe zur Ausscheidung bringen.

Sie haben richtig gelesen, Sie können Ihren verschlackten, vergifteten, „zugemüllten", „vergammelten", möglicherweise auch noch übergewichtigen industriellen Körper wieder auf Vordermann, auf „normal" und „gesund" bringen. Einige wenige Stoffe (Apfel, Bärlauch, Brennnessel, Feldsalat, Fenchel, grünem Tee, Heidelbeere, Knoblauch, Kurkuma, Löwenzahn, Kohl, Kürbis, Zwiebel, Algen, wie Spirulina und Chlorella, Blütenpollen u. a.) und viele

Heilkräuter sind dabei so aktiv, dass sie bei richtiger Anwendung sogar die bereits eingelagerten Schlacken und Gifte entsorgen.

Verjüngen, allein das Wort klingt schon unglaublich. Das hört sich utopisch an, aber wenn sich die Zellen mit richtiger Nahrung stets vollständig erneuern, warum nicht? In meinen Ohren klingt es unglaublich gut und schmeichelnd, wenn man mir sagt, „du hast dich wirklich unglaublich verjüngt, du siehst wieder aus wie ein junger Kerl". Meine Frau weiß es, denn sie hat meinen Prozess miterlebt. Heute fahren wir z. B. wöchentlich mit dem Rad ca. 25 km, machen täglich Frühsport mit Atemübungen und haben unseren Lebensstil grundlegend geändert. Zur Erinnerung habe ich ein Foto von mir, dem industriellen 93-kg-Mann, auf dem Schreibtisch. Es klingt und tut richtig gut, wenn mir eine Ärztin sagt, sie sind doch noch lange nicht 50 (ich war aber schon 57). Falten sind verschwunden, die Knochen sind wieder stabiler, die Haare sind immer noch nicht grau und die Kondition hat wieder zugenommen. Vor allem habe ich heute eine völlig andere Sicht auf die Dinge, auf mich selbst, auf meine Umgebung und auf unsere Welt gewonnen. Es entsteht eine Art persönlicher Magnetismus, der auch mit Charisma bezeichnet wird.

> *Obst, Gemüse und viele Kräuter haben so aktive biologisch wirksame Stoffe, die wie Heilmittel, ja sogar wie Arzneimittel wirken können und in modernen Arzneimitteln zunehmend enthalten sind, und das ohne die gefährlichen Vergiftungen der chemischen Medikamente, die oft lapidar bei Nebenwirkungen beschrieben werden.*

Mit dem Begriff *Heilmittel* will ich sehr vorsichtig umgehen. Der Begriff verlangt Respekt. Bedenkt man, dass in der Menschheitsgeschichte viele wichtige Kenntnisse auf jahrtausendealten Erfahrungen beruhen, ist das schon sehr beeindruckend. Allerdings wurden viele Informationen über Jahre teilweise nicht (mehr) genutzt, weil man in der „modernen" industriellen Gesellschaft, die auch Überfluss- und Verschwendungsgesellschaft ist, doch meist auf die chemisch-synthetischen Arzneimittel vertraut. Die Industrie und die Zulassungsbehörde setzen auf das, was man exakt biochemisch nachweisen, zulassen und industriell mit gutem Gewinn herstellen kann. Vorstände und Aktionäre müssen schließlich gut bezahlt werden. Inzwischen ist langsam ein Umorientierungsprozess im Gange. In vielen Gesundheitszeitschriften und in TV-Sendungen wird zunehmend auf besseren Lebensstil und gesunde Ernährung eingegangen. Bitte passen Sie hier auf und achten Sie auf die Anzeigen in den Blättern. Die Anzeigenverkäufer sitzen ja schließlich mit den Redakteuren an einem Tisch. Leider wurden in den letzten Jahren nur zugelassene, meist chemisch hergestellte Wirkstoffe von den Krankenkassen und auch von den privaten Versicherungen bezahlt.

Nach dem vorherrschenden Prinzip der letzten 50 Jahre werden vorrangig damit oft nur Symptome behandelt. Ernährung und psychische Aspekte der Erkrankung werden meist noch ignoriert. Oft bleibt die Ursache der Erkrankung unerkannt bestehen. Natürlich haben Ärzte heute schon Mühe, über neueste Diagnose- und Therapiemöglichkeiten auf dem aktuellen Stand zu bleiben. Sie sind zudem mit komplizierten Abrechnungssystemen überfordert und haben so nicht genügend Zeit für die Patienten. Um Ursachen zu ergründen und schonend natürlich zu heilen, müssten sie 18 Stunden am Tag und mehr arbeiten, was ihnen niemand bezahlt. Ärzte werden regelmäßig von gut geschulten Verkäufern, sog. Pharmaberatern, „beackert" und von den Konzernen bis auf die Ferieninseln zu Seminaren eingeladen. Die überwiegende Mehrheit der Ärzte ist daher überzeugt, dass nur die chemischen/pharmazeutischen Medikamente effektiv wirken. Ärzte sind doppelt versklavt, einerseits vom Kapital der Konzerne, andererseits von den Funktionären und Vorständen der Vereinigungen, von

Verbänden und Krankenkassen. Die Funktionäre beschuldigen sich zunehmend des gegenseitig angerichteten Desasters bei den Verteilungskämpfen um die Milliarden der Beitragszahler. Heilen sie mit natürlichen Mitteln oder lehnen sie sich gegen das bestehende System auf, verlieren sie möglicherweise ihre Zulassung. Dabei gibt es Jahr für Jahr immer mehr chronisch Kranke, teurere Apparate und Medikamente und zunehmende Bürokratie. In dem System haben sie sich selbst gefangen. „Durch korrupte Ärzte", so prangert die Gewerkschaft ver.di 2003 an, „würden im deutschen Gesundheitssystem darüber hinaus in jedem Jahr Milliardenbeträge missbraucht". Zynische und korrupte Ärzte sind am schlechtesten dran. Sie nehmen nicht nur die chemischen Pillen und Tropfen, sondern schaden mit der Lügerei auch noch ihrer eigenen Gesundheit. „Nach Schätzungen der deutschen Ärztekammern sind über 20.000 Ärzte in der Bundesrepublik suchtmittelabhängig – der prozentuale Anteil liegt damit doppelt so hoch wie in der Normalbevölkerung."[171]

Pessimisten sagen jetzt vielleicht, es gibt doch die Nahrungsmittelforschung. Diese Forschung hat heute zweifelsfrei einen hohen Stellenwert, aber weder bei den Vitaminen und schon gar nicht bei den sekundären Pflanzenstoffen und Hormonen kann jemals auch nur ein Anschein auf Vollständigkeit der Erkenntnis erhoben werden. Versuche an Tieren lassen sich häufig nicht am Menschen reproduzieren und welche Wirkung die heutige übliche industrielle Ernährung auf die nächsten 3, 4, 5 oder 10 Generationen hat, das steht buchstäblich in den Sternen.

Wir wissen zwar, wie sich die Zellen teilen und wann sie es nicht mehr tun, aber was jede Zelle wirklich braucht und was eine jede Zelle im Innersten zusammenhält, ist im Detail noch ungeklärt. Dabei sind alle Menschen noch grundverschieden. Bei dem einen entsteht eine Krankheit und bei dem anderen nicht. Oder ist der andere vielleicht nur schlecht untersucht, wie es ein Altbundespräsident einmal formulierte? Der eine schafft eine Ernährungsumstellung und viele andere geben auf. Meinungen von Ernährungswissenschaftlern weichen voneinander ab. Kleinste Abweichungen gestatten unterschiedliche Interpretationen. Das macht die Sache schwieriger. Sie verbietet, die heutigen Ergebnisse weder unter- noch überzubewerten. So darf es nicht verwundern, wenn gut bekannte und lange Zeit geschätzte Lebens- und Heilmittel heute zu krebserregender Nahrung gehören. Es gibt heute noch keine absolute Garantie auf sicheres Wissen in dem Bereich. Bis zum Jahre 1950 hatten bis zu 80 % der Männer geraucht und gedacht, dass es ihnen nicht schadet. Erst seit ein paar Jahren steht auf den Packungen, dass Rauchen Krebs erzeugen kann.

Unverträglichkeiten und Allergien

Allgemeine wissenschaftliche Erkenntnisse über Lebens- und Heilmittel reichen nicht aus, um täglich richtig zu entscheiden, welche Lebens- und Heilmittel Sie gesund erhalten, zu Ihnen passen und welche Nahrungsmittel Ihnen schaden oder heilen.

Es gibt Lebens- und Heilmittel und noch mehr Nahrungsmittel, die Sie einfach nicht vertragen. Auch ist nicht jedes Lebens- und Heilmittel aus meinem Band II für Ihren Körper das Beste. Dies hat verschiedene Ursachen.

Unverträglichkeiten von und Allergien gegen Nahrungsmittel und die damit verbundenen Immunreaktionen sind ein zunehmendes Problem unserer modernen Zivilisation. Genauer gesagt, sind sie *ein klassisches Problem des industriellen Körpers.* Heute schätzt man, dass bereits bis zu 80 % der Bewohner von Industriestaaten Nahrungsmittelunverträglichkeiten haben, wobei nur zwischen 5 und 10 %

klassische Allergien sind. Ich selbst wurde jahrelang von mehreren Unverträglichkeiten von Lebensmitteln und einer Allergie geplagt. Woher die Unverträglichkeiten kommen, ist schwer festzustellen. Eine Ursache war bei mir möglicherweise eine sehr heftige bakterielle Darminfektion mit anschließender Antibiotikabehandlung. Seitdem erkannte mein Immunsystem verschiedene Lebensmittel als Fremdstoffe. Darunter waren auch solche, die ich sehr gern gegessen habe, wie z. B. Nugat, obwohl ich eine Unverträglichkeit gegen Haselnuss hatte. Selbst bei Lebensmitteln, die nach allgemeingültigen Erkenntnissen so gesund sind wie das Vollkornbrot, können Unverträglichkeiten auftreten. Ich dachte, das Brot vom Bäcker in unserer Straße sei für mich gesund, dabei enthält Brot inzwischen bis zu 50 Zusatzstoffe. Auch solche haben bei mir zu einer Unverträglichkeit bzw. Allergie geführt. Das äußerte sich in einer leichten Dermatitis und einem Ekzem.

Sie können dann natürlich die Bäckerei wechseln, wie ich es getan habe, aber vielleicht kommen die großen Tüten mit den fertigen Zutaten für das Brot vom selben Zulieferer, der diesen Teil der Republik ausschließlich beliefert, wie ein anderer Konzern den Strom für große Gebiete durch die Leitungen schickt. Lassen Sie im Blutbild auch gelegentlich den IgE-Wert testen. Ein hoher IgE-Wert (Immunglobulin E) deutet auf Allergene hin. Ich selbst erlebte eine Odyssee von Arzt zu Arzt bis hin zu Immunspezialisten und keiner konnte mir so recht weiterhelfen.

Fest steht: Fremdeiweiße können das Immunsystem beeinträchtigen.

Mit dem Blut-Screening erhielt ich Anhaltspunkte. Aber erst mit dem Bioresonanzverfahren und der Feststellung mehrerer Unverträglichkeiten, die mit einem solchen Verfahren auch wieder gelöscht bzw. in Resonanz mit meinem Körper gebracht werden konnten, normalisierte sich der Wert. Wenn Obst und Gemüse oder Milch und deren Produkte blähen und Bauchschmerzen bereiten, können eine generelle Unverträglichkeit für diese Lebens- oder Nahrungsmittel bzw. eine Gruppe, eine Fruchtzuckerunverträglichkeit oder Laktoseintoleranz vorliegen.

Für Nahrungsmittelunverträglichkeiten und Allergien kann es neben Infektionen auch andere Ursachen geben und genetische Dispositionen sind denkbar. Die große Vielfalt besonders *industrieller Fertignahrung* ist von Bedeutung, ebenso auch *Früchte aus fremden Ländern,* die nicht unseren Nahrungsgewohnheiten entsprechen. Grundsätzlich orientiere ich immer auf einheimisches Obst und Gemüse der Saison. Obst und Gemüse, die zur Haltbarmachung und zum Schutz vor Verderb *optisch aufgewertet und chemisch behandelt* wurden, kommen als Auslöser hinzu sowie die in Fertiggerichten enthaltenen großen Mengen von *Konservierungs- und Zusatzstoffen.*

Auch körperliche Überlastung, *Stress* zusammen mit Infektionen und im Zusammenhang mit einem bestimmten Nahrungsmittel spielen eine Rolle. *Verdauungsenzyme* können schwach sein, weil Ihnen Mineralstoffe und Vitamine fehlen. Verletzungen und Entzündungen können die Dünndarmschleimhaut für ungespaltene Proteine durchlässig machen. *Alkohol, Koffein und einige Gewürze* verstärken das möglicherweise. Selbst die Zubereitung und Lagerung beeinflussen die Verfügbarkeit der Inhaltsstoffe. *Schnelles Essen* überfordert oft die Verdauung und der einseitige, übertriebene Verzehr von proteinreicher, allergenpotenter Nahrung (auch Fleisch) kann eine Unverträglichkeit und Allergie einleiten.

Sie spüren die Signale, wie:

- Reaktionen der *Haut und der Schleimhaut*, z. B. Hautjucken, Ausschläge und Ekzeme, Anschwellen der Mundschleimhaut, Entzündungen an den Lippen und Lidrändern

- Reaktionen der *Atemwege,* wie Geräusche beim Atmen durch Verengung der Bronchien, verstopfte Nase, Lippenschwellungen, dicke Zunge, Atemnot bis hin zum Asthma, Schnupfen und Hustenanfälle
  Plötzlich fangen Sie an zu husten und wissen nicht warum. Schon auf solche Signale sollten Sie achten.
- Aufruhr des *Magen-Darm-Traktes:* Erbrechen, Druck im Oberbauch und Bauchschmerzen, Krämpfe, Durchfall oder Verstopfung und Blähungen
- Müdigkeit, Mangel an Aufmerksamkeit, emotionale Niedergeschlagenheit oder auch Hyperaktivität, Ruhelosigkeit und *allgemeines Unwohlsein.*

Wenn Ihr Immunsystem über längere Zeit mit unverträglichen Nahrungsmitteln belastet wird, sind *Auswirkungen* unvermeidbar. Häufige *Migräne* (war bei mir eine äußerst beeinträchtigende Erkrankung), *Ekzeme* (möglicherweise auch in Verbindung mit zu viel Zuckerkonsum), häufige *Verdauungsprobleme,* wie chronische Verstopfungen, *Erkrankungen der Blutgefäße*, wie Arteriosklerose und periphere arterielle Verschlüsse, *Diabetes Typ II* und nachfolgend wiederum *Arteriosklerose und Asthma* sind möglich. Vielleicht nehmen Sie an, Sie hätten einen Elefantenmagen und den Darm einer Schlange. Sie denken, dass Sie alles vertragen, was Sie in sich hineinstopfen. Ich kenne aber keinen solchen Menschen.

Man findet auch keine Statistik, in welchem Alter Menschen mehr von Unverträglichkeiten geplagt werden. Bedenkt man aber, dass Unverträglichkeiten und Lebensmittelallergien durch Nahrung, Infektionen und Medikamente entstehen können, so ist sicher anzunehmen, dass mit zunehmendem Alter das „Gedächtnis“ unseres Immunsystems stärker ausgebildet ist. Sie kennen „Immunität“ als Unempfindlichkeit gegen Ansteckung durch bestimmte Krankheitserreger oder Gifte. Es kann sich aber auch der ganze

Körper an die Infektionen gewöhnen. Man spricht dann von antitoxischer Immunität. Wenn Sie die Infektionskrankheit einmal hatten oder eine Schutzimpfung erhalten haben, dann haben Ihre Zellen für die Lebenszeit oder einen Zeitraum auch die Immunität „erlernt".

Immunität heißt, es sind genügend Antikörper gegen fremde Eiweißstoffe vorhanden. Werden in kurzer Zeit wieder solche Nahrungsmittel gegessen oder kommt es wieder zur „Infektion" mit dem gleichen Erreger, werden erneut Abwehrmaßnahmen getroffen. Millionen langlebige und auf den Erreger spezialisierte Lymphozyten bilden dann Antikörper und Killerzellen. Je nach Stärke und Erkennen der Infektion läuft Ihr Immunsystem dann auf Hochtouren.

Gerade Männer ab 50 werden häufig von Unverträglichkeiten geplagt, ohne es zu wissen und ohne die Reaktionen des Körpers zu erkennen. Sie ahnen es nicht einmal und verstehen die Signale ihres Körpers nicht. Wenn dann noch aufgrund einer chronischen Erkrankung ständig *Medikamente* eingenommen werden müssen, die auch wieder unverträglich sein können, dann wird die Freude, die Enkel beim Heranwachsen zu sehen, wohl nicht allzu lange erlebt werden. Diesen wirklich „armen Kerlen", zu denen ich mich auch lange Zeit zählen musste, fehlt es an Lebensenergie und Gesundheit.

Bei meinen „persönlichen" Nahrungsmittelunverträglichkeiten kam es regelmäßig zu Atemgeräuschen, Schleimhautschwellungen, Hautjucken, Ekzemen, Magen- und Darmproblemen.

Die gefährlichste Reaktion auf die Allergene bei Nahrungsmittelallergien ist der anaphylaktische Schock. Nach wiederholtem Kontakt mit dem Nahrungsmittel kommt es zum rapiden Blutdruckabfall, die Herzfrequenz erhöht sich, der Patient kann das Bewusstsein verlieren. Ohne sofortige Behandlung führt der anaphylaktische Schock zum Tod. Das ist zwar selten, aber sehr ernst zu nehmen. Ich hatte ein solches Erlebnis während eines Urlaubsaufenthaltes im Ausland, hervorgerufen durch Konservierungsstoffe in einer Trinkwasserflasche.

Meine Empfehlung: Lassen Sie sich bei einem ganzheitlich behandelnden Arzt oder einem guten Heilpraktiker mit dem Bioresonanzverfahren untersuchen. Sie werden erstaunt sein, auf was Sie alles mit Unverträglichkeit reagieren. Bei den an mir getesteten 100 Nahrungsmitteln hatte ich 42 Unverträglichkeiten und eine Allergie. Darunter waren Entenfleisch, Hühnerfleisch, Putenfleisch, Schweinefleisch, Kuhmilch und Haifisch, verwendet als Verdickungsmittel in vielen chinesischen Gerichten. Ich hatte nie Haifisch, aber immer gern chinesisch gegessen. Weiterhin Haselnuss, Erbse, Kartoffel, Möhre, Paprika und sogar Kaffee. Lassen Sie sich überraschen. Aus den weiteren Erfahrungen der Tests mit meiner Frau und anderer Personen sage ich:

> *Auch Sie haben eine Menge Unverträglichkeiten von Lebens- und Nahrungsmitteln sowie Medikamenten, von denen Sie bislang nichts wissen.*

Möglicherweise hatten Sie schon einen Aha-Effekt bei der Schilderung der Symptome. Sie können so weitermachen wie bisher und „nahrungsgestresst“ Ihren Körper weiter verschleißen. Oder Sie kümmern sich und lassen mit dem Bioresonanzverfahren die Resonanz der Lebens- und Heilmittel mit Ihrem Körper wiederherstellen und/oder Sie lassen eine geraume Zeit lang die Nahrungsmittel weg, auf die Sie reagieren. Dann können Sie auch nach mehreren Monaten wieder die allgegenwärtige Haifischsoße der Chinesen genießen. Ihr Immungedächtnis hat dann die Reaktion einfach vergessen. Oft entfallen Unverträglichkeiten auch, wenn

Sie nur einige Lebensmittel einer Gruppe „löschen“ lassen oder das Lebensmittel über Wochen von Ihrem Speisezettel verbannen und dann langsam wieder probieren. Da wir alle aber bestimmte Vorlieben beim sog. Inner- und Außer-Haus-Verzehr haben, ist das zeitweilige Eliminieren ein mühseliger Weg. Beispielsweise auf Haselnuss/Nugat zu verzichten ist zu bestimmten Zeiten im Jahr eine wirklich schöne Selbstbestrafung.

Abstammung, Blutbild und Stoffwechseltyp

Die industrielle Produktion hat den Jäger und Sammler einfach überrollt.

Wenn ich Ihnen in meinen Büchern nur wenige allgemeingültige Ernährungsempfehlungen geben kann, dann ist die nachfolgend genannte Empfehlung eine besonders wichtige:

Ernähren Sie sich hauptsächlich nach Ihrer Abstammung.

Sie können und müssen sich natürlich nicht 100%ig wie ein Jäger und Sammler ernähren. Sie sollen auch nicht wie ein Eremit im Wald von Gräsern, Grünpflanzen, Pilzen und Schnecken leben. Die Erkenntnis, dass jeder auch eine Abstammung in Sachen Ernährung hat, ist aber nicht neu. Schon vor ca. 30 Jahren wurde der Ausdruck „biochemische Identität“ geprägt. Das ist Ihr sog. biochemischer Fingerabdruck. Wenn es Ihnen gelingt, danach zu leben und Ihre Ernährung zum überwiegenden Teil danach auszurichten, dann haben Sie einen echten Wohlfühl- und Leistungsgewinn. Dazu gehört auch die Beachtung der eigenen Blutgruppe. Dem Thema Lebens- und Heilmittel nach Abstammung und Blutgruppe habe ich den Abschnitt 4.5 gewidmet.

Welcher Stoffwechseltyp sind Sie?

Es gibt viele Ernährungsarten und unzählige Programme, wie vegetarische Ernährung, Mischkost, Vollkost, sogar Flüssignahrung, Bircher-Benner-Kost, Programme, wie Kohlenhydrate am Abend und noch mehr Diätprogramme, wie Low Fat (fettarm leben, Fett als Dickmacher), Low-Fat-30-Diät, Low Carb (wenig Kohlenhydrate, Diät aus den USA), Atkins-Diät, South-Beach-Diät, Good Carb (nur die Guten machen schlank, die Schlechten dick), Montignac-, Glyx- und Strunz-Diät, Trennkost (getrennt ist halb verdaut), fit for life, Formula-Diäten (industrielle Pulver- und Trinknahrung), Brigitte-, Fünf-am-Tag- und Fit-for-fun-Diät (z. T. ausgewogen).

Glauben Sie mir, *es gibt keine allgemeingültige und für jeden gleichrichtige Ernährungsart.* Der eine fühlt sich bei rein vegetarischer Nahrung wohl und der andere bei ausgewogener Ernährung. Mancher braucht mehr Fett, ein anderer mehr Milch und Milchprodukte, wenn er sie gut verdauen kann. Auch, wenn eine Art für 80 von 100 gut ist, kann es für Sie immer noch die falsche Ernährung sein, wenn Sie zu den restlichen 20 gehören. Sie vegetieren dahin, verlieren an Vitalität, Ihre Hormone spielen verrückt, Sie sind anfällig für Infektionen, weil Ihr Immunsystem stets angegriffen ist.

Nur Ihr eigener Körper kann Ihnen sagen, was er wirklich braucht.

Vermeiden Sie für sich eine nachteilige und einseitige Ernährung. Finden Sie heraus, welches *Stoffwechselprofil* Sie haben. Finden Sie heraus, welche der Lebens- und Heilmittel Ihnen gut tun und welche Nahrungsmittel Sie meiden müssen. Stellen Sie Ihre Ernährung danach langsam um. Das wiederhole ich immer wieder.

Allgemeine Ernährungsgrundsätze können Ihnen helfen, aber allgemeine Grundsätze sind eben nicht perfekt. Sie können sich auch teilweise auf Ihren Instinkt verlassen, aber nur teilweise. Sie haben noch einen *Urinstinkt,* so erkennen Sie am Geruch und Geschmack oft, ob die Nahrung verdorben ist. Wenn Sie nach Ihrem *Gefühl* die Nahrung auswählen und Grundsätze beachten, kann es Ihnen richtig gut gehen. *Aber Vorsicht*, bei industrieller Nahrung und bei den heute üblichen Gewohnheiten haben sich Ihre ursprünglichen Speicherinhalte nach Geschmack, Geruch und Aussehen verändert und sogar Ihre Sinnesorgane „verbogen und abgestumpft". Sie wollen heute alles süß, salzig, eben würzig. Jäger und Sammler kannten keine süße, salzige und würzige Nahrung in der heutigen Form und schon gar keine Geschmacksverstärker. Ererbtes und Eingeübtes überlagern sich ständig. Ererbt haben Sie einen gewissen Trieb, der auf Selbsterhaltung (Nahrung, Schutz- und Fortpflanzung) hinstrebt, und Sie werden auch heute von Hunger, Durst und Verlangen nach bestimmten Speisen gelenkt. Sie können durch Ihr Denken und Wollen, durch Ihre Fähigkeiten, Fertigkeiten (und Gewohnheiten) entscheiden, wie Sie sich dem Trieb beugen. Sie können sogar dem Trieb zur Selbsterhaltung entsprechend bestimmte Nahrung meiden. Voraussetzung: Sie ändern Ihre Gewohnheiten.

Sie können sich auch teilweise von *Erfahrungen Einzelner und von Gruppen* leiten lassen. Es fehlt jedoch meist der Zusammenhang aus der Abstammung, der Blutgruppe und dem Stoffwechselprofil und allein schon aus der Vielfältigkeit möglicher Unverträglichkeiten können Sie dabei richtig daneben treten. Ihre Frau meint, das Essen sei richtig gut, und Sie haben danach trotzdem Bauchschmerzen.

Sie können sich auch rein nach wissenschaftlichen Erkenntnissen ernähren. Wie weit aber die Wissenschaft hier ist, haben wir schon besprochen. Selbst scheinbar sichere Erkenntnisse waren bisher oft nur zeitgebunden und so immer nur einzelne Schritte auf dem Wege zum Wissen und zur Wahrheit. Außerdem, das betone ich aus eigener Erfahrung, waren Erkenntnisse immer durch menschliche Schwächen und politische Einflussnahme eingeschränkt. Die wissenschaftlichen Erkenntnisse sind sehr begrenzt und speziell zur Wechselwirkung von Lebens- und Nahrungsmitteln und ihrer individuellen Wirkung ist noch viel zu wenig bekannt. Manche Informationen aus dem Internet sind teilweise ungeprüft und leider nicht immer brauchbar.

Einigkeit besteht generell nur darin: Essen Sie Obst und Gemüse fünfmal am Tag. Lebensmittel sollten natürlich, unbehandelt und frisch sein. Verwenden Sie nur wertvolle Pflanzenöle (z. B. Leinöl). Industriell hoch verarbeitete, konservierte und präparierte Nahrung sollten Sie möglichst meiden.

Eine Ernährung nach allgemein anerkannten Grundsätzen, nach dem persönlichen Stoffwechselprofil, der Abstammung und der Blutgruppe und ein damit verbundener Lebensstil ist eine wesentliche Voraussetzung für einen gesunden Organismus.

Das Stoffwechselprofil ist in Ihren speziellen biologischen Prozessen manifestiert. Nebenbei werden Sie Ihren Körper entschlacken und das „lang ersehnte Idealgewicht fast automatisch erreichen“.[149]

Sie können das im Rahmen einer Kur oder bei einem ganzheitlich behandelnden Arzt oder Heilpraktiker machen (beides zahlt nicht die Kasse). Auch eine Haaranalyse ist möglich. Sie können auch selbst Hand anlegen. Lesen Sie dazu den Punkt 4.5.

2.2 Einheit von Gesundheit, Kondition und Wohlbefinden

Öffnen Sie Ihren Blick für den Körper als Ganzes. Interessieren Sie sich für Heiltraditionen Ihrer Vorfahren und auch anderer Länder und Völker, die heute auch schon in der modernen westlichen Medizin angekommen sind. Andererseits bitte ich Sie, die alleinige Wirkung von gesunder Ernährung nicht zu überschätzen. Das ist eben nur ein Baustein und der funktioniert nur im Komplex mit den anderen Faktoren. Der Konsum von ein paar Äpfeln aus dem Bio-Laden ist zwar gesund und kann Ihren Stuhlgang für morgen verbessern, aber sicher keine chronischen Leiden dauerhaft lindern. Vielleicht reagieren Sie sogar allergisch auf Äpfel. Sie denken, Sie leben schon gesund, spucken aber so andauernd gegen den Wind. Ein Blättchen Salat in das Wurst- oder Käsebrot gelegt, macht daraus noch lange kein gesundes Lebensmittel. Das wirkt nur garnierend oder ein Alibi verschaffend und ist fast wertlos. Es muss schon alles zusammenpassen, wenn es unter dem Begriff gesunde Ernährung definiert werden soll. Das funktioniert nur *ganzheitlich, durch Umstellung des alltäglichen Verhaltens, mit gesunder Ernährung, mit Lebens- und Heilmitteln aus der Natur.*

Eines weiß ich ganz sicher: Wenn ich gesund bleiben, gut leben und alt werden will, kann ich nicht nur auf die Schulmedizin und die Pharmaindustrie vertrauen, sondern muss auch *selbst das Richtige tun,* insbesondere im Alltag negative Einflüsse von außen und riskantes Verhalten vermeiden. Ich muss meinen Körper zu einem hohen Anteil mit natürlichen frischen Produkten, vor allem Obst und Gemüse ernähren, erhalten, pflegen und dabei auch erneuern, denn es gibt in meinem Körper physikalische und biochemische Prozesse, die längst nicht erforscht sind, über die ich aber alles Verfügbare an Wissen zusammensuchen, vergleichen und für mich interpretieren kann. Dazu gehören die Einheit von Körper,

Seele und Geist, eine positive Einstellung zum Leben, zur Ernährung, zur Gesundheit und der Wille, gesund zu sein. Das prägt das Unterbewusstsein und so die Handlungen und körperlichen Prozesse. Wenn Sie so mit Ihrer Familie umgehen, dann ist das das Wichtigste, was Sie für sich und Ihren Partner, für Ihre Kinder und alle, die in Ihrer Familie leben, tun können. Sie können sich und Ihren Lieben viel Leid ersparen. Aber, es ist kein einfaches Konzept. Wenn Sie das auch wollen, müssen Sie sich bewusst selbst entscheiden und sehr oft gegen viele alte Gewohnheiten handeln.

Die Natur hält sich nicht an medizinische Lehrbücher

Anerkannte Wissenschaftler sehen die Zukunft nur in einer ganzheitlichen Medizin. Vielleicht wird die medizinische Heilkunst dann zu einer Wissenschaft, die auf der Förderung der Gesundheit und des Wohlbefindens basiert, die eine weitgehend natürliche Behandlung der Patienten erlaubt und nicht den Menschen nur als Kranken oder Problemfall einstuft, sondern wie einen Menschen, der beim Ausgleich seiner physischen, emotionalen, geistigen und seelischen Ordnung Hilfe braucht. Wenn die Bereiche aufeinander abgestimmt sind, fügen sie sich zu einer *Einheit von Gesundheit, Kondition und Wohlbefinden*. Dann gibt es wirklich Gesunde und nicht nur schlecht Untersuchte.

Ich will kein Idealbild darstellen. Es ist auch völlig in Ordnung, wenn es uns ´mal schlecht geht, Bakterien und Viren gibt es schließlich überall. Krankheit ist auch eine Herausforderung für Körper, Seele und Geist. Ich persönlich hätte mich nie um einen gesunden Lebensstil und um gesunde Ernährung bemüht, wenn ich nicht richtig krank geworden wäre. Jedes Kind braucht Infektionen, um das Immunsystem Schritt für Schritt herauszubilden, und auch Sie werden nicht infektions- oder verletzungsfrei durchs

Leben gegangen sein und gehen können. Sehen Sie doch eine Grippe wie eine Herausforderung und die dafür notwendige Ruhe als eine Zeit, die Sie nutzen können, um über sich selbst nachzudenken.

Was uns nicht umbringt, macht uns stark.

Heute können Sie so leben, sich so ernähren und Ihren Körper fit machen, dass Bakterien, Viren und Pilze keine Chance oder es mindestens sehr schwer haben, in Ihren Körper einzudringen, dass die Entartungen von Zellen durch einen intakten „Reparaturapparat" Ihres Körpers verhindert werden und der „Müll" ausgetauscht wird. Ich gehe sogar noch weiter, ich behaupte:

Sie können heute so leben und sich so ernähren, dass die Stammzellen zur Regeneration von Nervenzellen, Muskelzellen (auch Herzmuskelzellen), Leberzellen, Zellagglomeraten der Bauchspeicheldrüse, Hautzellen usw. sowie die Stammzellen des Blutes und des Immunsystems immer aktiviert sind und so stets neue Zellen mit gesunden Genen bilden können.

Die Natur hat uns gelehrt, selbst wenn Sie eine schlechte Vererbung haben, ein kränklicher und schwacher Mensch mit keiner allzu hohen Lebenserwartung sind, können Sie durch gesunde Ernährung und ausgeglichenen Lebensstil Ihre Gesundheit wieder verbessern und Ihr Leben verlängern. Das ist eine sehr wertvolle Erfahrung!

Erste Forschungsansätze gibt es dazu. So weiß man heute sicher, dass der Magen-Darm-Trakt eine Rolle im Hormonsystem spielt. „Im Magen-Darm-Trakt werden ca. 30 Hormone und hormonähnliche Substanzen gebildet."[103] Und durch diesen Trakt müssen alle festen und flüssigen Stoffe hindurch, die Sie täglich zu sich nehmen. Natürliche Lebensmittel enthalten dabei viele Komponenten, auch Hormonvorläufer. Natürliche Nahrung, Lebens- und Heilmittel passieren den Magen-Darm-Trakt und normalisieren dabei auch seine Funktionen, entgiften und stabilisieren ihn. Das funktioniert grundsätzlich nur, wenn Strukturen noch nicht großflächig zerstört sind. Lassen Sie es nicht so weit kommen!

Alle inneren Organe und Systeme unseres Organismus stabilisieren sich bei natürlicher Nahrung und bei einem ausgeglichenen Lebensstil, sie regenerieren sich ständig und aktivieren die Heilung. Die Zellteilung funktioniert dann perfekt. So kann sich das Hormonsystem im Darm selbst wieder regenerieren, dessen Störungen oft mit chronischen Erkrankungen zusammenhängen. Je besser Sie diesen Teil des Körpers versorgen, desto besser funktioniert auch Ihr Bauchgefühl. Das kann Ihnen sogar signalisieren, was Ihnen fehlt. Je besser und umfassender die Umstellung, desto höher ist der Regenerationsfaktor.

Der Tod sitzt im Darm

Franz Xaver Mayr, der österreichische Darmspezialist, sagte: *„Der Tod sitzt im Darm“*. Viele Ärzte haben die Erkenntnis übernommen. Mayer fand heraus, dass Krankheiten sich besserten und der Körper sich heilte, wenn der Darm gesund war.

> *Der Darm ist die „Wurzel der Pflanze Mensch“.*
> *Franz Xaver Mayr*

Gesunde Ernährung macht aber erst richtig Sinn, wenn Sie alle Faktoren beachten. Wenn Sie sich nur gesund ernähren, sonst aber jedem Stress dieser Welt ausgesetzt sind, ist das etwa vergleichbar mit dem Raucher, dem der Hausarzt ein paar Mineralstoffe und Vitaminpillen aufschreibt, weil der Körper möglicherweise durch die Schadstoffe einen höheren Vitaminbedarf hat. Die Immunzellen, die natürlichen Killerzellen und die Stammzellen sind nur dann besonders leistungsfähig, wenn wir uns gesund ernähren, in einer „sauberen“ Umwelt leben und unseren Körper regelmäßig bewegen. „Außerdem sind die Zellen (die Immunzellen, der Autor) sensibel für Emotionen. Sie reagieren positiv auf die emotionale Verfassung, in denen Freude und das Gefühl der Verbundenheit mit anderen Menschen überwiegen – als würden sie besser funktionieren, wenn sie im Dienst des Lebens stehen, das sich, objektiv betrachtet, zu leben lohnt“.[76] Meiner Meinung nach trifft das nicht nur auf die Immunzellen, sondern mehr oder weniger auch auf alle Zellen zu, sogar auf die Nervenzellen, die sich bekanntlich nicht teilen, aber neu entstehen können. Es betrifft wohl auch die vielfältigen Wachstumsfaktoren (die Informationen von einer zur anderen Zelle weitergeben), die der Körper selbst bildet und die die Nachbarzellen zur Regenerierung von beschädigten Zellen und Zellgruppen aktivieren können.

Die Frage, die sich hier anschließt, lautet: „Warum macht das nicht jeder?“

Nun, wir leben nicht in einem fernöstlichen Land, wo das Fasten staatlich verordnet ist, und selbst dort sind Lebens- und Heilmittel knapp. Sie kommen selbst darauf, welches Land ich meine.

Demokratie hat aber leider auch ihre Tücken. Sie sollten Ihren Führern auch nicht blind vertrauen, gesunde Skepsis ist durchaus sinnvoll. Jeder kann tun und lassen, was er will (solange er sich an die Gesetze hält) oder richtiger, was er vermag. Und mit dem Vermögen ist es so eine Sache. Da gelten Vermögen und Unvermögen, auch bei Ihnen, bei den Politikern, bei den Wirtschaftslenkern und Vordenkern.

Beim Unvermögen ist es so, dass jeder Mensch beispielsweise für seine eigenen Fett- und Schlackenpolster sorgt. Jeder schafft sich seine eigene Körper-Mülldeponie selbst, in die Schadstoffe super einlagert sind. Die sorgen nachfolgend für zusätzliche Belastung, für immer mehr Müll in den Zellen. Das geht so lange, bis die Nieren den ganzen Mist nicht mehr ausscheiden können, sich Säuresteine bilden, bis die Haut rot ist von Neurodermitis, die Mykosen nerven, die harnsäuresteifen Knochen den Körper nicht mehr tragen, die Bauchspeicheldrüse k. o. geht oder die Langerhansschen Zellen nicht mehr genügend Insulin produzieren. Das geht so lange weiter, bis die Zellteilung nicht mehr kontrolliert wird, die normale Teilung aufhört und das Wachstum entartet. Viren und Bakterien erledigen den Rest, wenn nicht die Gefäße vorher versagen und die Organe von der Versorgung abkoppeln. Das ist der nahe Tod.

2.3 Industrie und Macht der Gewohnheit beherrschen den industriellen Körper

Theoretisch könnten Sie jeden Tag für sich selbst entscheiden, welche Nahrung Sie „zu sich nehmen". Theoretisch könnten Sie entscheiden, ob eine solche Nahrung die Zellen und Organe Ihres Körpers erhält, z. B. durch Unterstützung des Stoffwechsels, der körpereigenen Wachstumsfaktoren und Hormone. Theoretisch können Sie für sich selbst entscheiden, praktisch tun Sie es nicht, weil Sie es einfach nicht können. Sie wissen bereits: *Praktisch sind Sie abhängig von Ihrem Wissen über gesunden Lebensstil und Ernährung, von den langjährig angeeigneten (auch anerzogenen) Gewohnheiten und den vielfältigen äußeren Einflüssen.* Selbst die tägliche Sicherheit bei der Bereitstellung von Nahrung ist eine Gewohnheit geworden. Die Gewohnheiten haben den industriellen Körper geprägt. Auch was Sie früher als zweckmäßige Gewohnheit bei der Nahrungsbeschaffung und dem Verzehr entwickelt hatten, kann heute unzweckmäßig sein.

Vorsicht bei Produkten, für die intensiv geworben wird.

Wenn Sie etwas ändern wollen, müssen Sie sich zuerst Wissen aneignen, Ihre alten Gewohnheiten überprüfen, diese ändern und sich der Werbung und den anderen Einflussfaktoren entziehen, die die alten Gewohnheiten unterstützen und immer wieder festigen. Lesen Sie dazu auch den Band III, das ErnährungsGewohnheitenUmstellungsBuch.

Nach meinen Beobachtungen weiß die Mehrheit der Menschen, dass roh gegessenes Obst und Gemüse gesund sind. Obwohl sie es wissen, ernähren sie sich zu häufig mit gekochten, konservierten, industriell verarbeiteten und haltbar gemachten Nahrungsmitteln. Das ist *Standardnahrung des industriellen Körpers*. Dazu gehören auch alle Dosennahrungsmittel, Dosengemüse, Dosenobst, weiterhin Nudeln, Grieß, weißer Reis, helles Mehl, Brot und Brötchen, Kuchen, industriell erzeugte Eier und Fleisch industriell gehaltener Tiere, schwarzer Tee, Kaffee, raffinierter Zucker, Milch und Milchprodukte und alle Süßgetränke (auch mit Süßstoffen). Nach so einem vermeintlich richtigen, guten Essen fühlt sich die Mehrheit müde und schlapp, so mancher „Wind“ verlässt den Darm. Sie fühlen sich schlapp, weil die gekochte Nahrung zur Verdauung im Körper eben sehr viel Energie benötigt und Blähungen verursacht.

Die gekochte Nahrung ist in der Summe fast immer biologisch tote Nahrung.

Da beißt sich die Katz´ in den Schwanz.

Die für die Verdauung wichtigen natürlichen Enzyme sterben schon bei ca. 50°C, ähnlich wie ein Teil der Vitamine. Es ist Ihnen bestimmt schon aufgefallen, dass Ihr Körper und Ihr Geist die beste Leistungsfähigkeit frühmorgens von 10.00 bis 11.00 Uhr hat. Da ist das Frühstück schon verdaut und es steht noch Glukose zur Verfügung. Nach dem Mittagessen geht es wieder bergab, weil der Körper die Energie zur Verdauung der gekochten Nahrung braucht. Mit der bleiernen Müdigkeit nach dem Mittagessen spüren Sie, wie Ihr Körper arbeiten muss, um die gekochte Nahrung zu verdauen. Bei frischem Obst und Gemüse ist das bei Weitem weniger der Fall. Essen Sie mittags doch mal zu einem kleinen Stück Fisch oder Fleisch nur Salat und Obst oder essen Sie zwei Bananen. Verlangen Sie im Restaurant statt Kartoffeln oder Reis etwas Salat zum Gericht. Sie werden den Unterschied selbst bemerken. Es steht Ihnen sofort und lange Energie zur Verfügung.

Die Geschmacksfalle

Die zerkochte Nahrung hat aber etwas, was Sie immer wieder in die Falle lockt: Sie streichelt wunderbar Ihre Geschmacksknospen und schafft ein bekanntes gutes, wonniges und scheinbar sicheres Gefühl. Ein ähnliches Phänomen haben industrielle Körper, wenn Sie den großen Buchstaben eines bekannten Fast-Food-Restaurants schon aus der Entfernung sehen.

> *Weil es so gut schmeckt, haben Sie sich daran permanent gewöhnt. Sie brauchen das gekochte Zeug immer wieder, um sich kurzzeitig wohlzufühlen.*

Das hat schon immer geschmeckt und es hat angeblich, oder weil wir nichts bemerkt haben, auch nicht geschadet. Das industriell verarbeitete, gekochte, konservierte und präparierte Zeug sehen

Sie jeden Tag in der Werbung, auf den Verpackungen in den Tiefkühltruhen, in den Kochstudios, Liebesfilmen oder Krimis mit den armen, gestressten, oft übergewichtigen Kommissaren an der Pommesbude mit Zigarette im Mund.

Bei der Werbung für solche Produkte wird nichts dem Zufall überlassen. Die Strategen wissen sogar, bei welcher Aufmachung, Größe und bei welchen Wortschöpfungen die Hausfrau im Supermarkt zugreift.

Ohne Wissen entscheiden Sie nach dem Vergleich mit den bekannten Mustern danach, was Sie sehen, riechen, schmecken und welche Gerichte Sie kennen. Die Muster entsprechen auch den „Verführungen" mit tollen, fantasievollen Namen neben den Bestellnummern in den Speisekarten. Nach den Mustern werden die Produkte auf dem Zettel für den Wocheneinkauf gelistet. Sie enthalten das gute, sichere Gefühl, den Antrieb für den Appetit, den Speichelfluss und für die Wohlfühlhormone. Schon bei den Gedanken an die Sahnetorte, beim Anblick oder Geruch von Eisbein und Sauerkraut strömen in den industriellen Körper diese Hormone und verleiten ihn, jetzt unweigerlich kräftig zuzugreifen. Heute hat das nichts mehr mit Hunger zu tun. Scheinbar kann nichts den industriellen Körper davon abhalten. Und wenn Sie versuchen, einen solchen Körper in dem Augenblick davon abzuhalten, das Leckere nicht zu essen, wäre es mindestens Folter oder Körperverletzung.

Wenn Ihre Mutter oder Ihre Frau kocht, dann wissen Sie ganz genau, was Sie (sonntags) um 12.30 Uhr erwartet: der süße, markante, saftige, liebliche, unverwechselbare oder charakteristische, nussige oder säuerliche, einzigartige und großartige Geschmack, das tolle rosige Aussehen des gepökelten Eisbeins, des Kasslerbratens oder des Schnitzels. Diese Abbilder sind nicht nur fest in Ihrem Großhirn gespeichert. Ihr „Quatschi-Tratschi“ aus dem Gehirn sagt: “Greif jetzt zu, das musst Du essen, das hat noch nie geschadet“ und der Teil in unserem Gehirn (wo Emotionen verarbeitet werden) sagt: „Das ist lecker, hol´ den Löffel raus, hau rein, das schmeckt, Du wirst Dich sauwohl dabei fühlen!“. Selbst wenn Sie schon wissen, dass etwas nicht stimmt, weil Sie nach kurzer Zeit Sodbrennen bekommen, beruhigen Sie sich immer wieder: „Nur dieses eine Mal noch, nur heute noch einmal, morgen werde ich mich bessern und einen Obsttag einlegen“. Und wenn Sie es besser wissen, gelingt Ihnen einfach nicht die Umstellung. Die Schuld schieben Sie anderen zu: Die Industrie mit ihren Produkten hat Schuld. Wem Sie auch die Schuld geben, derjenige hat auch die Macht über Sie.

Glauben Sie mir, es funktioniert wirklich so. Als meine Frau noch Studentin war, ging sie nach Vorlesungen und Seminaren oft halb verhungert auf den Erfurter Markt, um dort eine oder zwei Thüringer Rostbratwürste zu essen. Das Muster wurde, nach meinen Berechnungen, „nur“ ca. 600-mal bei ihr „eingebrannt“. Genug, um auch heute noch an einer solchen Würstchenbude schwer vorbeizukommen. Und wenn doch, dann nur mit meiner starken, motivierenden Unterstützung. Schon der Geruch erzeugt bei ihr einen Schwall von Glückshormonen. In Millisekunden ist sie in die schöne Studentenzeit zurückversetzt. Da wird der Mund breit und das Gesicht „strahlt“. Der Wurstverkäufer weiß, dass die Leute den Geruch kennen, und macht noch mehr Dampf. Eine Thüringer Rostbratwürstchen-Bude am Baumarkt, das ist ein todsicheres Geschäft in jeder Stadt. Das hat eine absolut sichere Werbebotschaft, mehr braucht der Verkäufer nicht. Das ist besser als jede (noch geruchsfreie) Fernsehwerbung, denn diese Bude hat eine würzige Botschaft, schließlich hat sich der Geruchssinn schon im Mutterleib entwickelt und noch vor dem Sehen wussten wir „Muttermilch schmeckt gut“. Wenn Muttermilch leicht süß schmeckt, kann Zucker uns doch nicht schaden. Und so ging es immer weiter.

Wenn unsere Mutter mit viel Mühe einen Braten auf den Tisch zauberte, brauchten wir schon ein Taschentuch an der Unterlippe, damit der Speichel nicht vorher herauslief. „Lass mir doch meine Bratwurst, morgen lege ich einen Obsttag ein." Diese Worte habe ich gehört, bis ich mir dann auch einmal eine Bratwurst gekauft habe und das „gute Stück" mit großer theatralischer Bewegung nach kurzem Anbiss und verzogenem Gesicht vor den Augen meiner Frau und der anderen Bratwurstbesessenen im Abfalleimer versenkt habe. Natürlich ist das Verschwendung. Lieber einmal Verschwendung, als immer einen hohen Cholesterinspiegel. Im Oktober 2008 habe ich so eine Vorführung auch in einer Gesundheitssendung im Fernsehen gesehen. Die Demonstrationen sind fantastisch. Machen Sie das ´mal mit dem Wursteinkauf Ihrer Frau. Ich garantiere Ihnen, es wird unvergessen bleiben, besser als 1.000 Worte. Zur Entlastung meiner Frau und auch damit sie mir meine Manuskripte weiter so gut durchsieht, gestehe ich: Auch ich bin lange nicht an einem Grill mit dieser Bratwurst vorbeigekommen. Auch ich war ein industrieller Körper. Wenn ich jetzt noch einmal diesen Namen der länglichen runden Dinger nenne, dann wird wohl auch bei Ihnen der Speichelfluss einsetzen. Also vergessen wir dieses Wort nach den nächsten Absätzen oder streichen es aus unserem Wortschatz. *Selbst dann, wenn Sie lesen, dass Bratwurst den Schadstoff Benzpyren ebenso enthält wie der schwarze Tabakteer, wird das den Speichelfluss nicht aufhalten.*

Während Obst und Gemüse nur riechen, wenn man sich auf 10 cm heranpirscht, riecht Mutters Braten durch die ganze Wohnung, die braunen Dinger vom Stand am Baumarkt, die Pizza, das Steak, die frische Wurst der Tierschlachter im Umkreis von manchmal 100 m.

Nun kann ich Sie aber kurz beruhigen. Sie müssen ab morgen *nicht alles roh essen,* um gesund zu bleiben. Die durchaus interessanten Ansichten schränke ich ein, aber nur, weil nicht jeder für diese Art der Ernährung geeignet ist. Seit der Urzeit haben Jäger und Sammler Fleisch gegessen. Es gibt zudem eine Reihe von gesunden Lebensmitteln, die gekocht oder besser gedünstet werden sollten, um die Vitamine und sekundären Pflanzenstoffe freizusetzen (wie Tomate, Möhre, Brokkoli, Spinat). Andere Lebensmittel sind ungekocht einfach schlecht genießbar (z. B. Kartoffel). Durch Erhitzen der Nahrung werden Pflanzenschutzstoffe beseitigt (z. B. Getreide) und Ballaststoffe „aufgespalten“ und der Verdauung zugänglich gemacht. Das ist von Fall zu Fall unterschiedlich. Auch muss beachtet werden, dass einige Lebensmittel schädliche Säuren haben, die durch Kochen neutralisiert werden (z. B. Rhabarber). Als vor 150.000 Jahren die Menschen das Feuer zur regelmäßigen, vielfältigen Zubereitung von Nahrung entdeckten, konnten mit der Zubereitungsart zusätzliche Kalorien nutzbar gemacht und ein Sprung bei der Entwicklung des Gehirns eingeleitet werden. Fast 2,5 Millionen Jahre davor war jedoch Steinzeit, die längste Periode in der Menschheitsgeschichte. So gehören seit ca. 150.000 Jahren gekochtes oder gebratenes Fleisch und besonders Fisch mit zu unserer Ernährung.

Ihr Körper braucht Fleisch und die darin enthaltenen Eiweiße. Es schadet Ihrem Körper nicht, ab und an etwas Deftiges zu essen, wenn Sie sich sonst gesund ernähren.

Da Fleisch zu den Nahrungsmitteln gehört, welche neben kohlenhydratreicher Nahrung (Reis, Mehl, Zucker) immer Säuren im Körper bilden, sollten Sie es nur gelegentlich und nicht täglich essen und niemals so viel, wie Ihnen an der Fleischtheke im Supermarkt vorgeführt wird. Wenn Sie einen guten Gesundheitszustand haben, dann könnte diese Nahrung nach meiner Ansicht eben einen *Anteil von 20 %* an Ihrer Gesamternährung haben. Ist Ihr Gesundheitszustand angegriffen oder sind Sie richtig krank, sollten Sie den Anteil reduzieren und eine Heildiät wählen. Auf konservierte und präparierte Nahrungsmittel, wie Konserven, weißes Mehl und Produkte daraus, Kunstfette der Margarine, Fabrikzucker und Produkte mit dessen Zusatz, Aroma- und Farbstoffe, Produkte mit Mineralstoff- und Vitaminzusätzen, Milch und viele Milchprodukte, sollten Sie allerdings weitgehend oder ganz meiden. Viele Vitamine (z. B. C, B_1) und Mineralstoffe werden beim Erhitzen zerstört, natürliche Enzyme werden beim Kochen und Braten unbrauchbar und nur einige Pflanzenstoffe, wie das Beta-Karotin (Vorstufe für Vitamin A) und das Lycopin (in der Tomate) gewinnen durch Kochen. Es ist nicht ganz richtig und nicht nachvollziehbar, wenn Rohköstler behaupten, dass nur ihre Kost die naturgemäße sei. Natürlich sollten Sie das meiste roh essen. Die Urmenschen kannten das Feuer und konnten sich ab und an, wenn sie Jagdglück hatten, ein erlegtes Stück Wildfleisch braten. Die Urmenschen mussten allerdings alles zu Fuß oder per Hand erledigen, hatten durchschnittlich 4.000 kcal täglich verbraucht und eine unvergleichlich geringere Lebenserwartung. Für den heutigen Menschen mit seinem Wohlstand und Bewegungsmangel sind 2.000 kcal oft schon zu viel.

Die Entartung der Gewohnheiten

Die eigentlichen Probleme und die industriellen Körper von 75 % der Männer und 59 % der Frauen (die Übergewichtigen und Fettleibigen) entstanden erst in den letzten 40 Jahren.

> *Mit dem Wohlstand der letzten 40 Jahre sind in den westlichen Industriestaaten die ursprünglichen Gewohnheiten völlig entartet.*

Ob das allerdings Wohlstand von „sich wohlfühlen" ist, möchte ich ernsthaft bezweifeln. Aus Zeitmangel wird kaum noch selbst zubereitet. Es wird zunehmend verarbeitete, gekochte, konservierte und präparierte Nahrung gegessen. Neben zu viel Zucker, Fleisch, Fett, Milch und Zusatzstoffen kommt noch die Spitze darauf: der zunehmende *Bewegungsmangel*. „Die biochemischen Kreisläufe sind dadurch verlangsamt, der Stoffwechsel gestört und die Verdauung stockt. Eine Konsequenz der allgemeinen Verlangsamung der Körpervorgänge kann z. B. sein, dass krebsauslösende Stoffe länger wie gewünscht im Körper verbleiben."[147]

Dazu kommen das „Knusprige" am Brot, das „Würzige" in der Tiefkühlpizza, das „fruchtige Aroma" der Fertigtorte, das „Rosige" am Fleisch, das „Milde" am Käse, das „Sahnige" am Joghurt, die sämige Fertigsuppe, die knackigen Chips, der karottengelbe süße Saft, der strahlend weiße Reis und der süße Zucker. Alles ist erlaubt, was nicht verboten ist. Alle Zusätze, die günstig herstellbar und einigermaßen vertretbar sind, aktuell keine Gesundheitsskandale heraufbeschwören und angeblich keinen Schaden anrichten, die das Produkt schön, schmackhaft, haltbar, transport- und lagerfähig machen, werden genutzt. Wenn das Produkt dann noch die richtigen, guten Gefühle anspricht und wenn es massenhaft günstig (preiswert und dennoch profitabel) hergestellt werden kann, ist das ein *ideales Produkt für den industriellen Körper*.

In den industriellen, fertigen Massen-Nahrungsmitteln befinden sich oft nicht die auf dem Etikett abgebildeten Früchte, Nüsse oder Fleischsorten, sondern *lediglich Aromastoffe*. „Bei immer mehr Produkten findet man wertvolle Inhaltsstoffe nur auf den Abbildungen. Die Hersteller sparen, indem sie auf echte Lebensmittel verzichten und dafür Aromastoffe einsetzen, die nur wenige Cent kosten."[152] Hierdurch wird der industrielle Körper betrogen. Im Kampf um Profit und Marktanteile hat die Industrie aber keine

Wahl und schließlich hat sie für den Kunstgeschmack und den guten Geruch in der EU ca. 2.700 zugelassene Aromastoffe zur Verfügung. Es gab natürlich keinen EU-Beamten, der von sich aus die Aromastoffe zugelassen oder auf den Markt gebracht hätte, das war wohl sicher durch die Industrie veranlasst. Nur Sie selbst können entscheiden, ob Sie das Zeug essen oder weglassen. Selbst wenn Sie das Kleingedruckte optisch lesen können, ist es auch für einen Vorgebildeten schwierig, den Inhalt richtig zu verstehen. Vanillemilch hat in solchen Produkten keine Vanille (viel zu teuer), so wie Erdbeermilch keine Erdbeeren hat, Käsechips enthalten keinen Käse und selbst Hühnersuppe hat kein Hühnerfleisch mehr.

Heute gibt es Fleisch-Imitate und Fleisch kann bereits in der Retorte hergestellt werden. Bis zur industriellen Massenherstellung von Fleischersatz im Tank wird es vielleicht noch fünf bis zehn Jahre dauern. Der weltweit ansteigende Fleischkonsum und die permanente Vorliebe der industriellen Körper fordern dies geradezu heraus. Aus welchen Rohstoffen das Pseudofleisch dann besteht, werden wir schon noch erfahren. Heute sind bereits Proteinträger, wie Ratten, Heuschrecken und andere Insekten, Milch mit ihren Wachstumsfaktoren, aber auch Pflanzeneiweiß, wie Mais und Soja, in der Sichtweite der industriellen „Nahrungsmittel-Technologen". Die Forschungen erfolgen unter strengster Abschirmung. Der Wahnsinn für die künstliche Erschaffung des über allem erhobenen Nahrungsmittels „Fleisch" feiert so einen weiteren Triumph, weil man sicher aus den pflanzlichen Ausgangsstoffen bessere Produkte als Fleisch herstellen kann.

> *Die industrielle Nahrungsproduktion hat den Lebensmitteln viele Nährstoffe ausgetrieben, die lebenswichtig sind für das Gehirn.*

Die Evolution des Gehirns, die über hunderttausende von Jahren zu stetigem Wachstum des Denkapparates und der heutigen Größe geführt hat, droht sich mangels angemessener Nahrung umzukehren, fürchten Wissenschaftler. „Die neuesten Erkenntnisse der Hirnforscher lassen einen Gang durch den Supermarkt als Risiko-Parcours erscheinen. Die Welt in 5-Minuten-Terrinen und der pulvrigen Kartoffelpürees, der Softdrinks und künstlichen Süßstoffe, aus Vivil, Drops und Smarties, aus Maggi-Brühwürfeln und Noggers-Eisstengeln, all das wird, im Lichte jüngster neurowissenschaftlicher Publikationen, zur Drohkulisse für´s Denkorgan.“[153] Hinzu kommen oft viel zu viel Zucker, Allergien auslösende Geschmacksverstärker, Konservierungsstoffe und künstliche Zitronensäure (E 330), die unter ungünstigen Umständen andere Stoffe, wie Glutamat, durch die Blut-Hirn-Schranke schleusen kann.

Die Industrie nutzt die Gewohnheiten

Der industrielle Körper hat die hartnäckigsten und widersinnigsten Gewohnheiten.

Im Beruf und als Fachmann sind Sie sicher ein Spezialist. Beim Lebensstil und der Ernährung sind jedoch Unwissenheit und falsche Gewohnheiten zur täglichen Routine geworden. Bildung sowie Ernährungsbildung und -beratung, wie auch individuelle Gesundheitsleistungen kosten meist Geld. Von der Industrie können Sie hier keine Unterstützung erwarten. Schon die Pflichtangaben auf Verpackungen werden so gedruckt, dass sie kaum lesbar und wenig verständlich sind. Für die Verbraucher der industriellen Produkte breitet sich so immer mehr Hoffnungslosigkeit aus, in der neue Fähigkeiten nicht entwickelt werden und andere Fertigkeiten sich nicht ausprägen können. Wer nichts Neues probiert, erfährt keinen neuen Geschmack und kein neues gutes Gefühl. Wie sollen sich neue Gewohnheiten ausprägen, wenn nichts Neues probiert und eingeübt wird? Wenn Sie versuchen, einem Menschen mit einem solchen Körper und Geist Hinweise zu geben, wie er seinen Gesundheitszustand verbessern kann, blickt er Sie an, als kämen Sie von einem anderen Stern. Sie werden sogar als aufdringlich, anmaßend und störend empfunden. Manch industrieller Körper ist zwar interessiert, aber mit den alten Gewohnheiten schert er sich nicht um moderne Erkenntnisse.

> *Der industrielle Körper verweigert selbst dann Hilfsangebote, wenn schon Anzeichen herannahender chronischer Erkrankungen zu sehen sind.*

Der *industrielle Körper lebt in selbst- und fremdverschuldeter Unmündigkeit.* Diese Unmündigkeit hat den sog. gesunden Menschenverstand großteils ausgeschalten. Diese Unmündigkeit gipfelt im Unvermögen, selbst nachzuforschen, sich des eigenen Verstandes zu bedienen, ohne etwas vorgebetet zu bekommen. Die Industrie nutzt ihre Diktatur in einer *unverschämten Art schöpferischer Erniedrigung.*

> *Habe Mut, Dich Deines eigenen Verstandes zu bedienen.*
> *Wahlspruch von Immanuel Kant schon in der Zeit der Aufklärung 1784*[140].

Der *industrielle Körper ist in Sachen Ernährung faul und träge,* weil er dazu erzogen wurde und weil er nicht nachdenkt und andere für sich entscheiden lässt, obwohl er selbst seine Interessen wahrnehmen müsste und könnte. Der industrielle Körper ist dadurch unmündig und er wird immer unmündig bleiben, wenn er nicht die von der Industrie gewünschte und anerzogene Bequemlichkeit ablegt. Die Bequemlichkeit zeigt sich darin, dass er andere über sich selbst urteilen lässt. Andere urteilen über die Luft für seinen Atem, die tägliche Nahrung, die er bekommt, den massenhaften, unnötigen, an Symbolen und nicht am Nutzen orientierten

Konsum, die Schul- und Berufsausbildung. Andere urteilen über seinen Job, die Steuern und Finanzen, die Radio- und TV-Programme, sogar darüber, was er denken muss. Für den industriellen Körper ist es schwer, den Weg zu verlassen, denn das Bemühen wird durch die Industrie missachtet und behindert. Die Strategen und Vordenker befürchten, er könnte wach werden und selbst anfangen über alles nachzudenken, was er täglich vorgegaukelt bekommt. Das gilt es zu verhindern und so sind selbst die sozialen Kontrolleinrichtungen bei Arbeit, Lohn, Grundsicherung, Urlaub, Fortbildung usw. darauf fixiert, Produktion und Konsumtion von massenhaften unnützen Dingen zu sichern, als wäre dieses System mit dem menschlichen Immunsystem vergleichbar. Dabei ist aus der Entwicklung des Menschen abzuleiten, dass er mit einer *anderen Denk- und Lebensweise gar nicht auf die Nase fallen kann. Irgendwann lernt er doch auch in der heutigen Industriegesellschaft das aufrechte, selbständige Laufen.* Momentan liebt der industrielle Körper seine eigene Faulheit, Feigheit, Unmündigkeit und Bequemlichkeit so sehr, dass es ihm unmöglich ist, sich davon zu befreien. Verbote helfen nicht und dabei hat der industrielle Körper auch die Wertschätzung gegenüber natürlichen Lebensmitteln verloren. So kommt er noch mehr unter Druck. Er ist mit den Gewohnheiten, Gefühlen und den kommunikativen Fesseln an jedem Körperteil gebunden und hält sich daran selbst fest. Er müsste anfangen, anders zu denken und den ersten wichtigen, entscheidenden Sprung wagen. Das wäre die Freiheit, die der industrielle Körper gern für sich formulieren lässt, aber bestenfalls im Urlaub für ein paar Tage wahrnehmen kann.

> *„Eine schlechte Angewohnheit kann man nicht aus dem Fenster werfen. Man muss sie die Treppe runterboxen, Stufe für Stufe.“*
> *Mark Twain*

Nehmen wir wieder ein Beispiel aus der Ernährung.

Auch die Gewohnheiten meines ehemaligen industriellen Körpers haben sich lange sehr hartnäckig gehalten. Ich habe sie gepflegt und zelebriert, ich konnte mich lange Zeit nicht von den alten Gewohnheiten, Faulheiten und Bequemlichkeiten trennen. Ich wusste beispielsweise schon sehr lange, dass Eiweiß und zerkochte Kohlenhydrate zusammen schwerer verdaulich sind. Da die Enzyme ein solches Gemisch schlecht aufspalten können, hat meine Verdauung oft gestreikt. Wenn ich heute Fisch und gelegentlich Fleisch esse, dann nur noch in Kombination mit frischem Obst und Gemüse. Die Kombination mit den zerkochten, stärkehaltigen Beilagen schaffte einen Klumpen in meinem Darm und machte aus ihm ein privates Gaswerk. Das wäre zwar nicht schlecht bei den heutigen Gaspreisen, aber es fehlt der flexible Hausanschluss.

Obst und Gemüse (roh als Obstteller oder Salat zur Morgen- und Mittags-Mahlzeit oder leicht gedünstet/halb roh) spielen bei mir heute eine viel größere Rolle. Wenn schon ein saftiges Fischfilet oder Steak, dann immer mit Salat. Das ist mein Tipp: Essen Sie immer zuerst Salat, rohes Obst und Gemüse, warten Sie einen Moment und verhindern Sie so, dass Ihr Körper zusätzlich Insulin durch den endokrinen Teil der Bauchspeicheldrüse ausschütten muss, um die Kohlenhydrate zu verdauen. Das hält nicht nur gesund, sondern sorgt nebenbei noch für eine schlanke Figur.

Frisches Gemüse und Obst können Sie immer zu eiweißhaltiger oder auch kohlenhydratreicher Kost (aber bitte mit wenigen Kartoffeln) essen, dann aber ohne Fleisch. Pflanzliches und tierisches Eiweiß sollten Sie möglichst trennen. Konzentrierte kohlenhydratreiche Kost, wie Zucker, weiße Nudeln und geschälten, weißen Reis, alle Waren mit weißem Mehl sollten Sie besser vermeiden. Und wenn es sich ´mal nicht vermeiden lässt, dann reduzieren und kompensieren Sie die entstehende Säure durch einen Obsttag oder wenigstens Obstnachmittag.

Ich wusste schon sehr lange, dass Wasser das beste Getränk ist, aber leider nicht süß schmeckt und so war Alsterwasser für mich das süße und schmackhaftere Wasser oder besser die Befriedigung meiner alten Gewohnheit nach einem süßen Getränk.

Noch etwas war für mich paradox und ist sehr wenig bekannt. „Die gute kalziumreiche Milch, die ja so gut für die Knochen sein soll, entzieht dem Körper Kalzium, weil sie für die Verdauung im Körper Säure bildet“.[146] Und selbst wenn das Kasein der Milch für Erwachsene verdaulich wäre, was aber nur bedingt bei Menschen mit Blutgruppe B der Fall ist, regen Milch und Milchprodukte die Säurebildung an. Auch das sollte durch Basen bildende Nahrung (Mineralien, Obst und Gemüse) kompensiert werden. Wenn Sie die Säuren nicht kompensieren, verlieren Sie unweigerlich Kalzium aus den Knochen, Zähnen oder Haarwurzeln, je nach dem, welche genetische Veranlagung Sie haben.

Wenn man, wie ich, im Jahr 2007 mit dem Hundi nicht mehr um unser Viertel laufen konnte, dann lag es garantiert auch an dem „leckeren, guten Hackepeter“, dem „saftigen Rindersteak“, der „ungarischen Supersalami“, dem „sahnigen Käse“, der „guten Milch“ (Schokomilch mit 3,5 % Fett war ´mal ein Lieblingsgetränk), dem vielen Industriezucker und dem ganzen anderen Zeug, was meinen Geschmacksmustern und meinen Gewohnheiten entsprach. Ich hatte keine Ahnung und keine Veranlassung etwas zu ändern. Es lag an meinem unausgeglichenen Lebensstil und an meiner Faulheit. Ich konnte mich nicht überwinden, mehr Sport zu treiben und mich mehr zu bewegen. Und ich war richtig sauer, als der Fuß schmerzte.

Ich habe mich wie ein alter Mann gefühlt. Na toll, habe ich gedacht, jetzt wirst Du wohl alt. Na toll, denke ich jetzt immer noch, wenn ich ältere Menschen krumm und humpelnd auf der Straße oder aus dem Auto „herauskriechen“ und an Krücken gehend sehe. Na toll, denke ich, wenn ich meine 87-jährige Mutter anrufe und von ihr höre, „na, wie soll´s ´ner alten Frau schon gehen?“ So etwas hört man von vielen älteren Menschen, die eben ihre gesundheitlichen Einschränkungen hinnehmen und in jedem Gespräch von Krankheit sprechen. Ich habe die von meiner Mutter geerbte oder selbst erworbene Hilflosigkeit, die aus den Worten klingt, durch eigene Erfahrungen und nach Schmerzen durchbrochen. Ich habe viel gelesen, nachgedacht, eigene Stärke, Eigenverantwortung und Eigeninitiative für eine gute Gesundheit und einen ausgeglichenen Lebensstil entwickelt und dafür auch gern Geld ausgegeben.

Gelegentlich höre ich: Das ist ja alles schön und gut, aber das kann ich mir finanziell nicht leisten. Machen Sie ´mal einen Preisvergleich. Gesunde Lebensmittel, Obst und Gemüse sind fast immer preiswerter als gekochte, konservierte und präparierte Nahrungsmittel. Es ist logisch: Je mehr ein Nahrungsmittel verarbeitet, transportiert, konserviert oder sonst wie bearbeitet werden muss, desto höher ist der Aufwand und desto höher ist der Preis.

Über Jahrzehnte hat die *Industrie allerdings auch an den natürlichen Lebensmitteln herumexperimentiert.* Hier sollte man zwei Dinge trennen: 1. die Auslese von Wildpflanzen wegen der höheren und sicheren Erträge, wobei die ursprünglichen Gene weitgehend mitwirken und die ursprünglichen Erbanlagen erhalten bleiben und 2. die Genmanipulation. Züchtungen, die allein für Farbe, Aussehen und Transportsicherheit vorgenommen wurden, wie die Hollandtomate, sind bedenkenswert und nicht für eine gute Versorgung des Körpers mit Mineralien, Vitaminen und sekundären Pflanzenstoffen (hier besonders Lycopin) zu empfehlen.

Sie sollten immer die Früchte und Gemüsesorten vorziehen, die so weit wie möglich natürlich sind und schon aus ökologischen Gründen wenige Transportwege hinter sich haben, wie z. B. Trauben mit Kernen, Kürbisse und Melonen mit Kernen, Wildpfirsiche, Äpfel, Birnen, Pflaumen, Kirschen, Beeren und alle Wildfrüchte. Gemüse in Naturform ist manchmal nicht ganz so lecker, so weiß, so orange oder so grün anzusehen. Die Wildform ist aber die ursprüngliche Pflanze. Es liegt mir fern, Fortschritte in der Züchtung zu verteufeln. Es ist nur im Vergleich und Versuch nachzuvollziehen, ob Ursprungsfrucht oder Züchtung bessere Werte an nützlichen Pflanzenstoffen liefern. Aber selbst das ist manipulierbar. Beachten Sie bitte, dass die *ursprünglichen Gene der Wildpflanzen die Helfer bei der Entwicklung der Menschen* und der Gestaltung und Erhaltung seiner Umwelt über viele Jahrtausende waren. Bis vor einigen Jahrzehnten blieb die Mitwirkung des Menschen dabei noch weitgehend zufällig (und unsicher). Jetzt wird diese Veränderung industriell, aber dadurch nicht sicherer. Das muss beachtet werden, auch bei Ihrer bewussten Verbraucher-Entscheidung. Wenn Sie, als Verbraucher, eben nur kernlose Trauben aus einem fernen Land nachfragen, dann gibt es eben bald nur noch kernlose Trauben, obwohl in den Schalen und Kernen besonders gesunde sekundäre Pflanzenstoffe und Ballaststoffe stecken, die auch Ihren Darm reinigen und von Giften befreien können. Wildpflanzen gedeihen prächtig in einer intakten Umwelt, auf nährstoffreichen Böden und haben bei ausreichender natürlicher, biologischer Düngung einen sehr guten Ertrag. Manchmal sind sie etwas kleiner, dafür sind sie meist aber fester und garantiert enthalten sie mehr Vitamine und sekundäre Pflanzenstoffe als die hoch gezüchteten Hybriden.

2.4 Signale des Körpers

In der modernen Industriegesellschaft sind Sie in der Regel völlig vernetzt, Sie werden manipuliert und ferngesteuert. Übertrieben könnte man sagen, der industrielle Körper ist vernetzt und versteuert, verschlackt und versäuert.

In einem solchen Körper haben Sie dann nicht mehr das Gefühl und den Verstand, auf die Signale Ihres Körpers zu achten. Und selbst wenn Sie die Signale erkennen, dann verdrängen Sie diese oder lassen die Symptome einfach wegspritzen.

Gebrauchen Sie Ihren gesunden Menschenverstand, hören Sie in sich hinein, achten Sie auf Ihr Bauchgefühl und achten Sie auf die kleinsten Auffälligkeiten. Fühlen Sie Ihren Körper und denken Sie nach. Wenn Sie die Veränderung nicht selbst deuten können, dann geben Sie dieses ´mal bei „google“ ein und Sie erhalten ganz sicher unter der großen Menge an Informationen auch die richtigen Hinweise. Natürlich können Sie auch in der Literatur, z. B. bei „Signale des Körpers richtig deuten“ [116], nachschlagen.

Signale des Körpers sind in der hier gemeinten Bedeutung nicht die Signale der Körpersprache, sondern solche Signale wie Hunger, Durst, Atemprobleme, Herzschlag, Puls, Blutdruck, Temperatur, Verspannung, vielfältige Schmerzen, Müdigkeit (schon am Tag), Konzentrationsschwäche, Schwankungen der Gemütslage, aber auch ein Genuss durch Täuschung des Geschmacks, Entzündungen, Änderungen und Erkrankungen der Haut und der Schleimhäute, Signale der Augen, wie Sehschwäche und Tränen, der Nägel, der Haare, Hinweise aus den Ausscheidungen, wie Atem, Stuhlgang und Urin. Hierzu kommen seelische Schwankungen, wie Freude, Angst und Stress. Auch verdrängte Ängste, lange aufgestaute Aggressionen und unsere allgemein stressige Lebensweise können den Körper krank machen.

Männer verstehen zu wenig von den Signalen ihres Körpers.

Es beginnt oft recht klein und harmlos, mit „üblichen" Beschwerden wie Müdigkeit, Kopf- und Magenschmerzen oder einem verspannten Rücken. Aus meiner eigenen Erfahrung weiß ich, dass aus kleinen Beschwerden mit ihren oft unterschätzten Signalen schwerwiegende Leiden, wie Gallensteine, Geschwüre, Schilddrüsenerkrankungen und gar Krebs, entstehen können. Bedenken Sie stets, dass unser Körper in engster Verbindung zu unserem Seelenleben steht. Seelenschmerzen und Körperschmerzen sind eng miteinander verbunden.

Wie Sie aus eigener Erfahrung oder nach den ersten Kapiteln wissen, gehen Männer weniger zum Arzt als Frauen. Sie bekommen dafür die „Auszeichnung für Tapferkeit". Schon den kleinen Jungs wird gesagt „hab Dich nicht so" und „da musst du durch". Männer ignorieren besonders hartnäckig die Signale Ihres Körpers. Und selbst wenn Sie die Signale empfangen, reagieren sie nicht darauf, verdrängen sie und machen oft alles falsch.

Männer kennen keinen Schmerz

Mein Opa Wilhelm war ein 2-Meter-Mann, drahtig, ein richtig guter Möbeltischler und ein harter, wortkarger Typ. Mit zwei abgeschnittenen Fingern nach einem Unfall an der Hobelmaschine hat er trotzdem wenige Tage danach in seiner Tischlerei weiter gearbeitet. Als mein Opa Wilhelm bereits einen geschwollenen Oberbauch am unteren Rippenbogen hatte, war auch das kein Grund zum Arzt zu gehen. Diesen Schritt wagte er erst, als sich meine Oma querstellte. Dann war es unheilbarer Darmkrebs. Das ist meine letzte Erinnerung an ihn. Mein Opa kannte eben keinen Schmerz, dass Blut im Stuhl war, hat ihn nicht interessiert. Mein Opa achtete einfach nicht auf die Signale seines Körpers.

„Männer kennen keinen Schmerz", den Leitsatz verfolgen Männer mit industriellen Körpern noch immer und übertragen ihn auf Ihre Söhne. Erkennt ein Mann (vielleicht mithilfe seiner Frau) beim Umgang mit seinem beruflichen Stress, dass er für sich ´mal etwas mehr Zeit braucht oder einen Gang zurückschalten muss, so gilt er in der Arbeitswelt schnell als nicht mehr belastbar, überfordert und nicht für Führungsfunktionen einsetzbar. Meine Firma hatte mich zu meinem ersten Ingenieur-Fernstudium delegiert. Da es mir zu viel wurde, fragte ich nach möglicher Entlastung bei der Arbeit. Die Antwort meines Chefs war wie aus heutigen Tagen: „Wenn Sie Ihren Job nicht schaffen, dann müssen wir Sie eben vom Studium zurückziehen". Ich habe nicht noch einmal gefragt, wusste aber, was ich ab sofort zu tun hatte, um mir Freiraum zu verschaffen. In solch einem Fall kann man sich ruhig ein- oder zweimal dumm anstellen und delegieren, dann schafft man auch fünf Jahre Fernstudium.

Viele Männer und Frauen begegnen erhöhten Belastungen mit mehr Kaffeekonsum, Rauchen, ungeeignetem und vielem Essen sowie Alkohol. So steigt das Herzinfarktrisiko weiter, wie das Risiko anderer Erkrankungen.

Wenn Sie Ihren Körper verstehen und in der Lage sind, Veränderungen zu sehen und zu deuten, können Sie Krankheiten vorbeugen und selbst solche chronischen Erkrankungen, wie die des Herz-Kreislaufsystems oder der anderen inneren Organe und des Stützapparates und Diabetes Typ II vermeiden. Voraussetzung dafür ist dann allerdings wieder, dass Sie Ihren Lebensstil und insbesondere Ihre Ernährung positiv verändern.

Der Körper sendet Signale, wenn sich etwas verändert

Sicher wissen Sie aus Ihrer eigenen Erfahrung, dass einem ersten Kratzen im Hals meist ein Infekt folgt, dass ein verschwommener, glasiger Blick auf Fieber hindeutet. Häufiges Jucken der Haut kann auf eine Unverträglichkeit oder Allergie hinweisen. Der Körper sendet bei jeder Nahrungsaufnahme verschiedene Signale, die auf Verträglichkeit oder Unverträglichkeit hindeuten. Ich hatte bereits im Punkt 2.1 Reaktionen der Haut, der Atemwege, des Magen- und Darmtraktes und des Allgemeinbefindens bei Nahrungsaufnahme zusammengefasst.

Solche Hinweise wie abgebrochene Fingernägel (bei Kalziummangel), ein eingeschlafener Arm, ein zuckendes Augenlid oder Rauschen im Ohr und schwere Beine haben eine entsprechende Bedeutung. Einige Beispiele möchte ich Ihnen nennen und Sie anregen, selbst Ihren Körper besser zu fühlen:

Das *Zucken eines Augenlids* ist ein Zeichen für Schlafmangel, Stress und Nervosität. Wenn Ihre Nerven ständig beansprucht werden, können die Muskeln verkrampfen. Dabei kann zudem Vitamin- oder Nährstoffmangel vorliegen. Legen Sie eine Pause ein, bewegen Sie sich, nehmen Sie natürliche Vitamine aus Blattsalat, Paprika oder anderem Obst und Gemüse zu sich und schlafen Sie mindestens acht Stunden täglich. Verschwindet das Zucken nicht von selbst, kann ein Facharzt die Reizung der Nerven abklären.

Tränende Augen können nicht nur auf eine Nahrungsmittelunverträglichkeit oder Allergie hindeuten, sondern auch auf Übersäuerung. Es gibt auch Hinweise, dass ständiger Tränenfluss zu Verätzungen der Hornhaut und zur Trübung der Augenlinse führen kann. Tränende Augen können durch Fehlsichtigkeit, Übermüdung, Stress, Reizungen und Entzündungen der Bindehaut, Staub, eventuell auch durch Kosmetika verursacht werden.

Atemgeräusche sind ein erstes Anzeichen für Bronchitis, aber auch asthmatische Erkrankungen. So ist Asthma letztendlich eine Überempfindlichkeit und nachfolgend eine Entzündung der Bronchien. Nahrungsmittelunverträglichkeiten und Allergien können dazu führen.

Die *Haut ist das Spiegelbild der Seele.* Sie können „vor Neid erblassen", „vor Scham erröten", „aus der Haut fahren" und „es kann Ihnen unter die Haut gehen". Die ca. 2 m² Haut sind unser größtes Organ. Das ist eine wesentliche Barriere der Umwelt zum Körper. Sie besitzt aufnehmende und ausscheidende Eigenschaften. Die Haut nimmt Licht und Sonnenenergie, Fette und Wirkstoffe aus Cremes und Salben und Medikamenten auf. Schweiß, überschüssige Mineralien, Fremdstoffe, Talg und Fett sondert sie ab. Sie ist Sinnesorgan für Druck, Fühlen, Schmerzen, Temperatur oder Strahlen. Umwelteinflüsse verschiedener Art, wie Stress, Ernährung, Wasser, Reinigung, Pflege, UV-Strahlung, Schmutz u. a., verursachen Reaktionen. Dadurch entstehen *Schwellungen, Rötungen, Brennen, Schuppen, Kribbeln, Jucken, Spannungen, Abriebe, Ekzeme, tiefere Verletzungen und Verätzungen.* Auch innere Erkrankungen zeigen sich oft auf der Haut. Industrielle Nahrung, zu wenig Wasser, Umweltgifte, Tabakrauch, falsche Pflegeprodukte hinterlassen deutliche Spuren. Unverträglichkeiten und Allergien von bestimmten Lebens- und Nahrungsmitteln können heftige Reaktionen entwickeln, die sich auf der Haut zeigen. Zu viel Säure aus der Verstoffwechslung von Nahrungsmitteln, Bakterien, Viren und Medikamente verändern sie und können sie sogar zerstören, z. B. Ekzeme bilden, die zur Superinfektion werden können. Neben der Beratung durch einen Dermatologen sollten Sie selbst prüfen, was die Ursache der vielfältigen Beschwerden sein kann. Häufig finden Sie diese in den Umweltfaktoren und dem, was Sie täglich zu sich nehmen. Die Ursachen können vielfältig sein. Oft gibt es einen unmittelbaren Zusammenhang mit der Haut, sie trocknet aus und wird schuppig. Aus Unkenntnis und ohne Beseitigung der Ursachen wird dann noch intensiver gepflegt und eingecremt, wodurch sich die Symptome noch verstärken können.

Viele Jahre habe ich mich selbst mit einem Ekzem gequält und die Heilversuche mehrerer Dermatologen mit Kortison ertragen. Durch das umfassende Screening des Blutes und durch das Bioresonanzverfahren habe ich seinerzeit die Nahrungsmittelunverträglichkeiten feststellen lassen und eine sehr starke Reaktion meines Körpers (des Immunsystems) gegen Lupinen erfahren. Natürlich war ich überrascht, da ich Lupinen niemals auf dem Speiseplan hatte. Weitere Recherchen ergaben dann, dass das „billige" Mehl mit vielen weiteren Zusatzstoffen den Vollkornbackmischungen beigegeben wird, um die Fließfähigkeit des Mehls zu verbessern. Es muss in Deutschland nicht deklariert werden und der Bäcker, bei dem ich das Vollkornbrot kaufte, hatte natürlich keine Lupinen im Brot, wie ihm der Müller bestätigte. Erst als ich mein Vollkornbrot auf einem anderen Markt kaufte und das Ekzem lange mit Teebaumöl behandelte, verschwand es und die Haut heilte völlig ab. Sie denken vielleicht auch, die Ernährung sei gesund, und plötzlich passiert so etwas. Ihr Arzt sagt Ihnen: Das hänge nicht mit der Ernährung zusammen, und doch sind es irgendwelche Zusatzstoffe in Nahrungsmitteln oder Umweltgifte, die Ihnen über Jahre das Leben schwer machen können.

Viele Kleidungsstücke, die wir tragen, sind mit Dioxinen und anderen Resten von Pflanzenschutzmitteln belastet und weisen unter Umständen Giftrückstände aus den Färbe- und Verarbeitungsprozessen auf, die der Haut schaden und das Immun- und Hormonsystem negativ beeinflussen können.

Weiße Flecken in den Fingernägeln sind nicht immer Zeichen von Kalzium- oder Zinkmangel, wie bisher angenommen wurde. Oft sind sie nur die Folge einer mechanischen Verletzung des Nagels (auch durch Zurückschieben des Nagelhäutchens), hierdurch entstehen Luftbläschen unter dem Nagel. *Rillen im Nagel,* deuten hingegen auf Mangelerscheinungen oder auf chronische Erkrankungen hin. Brüchige Nägel können eine Hormonstörung andeuten. Sie können auf eine Fehlfunktion der Schilddrüse, Neurodermitis oder Diabetes hinweisen. Hebt sich der Nagel teilweise an oder hat er Dellen oder Rillen, kann das auf eine Pilzinfektion hinweisen. Ein bekanntes Hausmittel bei Nagelpilz und Pilzen auf der Haut ist Teebaumöl. Den Hautarzt sollten Sie dennoch konsultieren.

Kopfschmerzen und Migräne, ebenso Spannungskopfschmerzen können auf Überforderung und Stress hindeuten. Neben der Spannung, die nicht abgebaut wird, kommen zu wenig Bewegung, ungeeignete Ernährung (dadurch auch Mineralstoffmangel) und nicht ausreichende Flüssigkeitszufuhr als mögliche Auslöser hinzu. Die Betroffenen versuchen mit Medikamenten, Kaffee, Alkohol und Süßigkeiten Erleichterung zu schaffen. Da diese Stoffe im Körper zusätzlich Säure bilden, werden die Ursachen noch verstärkt. Das ist heute ebenso eine Manager- wie Stewardessenkrankheit.

Unangenehmes, anfallartiges Herzklopfen kennen Sie vielleicht nach längeren Stressphasen. Sie stehen noch unter Spannung, wenn Sie z. B. gerade einen Unfall im Straßenverkehr vermeiden konnten. Ihr Nervensystem arbeitet noch auf Hochtouren und es wird dadurch Anspannung signalisiert. Halten Sie an, atmen Sie tief in den Bauch ein, gehen Sie ein Stück spazieren und fahren Sie später ruhig weiter. Hier hilft nur Ruhe, Meditation oder autogenes Training. Ein Glas Wasser mit 30 bis 50 Tropfen Arnika, ein Tee mit Lavendelblüten und Honig, ein (nicht zu heißes) Bad wird in solch angespannten Situationen empfohlen.

Tritt das Herzrasen häufiger auf oder geht es nur sehr langsam weg, dann müssen Sie zum Arzt. Sofort zum Herzzentrum müssen Sie bei *Schmerzen im Brustkorb, Enge- und Druckgefühl, Schweißausbrüchen, Übelkeit und Todesangst.* Hier hilft nur noch der Notruf.

Ein Freund unserer Familie fuhr mit solchen Schmerzen noch 80 km nachts durch Brandenburger Alleen, um ins Unfallkrankenhaus Berlin zu kommen. Was für ein „verrückter Indianer", was für ein kranker, falsch disziplinierter, industrieller Körper.

Piepsen oder Rauschen im Ohr kann die Folge von Stress oder einer starken psychischen Belastung sein. Ihr vegetatives Nervensystem sendet zu viele Impulse, die dann die lästigen Geräusche erzeugen. Zu laute Musik oder Lärm kann ebenfalls ein Grund für die Geräusche im Ohr sein. Hier werden ein Tag in Ruhe, Atemübungen, ebenso Entspannungstechniken, wie Tai Chi oder Yoga, empfohlen. Zum Arzt müssen Sie sofort, wenn das Pfeifen nicht mehr aufhört, hier könnte es sich um eine Innenohr- oder Durchblutungsstörung handeln. Sind die *Geräusche* sehr laut und haben Sie dazu Gleichgewichtsstörungen, dann gehen Sie sofort zum Arzt, hier besteht Hörsturzgefahr. Dabei können Schwindelgefühl und Erbrechen auftreten. *Gedächtnisstörungen* deuten möglicherweise auf eine schwache Durchblutung bestimmter Gehirnareale hin. Ein Schlaganfall sendet Ihnen so seine Vorboten.

Nachts bekommen viele Menschen einen *Krampf in der Wade*, was bekanntlich auf einen Mangel an Magnesium hindeutet. Lassen Sie fette Wurst, Steak, Alkohol und Koffein (auch in Cola) und den abendlichen Käsekonsum weg und beobachten Sie, ob eine Besserung eintritt. Diese Nahrungsmittel sind Magnesiumräuber. Verursacher können auch versteckte Krampfadern oder schlecht durchblutete Venen sein. Der Krampf kann aber auf generelle Durchblutungsstörungen hinweisen. Führen Sie eine Gegenbewegung aus, ziehen Sie den Vorderfuß nach oben und halten Sie ihn eine Weile so. Mit Magnesium versorgen Sie Ihren Körper über Blattgemüse. Aber bitte essen Sie möglichst nicht nach 16.00, spätestens 17.00 Uhr den Salat, da er dann nicht mehr verdaut wird, zu gären beginnt und Fäulnis im Darm erzeugen kann. Eine bessere Magnesiumquelle sind Nüsse, Mandeln und ein paar getrocknete Pfirsiche am Abend. Häufige Krämpfe (auch am Tage) prüft der Arzt auf degenerative Muskelerkrankung oder Venenprobleme. Mineralstoff- und Vitaminmangel und eine Übersäuerung Ihres Körpers können sich auch durch *Müdigkeit* bemerkbar machen. In Phasen hoher körperlicher und geistiger Anstrengung kann es durchaus sein, dass der normale Bedarf nicht mehr aus der Nahrung gedeckt wird. Dann, aber nur dann können Sie diesen Bedarf mit Vitamin- oder Mineralstoffpillen ergänzen. So wird z. B. die Ergänzung mit Folsäure, Jod und Eisen während der Schwangerschaft empfohlen, wenn der Bedarf aus der Nahrung nicht ausreicht.

Das unbewusste, ständige Aneinanderreiben oder -pressen der Zähne, das *Zähneknirschen* kann am Tag bei geistiger Anspannung, zumeist aber nachts auftreten. So etwas ist als typische durch Stress bedingte Verspannung der Nacken- und Halsmuskulatur bekannt. Sie entsteht auch durch seelische Belastungen, wie ungelöste Probleme, Ärger und Sorgen. Eine Aufbiss-Schiene vom Zahnarzt hilft nur gegen die Symptome und den Zahn- und Gelenkverschleiß. Die Ursache sollten Sie in Ihrem Lebensstil selber suchen.

Zahnfleischbluten deutet oft auf eine bakterielle Ursache hin. Es entsteht über einige Wochen an undichten Stellen an einem Zahnersatz, einer Einlage oder Krone, kann aber auch defekte Zähne und Zahnstein als Ursache haben. Halbjährliche professionelle Zahnreinigung und Kontrolle werden vorbeugend empfohlen.

Wenn Sie Ihre *Gelenke erst einlaufen* müssen, kann das ein Zeichen für beginnende Arthrose sein. Ursachen sind möglicherweise falsche Ernährung, Übergewicht und zu wenig Bewegung.

Das waren nur wenige Beispiele. Erfahrene Ärzte und Therapeuten nutzen Blutdruck, Puls, Herzgeräusche und andere Symptome, die Iris des Auges, den Urin oder die Zunge und technische Möglichkeiten, um eine Diagnose zu stellen. Sie finden viele Leitsymptome in der interessanten Literatur zu diesem Thema in den Büchern von Prof. Pelzl „Die wichtigsten Warnsignale des Körpers", von Prof. Fintelmann „Warnsignale des Körpers" und in „Die Signale des Körpers" von Readers Digest.

Ich habe lange gebraucht, bis ich gelernt habe, in mich hineinzuhören, mich genauer zu betrachten und mich täglich zu fragen, geht es mir gut? Was will mein Körper, was tut ihm gut? Auch Sie werden dazu einige Zeit brauchen. Achten Sie auch auf langsame Veränderungen.

> *Lernen Sie, der Maßstab der Dinge zu sein und nicht Ihr voller Terminkalender, auf den Sie so stolz sind, weil Sie so sehr gebraucht werden.*

Sie werden in meinen Büchern viele Anregungen finden, wie Sie Ihr Leben neu ausrichten können, ja ausrichten müssen, um besser, gesünder und vor allem länger gesund zu leben.

Bestimmte Signale des Körpers, die mit chronischen und starken Schmerzen, mit Störungen des Herzrhythmus, hohem Blutdruck, Blutungen, auch Störungen von Durchblutung, Schock, gravierenden Hautveränderungen, wie Flecken und Sekretionen, Seh- und Hörstörungen, hohem Fieber, Beeinträchtigungen von Nerven, gravierender Gewichtsveränderung, Appetitlosigkeit, schneller Ermüdung und allgemeiner Schwäche einhergehen, können immer auf ernsthafte Erkrankungen hindeuten. Besprechen Sie diese Signale mit Ihrem Hausarzt und, wenn notwendig, mit einem Facharzt.

2.5 Die zehn häufigsten Krankheiten der industriellen Körper der Deutschen

Die „10 häufigsten Krankheiten der industriellen Körper der Deutschen aus dem Jahre 2008 sind:

1. *Hypertonie* (Bluthochdruck). Hier ist jeder zweite Erwachsene betroffen, also 50 % der Bevölkerung, in der Altersgruppe der 60- bis 75-Jährigen sogar über 60 % (Angaben zu den Betroffenen aus der o. g. Literatur). Viele Erkrankte wissen nichts davon, weil sie nichts merken und nicht einmal den roten Kopf im Spiegel wahrnehmen.
2. *Störungen des Fettstoffwechsels* (hohe Cholesterinwerte). Ab dem 40. Lebensjahr hat jeder Zweite zu hohe Cholesterinwerte.
3. *Chronische ischämische Herzkrankheit* (chronische Durchblutungsstörungen des Herzmuskels), davon sind 20 % der Erwachsenen betroffen.
4. *Diabetes mellitus Typ II*, gemeint ist der sog. Altersdiabetes. 10 Millionen Menschen leiden in Deutschland daran.
5. *Rückenschmerzen*, 39 % der Frauen und 31 % der Männer klagen darüber. Sie machen die zweithöchste Anzahl der Krankschreibungen aus.

6. *Krankhaftes Übergewicht* (Adipositas). Das beginnt bei einem BMI ab 30. Weltweit leidet mehr als eine Milliarde Menschen unter der Krankheit, in Deutschland ein Drittel der Bevölkerung, Tendenz: kontinuierlich ansteigend.
7. *Nichttoxische Struma* (Kropf). Menschen, die unter einem Kropf wegen Jodmangels leiden, kosten die Kassen jährlich zwei Milliarden Euro. Jede zweite Frau über 45 Jahre und jeder dritte Mann leiden darunter.
8. *Leberkrankheiten* (ohne Hepatitis und alkoholbedingte Leberzirrhosen). Über ein Drittel der Bevölkerung leidet an einer Fettleber. Am meisten sind Männer betroffen, weil sie mehr zum Bauchfett neigen als Frauen.
9. *Chronische obstruktive Lungenkrankheit* (chronische Bronchitis und Asthma), ca. 15-20 % sind betroffen.
10. *Varizen der unteren Extremitäten* (Krampfadern), 10 % der Bevölkerung haben behandlungsbedürftige Krampfadern".[131]

2.6 Falsche Ernährung schafft soziale und politische Probleme

Der heute vorherrschende Lebensstil der Menschen in den Industriestaaten ist die Ursache für die Mehrheit der *sozialen und politischen Probleme*. Diese Probleme werden zunehmend auch zu kriegerischen Auseinandersetzungen im *Verteilungskampf* um Nahrung, Wasser, Öl und viele andere natürliche Ressourcen und medizinische Versorgung führen. Ein solcher Lebensstil ist andererseits in den Industriestaaten mit maßloser Verschwendung an Zeit, Energie, Luft, Wasser, anderen vielfältigen Rohstoffen, ertragreichen Böden und von natürlichen Lebens- und Heilmitteln verbunden. Dieser Lebensstil verschwendet Entwicklungspotenzial der Menschen, verkehrt die Moral und lässt die Politik zur

Marionette der Industrie verkommen. Was in Politik und Industrie geschieht, bestimmt im Wesentlichen die Finanzoligarchie, nicht etwa der Markt oder der Finanzmarkt, wie die Politiker meinen. Oder haben Sie gedacht, dass allein die Politiker auf die Idee gekommen sind, tausende von Milliarden in die Spekulationsblasen der Banken zu pumpen?

Wir haben die Erde nicht von unseren Vorfahren geerbt, sondern von unseren Kindern geliehen.

Die Kosten explodieren

Der heutige Lebensstil mit den dramatischen Folgen führt dazu, dass staatliche und private Aufwendungen für die Behandlung von Krankheiten enorm gestiegen sind und zukünftig weiter steigen werden. Das ist ein todsicheres Geschäft ohne Ende für die Hauptaktionäre. Die Mittel fehlen dann für Bildung, Forschung und Innovationen.

Nicht der Staat mit den höchsten Ausgaben für das Gesundheitswesen, das mehr eine Kranken-Verwaltung ist, sondern der Staat mit den besten Köpfen wird in Zukunft führend sein und seinen Bürgern eine sichere Zukunft bieten können.

Die Entwicklungen der Pharmaforschungen, die sich international vermarkten lassen, spielen dabei nur eine untergeordnete Rolle, so wie sicher ist, dass neue Medikamente auf den Markt kommen, wenn an der Krankheit vielleicht 100.000 Menschen weniger leiden als zurzeit.

Der heutige Lebensstil in den Industriestaaten ruiniert das sog. Gesundheitssystem, das immer noch in einer (unsolidarischen) Zwangs-Solidargemeinschaft besteht.

Da gibt es den Begriff der Zivilisationskrankheiten, so als ob Zivilisation zur Krankheit führt. Diejenigen, die den Begriff verwenden, wissen aber auch, dass nur ein Teil der Nahrung zu solchen chronischen Krankheiten wie Diabetes Typ II, Herz-Kreislauf-Erkrankungen, Schlaganfall und den verschiedenen Krebsarten führt.

Das sind Krankheiten des industriellen Körpers. Bei einigen Krankheiten wird die verheerende, krankmachende Wirkung unseres Lebensstils und unserer industriellen Ernährung besonders deutlich. So haben wir heute bereits 1,2 Mio. Demenzkranke und in 30 Jahren sind es nach heutigen Prognosen 2,4 Mio. Die Multi-Infarkt-Demenz (vaskuläre Demenz) wird durch Durchblutungsstörungen im Gehirn ausgelöst und ist die zweithäufigste Demenz nach der Alzheimer-Demenz. Die Patienten verlieren langsam ihre kognitiven Fähigkeiten, Erkennen und Denken sind eingeschränkt, woraus sich Orientierungs- oder Wahrnehmungsstörungen ergeben können. Männer erkranken daran doppelt so häufig wie Frauen, auch weil die Blutgefäße verengt sind (Arteriosklerose).

Die Auswirkungen chronischer Krankheiten auf die Staatsfinanzen (und auf die Wirtschaft insgesamt) sind heute, im Jahr 2008, schon enorm und sie werden weiter dramatisch steigen. So gehen bereits 6 % der Ausgaben des gesamten „Gesundheitssystems" in der EU auf die Krankheiten zurück, die durch falsche Ernährung und allein von Übergewicht verursacht werden. Deutschland gibt dafür bereits ca. 20 Milliarden Euro aus, die woanders dann natürlich fehlen. Die WHO hat längst Alarm getrommelt. Werbungen für fette und zuckerhaltige Nahrungsmittel sollen nun bald eingeschränkt werden. Und „bald" ist ein geduldiges Wort.

Wir haben nicht oder zu wenig aus den länder- und kontinentübergreifenden Krankheiten, den Pandemien der vergangenen Jahrhunderte und Jahrzehnte gelernt. Wir wissen zwar, dass an der Spanischen Grippe (1917–1920) weltweit 500 Millionen Menschen erkrankt und 25 bis 50 Millionen gestorben sind, dass die asiatische Grippe (1957) eine Million Tote und die Hongkong-Grippe (1968) 700.000 Tote forderte. Wir wissen, dass an der weltweiten Ausbreitung von AIDS bisher ca. 25 Millionen starben, aber gleichzeitig lassen wir einen Lebensstil zu, der erneut weltweite Virusinfektionen geradezu herausfordert. Weltweiter Tourismus und auch die Abholzung der Regenwälder verändern Lebensräume, so dass sich gefährliche Viren weit verbreiten, wo kein Immunschutz besteht.

Die Politiker wissen das alles, sie tun nur zu wenig oder oft nichts in der richtigen Zeit und in die richtige Richtung. Warten Sie auf die Empfehlungen der WHO, auf die Richtlinien der EU und warten Sie geduldig auf deutsche Gesetze.

Wenn Sie nicht warten wollen, dann beginnen Sie selbst umzudenken und nach neuen Wegen zur Erlangung von Gesundheit zu suchen. Heute (aber nur heute) sind Sie noch ein Außenseiter, ein Nörgler, bestimmt aber schon ein Vorreiter. Vielleicht sind Sie in den Augen der Mehrheit ein Exot oder sogar ein Spinner. Ich kann Sie nur darin bestärken, denn viele namhafte Wissenschaftler haben sich bereits früher natürlich ernährt und ernähren sich heute natürlich. Vor „seligen“ Urzeiten, als Nachdenken nur in kirchlich genehmigten Vorgaben möglich war und solche Entdeckungen wie „und sie dreht sich doch“ auf einem gesegneten Scheiterhaufen samt Mathematiker verbrannt wurden und zu “unseligen“ Zeiten sozialistischer Planwirtschaft war es nicht möglich, solche Gedanken aufzuschreiben. Und selbst wenn nicht alles 100%ig richtig ist, das macht nichts, schließlich verändert sich das Wissen ständig. Entscheidend ist, dass ich Sie zum Nachdenken anrege und Sie Wege erkennen, auf denen Sie selbst das Beste für sich finden.

Heute leben wir in einem modernen, freien Land, in dem jeder alles sagen darf. Was leider auch dazu führt, dass uns in der Hauptsendezeit der Kanäle die „Talkkönige", „Late-Night-Maker" und Politiker einen unbeschreiblichen Unsinn aufdrängen. Glauben Sie mir, nur Ihr eigenes Studium vieler seriöser Quellen und intensives Nachdenken geben der Meinungsfreiheit einen Sinn und können Sie retten, obwohl man sie aus ethischen und moralischen Gründen eigentlich begrenzen müsste. Das geht bis hin zu solchen Thesen, dass eine bessere medizinische Versorgung zu höherer Lebenserwartung geführt hat. Ein These, die so einfach nicht stimmt. Rechnet man die verringerte Kindersterblichkeit und die geringere Unfallhäufigkeit aufgrund der Veränderungen der Arbeitswelt und Fahrzeugsicherheit und die gebildete soziale Oberschicht, deren Lebenserwartung tatsächlich gestiegen ist, heraus, ergibt sich ein ganz anderes Bild. Demnach hat sich die Sterblichkeit für die breite Unter- und Mittelschicht trotz medizinischen Fortschritts nicht wesentlich verändert. Mit solchen Denkfallen (kognitiven Täuschungen) werden wir aber täglich massenhaft bombardiert. Sie beeinflussen unseren Verstand, unsere inneren Gedanken und benebeln unsere Sichtweisen.

So behaupten immer noch Wissenschaftler, dass Nikotin doch nicht so gefährlich sei und Alkohol der Gesundheit diene und drei Tassen Kaffee am Tag Krebs verhindern könnten. So behaupten Bundeseinrichtungen, dass die Vorteile des Milchkonsums die etwaigen Krankheitsrisiken überträfen. So behaupten manche Blätter, Milch schütze sogar vor Krebs oder mache müde Männer munter. Tatsächlich geht es nur um die Ankurbelung des entsprechenden Konsums. Genauso wird behauptet, der Mensch brauche Zucker für das Gehirn. Gemeint ist natürlich der Industriezucker.

Das ist ein Geschäft ohne Grenzen. Auch wird das Risiko von Vogelgrippe, BSE und anderen Tierseuchen latent heruntergespielt. Ebenso wird das Risiko der Herbizid-, Fungizid- und Pestizidvergiftungen unserer natürlichen Nahrung falsch eingeschätzt. Die Listen der Lügen, die selbstverständlich als Wahrheit verkauft werden, und der gefälschten Statistiken sind lang. Manchmal fängt es schon beim Begriff an, der in die Irre führt, wie Kochsalz, was nichts mit Kochen zu tun hat, oder Kunsthonig, was wie etwas besonders Kunstvolles klingt. Süßstoff, Softdrinks, sog. Energetics und Powerriegel, Produkte mit „Extra" und „Super" sollten Sie stets kritisch prüfen.

Die Lösung finden Sie selbst

Ein Trost bleibt: Die Behandlung und Forschung am dahinvegetierenden industriellen Körper helfen nicht nur dem Arzt und dem Forscher. Sie dienen dem Leben, ebenso wie alle unsere anderen Irrtümer, unsere chronischen Krankheiten und selbst der Tod.

Vielfältige Erfahrungen und das Wissen aus der interessanten Literatur zum Thema „Lebensstil und gesunde Ernährung" ergeben für Sie Denkanstöße und Empfehlungen.

Ich weiß sehr gut, wie schwer es ist, etwas zu ändern, wenn man gewohnt ist, mit jeder Zigarette einen Genuss aufzusaugen, der jedoch tausende freie Radikale und Schadstoffe, wie Teer, enthält. Genau so schwer ist es, solche Gewohnheiten wie das regelmäßige Bier zum Feierabend oder die Flasche Wein am Abend abzulegen, obwohl auch hier schon jeder weiß, dass zu viel Alkohol Millionen Nerven- und Hunderttausende Leberzellen absterben lässt. Natürlich können Sie auch sehr schwer von zu süßen, zu fetten und fleischreichen Nahrungsmitteln, von Pizza, Pasta, Pommes frites und Hamburger lassen. Klar, so schaffen Sie es vielleicht, bei mäßiger Gesundheit ihren industriellen Körper bis 65 Jahre einigermaßen zu erhalten, und Sie entlasten danach durch Ihre Abwesenheit die sog. Solidargemeinschaft.

Wenn Sie Lösungen suchen, besser, gesünder, länger und glücklicher zu leben, dann finden Sie hier Informationen und Ansätze.

Gesunde, natürliche und möglichst frische Lebensmittel, Obst, Gemüse, Kräuter und Gewürze sind die eigentlichen „Lebens"-Mittel. Sie sind die Stoffe, die Ihr Körper täglich für den reibungslosen Zellstoffwechsel, zur Vorbeugung und zur Vermeidung von Krankheiten, wie des Herz- und Kreislaufsystems, ja sogar von Krebs braucht. Wer aber die Keule „Krebs" empfangen hat, ist leider schon ein wenig zu spät dran. Es gibt bei fast jeder Erkrankung noch Hoffnungen auf natürliche Heilungsmöglichkeiten durch den Körper selbst. Voraussetzung ist, dass dem Körper solche Stoffe zugeführt werden, die seine Selbstheilungskräfte aktiv unterstützen. Das sind zum Beispiel die bioaktiven Stoffe der Äpfel, des Kohls, der Himbeeren und der vielen anderen Früchte, die Katechine des grünen Tees, das Resveratrol der roten Weintrauben, die Radikalenfänger der Artischocken und des Brokkolis. Dazu gehören auch die antibakteriell wirkenden Stoffe der Aloe, die antikanzerogen (krebspräventiv und Krebs heilend) wirkenden Stoffe des Kurkuma, des Lauchs, des Knoblauchs und der Zwiebel. Diese Aufzählung ist bei Weitem nicht vollständig, so hat jedes Lebens- und Heilmittel eine oder mehrere Wirkungen in Ihrem Körper. Nur ist es manchmal etwas schwierig mit der Reparatur, wenn der Schaden schon zu groß geworden ist.

Gelegentlich hören Sie auch solche Argumente: Wozu, morgen kann mich ein Unfall treffen und dann ist doch alles vorbei.

Dieses Risiko ist aber begrenzt und unvorhersehbar. Bei einem Flugzeugabsturz ums Leben zu kommen, ist ein Risiko von 1:3 Millionen und bei einem Verkehrsunfall zu sterben, hat ein Risiko von 1:7.000. Bei Übergewicht haben Sie aber bereits ein Risiko von 1:4 und bei Rauchen schon von 1:2. Jetzt können Sie *zum Alibi oder Selbstbetrug* nur noch argumentieren „mein Großvater hat auch geraucht und ist 80 geworden, ich habe die Gene geerbt". Das hoffe ich für Sie, aber vielleicht hat ihr Großvater viel Gemüse gegessen, nicht im Büro täglich „Zahlen verdreht", bestimmt nicht jede Besorgung mit dem Auto erledigt, sicher in einer sauberen Umwelt gelebt und war viel weniger Stress und einer geringeren Informationsflut ausgesetzt. Bei den gravierenden Veränderungen in unserem Leben spielen genetische Faktoren nur noch eine untergeordnete Rolle (bei Krebs nur noch ca. 15 %[1]).

Ernährungsdefizite und negative Einflüsse aus der Umwelt, insbesondere Rauchen, bilden zusammen allein schon ca. 60 % Risiko.

Eine Studie an dänischen Adoptivkindern hat gezeigt, dass „nicht die genetische Veranlagung, sondern in erster Line die Lebensweise darüber entscheidet, ob wir Krebs bekommen oder nicht".[76] Das trifft nicht nur für Krebs, sondern auch für Herz-Kreislauf- und viele andere Erkrankungen zu. Mit ca. 15 % wird heute die genetische Veranlagung für Krankheiten verantwortlich gemacht. Meiner Meinung nach sind es weniger als 15 %, wenn Sie in Ihrer Ernährung und bei Ihrem Lebensstil die Krankheiten und die bekannten Ursachen für die Krankheiten Ihrer Vorfahren umso mehr beachten.

2.7 Umstellungsphase

Nun werden Sie sicher fragen: Wie müsste ich mein Leben ändern?

Ich sage Ihnen provokativ: Lassen Sie es sein. Sie schaffen es nicht, gegen Ihre Gewohnheiten, Ihre Gefühle, Ihren inneren Schweinehund, Ihren inneren „Quatschi-Tratschi" und auch noch gegen die Werbung der Industrie anzukämpfen.

Falls Sie es sich doch anders überlegen, beachten Sie bitte Folgendes:

> *Ernährungs- und Lebensstilumstellung brauchen Zeit. Wenn Sie 20 Jahre und länger geraucht, Alkohol getrunken, sich falsch ernährt haben und 20 Jahre lang ein Umwelt- und Sportmuffel waren, erreichen Sie in 14 Tagen nicht viel. Sie werden ½ Jahr, 1 Jahr oder vielleicht sogar 2 Jahre und mehr brauchen, um Ihren Körper (besonders aber Ihre Gewohnheiten) umzustellen und dabeizubleiben. Erst dann ist es Ihnen ein Bedürfnis, anders zu leben.*

Sie können aber heute beginnen, denn morgen müsste der Tag doppelt so lang sein, um das, was Sie heute nicht geschafft haben, zu erledigen. Und mit solchen und ähnlich guten Sprüchen möchte ich Ihnen Mut machen, dabeizubleiben und das Richtige zu tun.

Wenn Sie heute beginnen, dann „haben Sie in vier Wochen bereits eine verbesserte hormonelle Regulation, d. h., es wird u. a. besser Insulin bereitgestellt, um den Zucker zu verarbeiten".[81] Einige Blutwerte verändern sich schon in wenigen Wochen positiv. In ca. einem Jahr haben Sie gelernt, auf Nahrungsmittel, die Ihnen schaden können, wie große Mengen an Industriezucker, süßen Kuchen, Ihr bisher so geliebtes Pfeffersteak, drei gefärbte Joghurts am Tage und vieles andere, zu verzichten. In etwa zwei Jahren verschwenden Sie auch keine Gedanken mehr an die jetzt noch Speichel treibende Fertigpizza oder das dicke, fette Eisbein aus der „Deutschen Küche". Sie werden dann, wie meine Frau sagen: Ich hätte nie gedacht, dass ich zum Frühstück bereits Obst und mittags Salat essen kann und dass es mir dabei so richtig gut geht.

Ich habe diesen Weg hinter mir und er war begleitet von Gefühlsschwankungen und sogar Wutausbrüchen, weil ich die Veränderung „sofort haben wollte". Mein Hüftgold und mein Bierbauch waren aber über ca. 20 Jahre angewachsen und keineswegs in drei Monaten abzubauen. Ich weiß sehr gut, wie es ist, wenn man gelegentlich großen Appetit auf das leckere Stück Fleisch hat, was der industrielle Körper auf dem Titelbild in den Mülleimer befördert. Warum sollte ich es mir früher verwehren, es ging mir doch scheinbar gut und die herannahende Gefahr war wie der Eisberg, den die Titanic rammte. Die Gefahr war still, unauffällig und zum größten Teil unsichtbar. Ich habe meinen Kurs glücklicherweise noch ändern können. Und Sie können Ihren Kurs auch noch ändern, wenn Sie rechtzeitig beginnen. Das letzte Signal zur Kursänderung, „das Ruder herumzureißen", bekam die Titanic mit dem ersten Anschlagen der Glocke auf dem Ausguck am Bug. Leider war es da schon zu spät.

Werden Sie nicht ungeduldig

Es gibt keinen allgemeingültigen Zeitstrahl für diesen Weg. Wenn Sie einen gut genährten und übergewichtigen, „zugemüllten", mit Toxinen aus dem Tabakrauch und von Schwermetallen verschiedener Herkunft vergifteten industriellen Körper haben und zwischen 40 und 50 sind, dann sind Sie in einem Alter, wo Sie möglicherweise erst zugänglich werden für Ernährungs- und andere Gesundheitsfragen. Wenn Sie 50 Jahre alt sind, dann *dauert es vielleicht 50 Monate, um Ihren Körper zu entgiften* (z. B. von Schwermetallen, wie Amalgam-Legierungen, oder von Dioxinen), zu *„entfetten"* (um die Durchblutung der inneren Organe wieder zu verbessern), zu *„entkäsen"* (um Ablagerungen aus dem Eiweißstoffwechsel in den Zellen und Zwischenräumen, die nicht abtransportiert werden, zu beseitigen) und zu *entsäuern* (z. B. um Harnsäurekristalle in den Gelenken zu entfernen). Meine Fußgelenke wieder voll beweglich zu machen, hat über ein Jahr gedauert. Helfen Sie Ihrem Körper dabei. Er erneuert von sich aus alle 7-10 Jahre die Zellen fast vollständig. Wie er die Zellen erneuert, das hängt wesentlich davon ab, wie Sie Ihren Körper behandeln und was Sie ihm täglich an Lebens-, Heil- und Nahrungsmitteln zuführen. Blutzellen und Zellen der Darmschleimhaut werden recht schnell, andere Zellen langsamer erneuert, aber irgendwann ist ihr Körper vollständig mit neuen Zellen ausgestattet – wenn Sie ihm die richtigen Rohstoffe dazu liefern.

Sie haben bestimmt noch eine Frage: Warum sollte ich das tun, wenn es mir doch jetzt gut geht?

> *Ganz einfach, weil Sie nur die eine Wahl haben, entweder krank um die 65 zu sterben oder lange, gesund und selbstbestimmt zu leben.*

Die Zellen eines jungen, (noch) fortpflanzungsfähigen Körpers werden von Natur aus schneller und vollständiger erneuert. Das geht dann oft nur so lange, bis der Körper die Aufgabe der Fortpflanzung und der Erhaltung der Art erfüllt hat. Umso erstaunlicher ist es, dass heute 25-jährige Frauen Cellulitis und 30-jährige Männer Glatze haben. Viele junge Leute sind bereits krank, ehe sie überhaupt das erste Kind bekommen, wenn sie überhaupt noch dazu in der Lage sind. Junge Menschen erkranken bereits an Krebs (allein 17.000 Frauen in Deutschland im Alter bis zu 45 Jahren), an Rheuma, haben Depressionen, Multiple Sklerose u. a., leiden an zahlreichen Allergien und sind häufig infektanfällig. Jeder zweite junge Mann kann aus gesundheitlichen Gründen nicht mehr unser Land verteidigen. Was für ein Jammertal.

Jungen industriellen Körpern wird die Endlichkeit des Lebens schon angezeigt, wenn sie erst am Beginn ihrer Lebensplanung sind.

Manche junge Männer sind sogar stolz auf ihre Glatze, dabei hat das nur sehr wenig mit Vererbung zu tun und ebenso wenig mit dem Sexualtrieb. Passen Sie auf, meine Damen, dass Ihnen nichts vorgemacht wird! Cellulitis und Glatze sind sichtbare Ergebnisse ungesunder, meist übersäuerter Ernährung. Beides können Sie aufhalten und teilweise rückgängig machen. Dass es gelingt, den älteren Körper lange gesund zu erhalten, ständig zu erneuern, ohne Cellulitis und Glatze zu leben, wenn man 50 und älter ist, steht heute fest. Sie können Ihren Körper wieder dazu bringen, nur gesunde neue Zellen, sogar gesunde, schnelle Spermien, falls Sie die noch brauchen, zu erzeugen. Sie können Ihren Körper wieder dazu bringen, Bakterien, Viren und Pilze effektiver zu bekämpfen, die Haut zu glätten, die Arterien zu reinigen und Verkalkungen zu beseitigen. Sie können im Alter wieder Muskeln aufbauen und sogar die Fähigkeit verbessern, das Wachstum von Krebszellen zu hemmen.

Ihr Geschmack wird wieder besser (leider nur gering das Gehör, wenn es geschädigt ist). Ihre Sehkraft (besonders im Dunkeln) wird wieder zunehmen. Sie werden erneut riechen, wie es auf unseren Straßen stinkt. Ihre Haut wird nicht nur glatter, sogar Altersflecken können verschwinden. Neben Ihren Blutfettwerten normalisiert sich in wenigen Wochen auch der Cholesterinspiegel auf unter 200 mg/dl. Ich selbst hatte mit 93 kg immer zwischen 203 und 217 und habe seit der Umstellung 158-180 mg/dl (LDL:100), Werte eines 20-Jährigen.

Beginnen Sie langsam

Sie müssen aus mindestens vier Gründen Ihre Gewohnheiten *langsam umstellen:*

1. Schaltet Ihr *Körper sofort auf „Spargang"*, wenn Sie ihm weniger und kalorienreduzierte Nahrung anbieten. Wenn Sie dann wieder etwas mehr essen, werden die Depots aufgefüllt, was den „Jo-Jo-Effekt" bei Diäten ergibt, es könnte ja die nächste Hungersnot kommen.

2. Steckt Ihr industrieller Körper, besonders Ihr *Fettgewebe voller toxischer, also giftiger Stoffe*. Die Schadstoffe, die früher beispielsweise im Rhein, in der Elbe oder über das Grundwasser ins Meer und dann über den Fisch und über andere Wege in die Lebensmittel, in das Fleisch, über PCB (polychlorierte Biphenyle) in die Möbel, über Farben, Kunststoffe, Medikamente und Konservierungsstoffe in Ihren Körper gelangt sind, wurden dort abgelagert. Rühren Sie an den Depots, so kommen die Gifte wieder in den Kreislauf. Viele Gifte können nur sehr langsam abgebaut werden. Entgiftung dauert bis zu 2 Jahre und, wenn Sie Pech haben, dann werden Sie niemals alle Gifte wieder los. Hinzu kommt noch, dass Ihr Darm voller Schleim und teilweise giftiger Verdauungsreste steckt. Die müssen langsam gelöst und ausgeschieden werden.

   Beispiel: „2004 wurden 39 Abgeordnete des Europaparlaments und 14 Minister verschiedener europäischer Staaten auf Ablagerungen untersucht. Alle wiesen beträchtliche Mengen an Schadstoffen auf, deren Giftigkeit für Menschen nachgewiesen ist.“[76] Glauben Sie mir, Friedhöfe sind die giftigsten Sonderdeponien in unseren Städten. Die Bakterien wollen die Toten nicht zersetzen und die Erde will sie nicht mehr zurücknehmen. Das ist etwa so, als wenn Sie ein Stück industriellen Brotaufstrich in den Wald legen. An diese Margarine geht keine Mikrobe mehr heran. Die Verbrennung von Leichen und die Erdbestattung in Stadtnähe sollten endlich verboten werden. Wenn die Filter nicht 100%ig funktionieren, gelangen die Gifte wieder in die Umwelt zurück. Hinzu kommen Massen verschiedener Chemikalien. Bereits 1980 wurden 200 Millionen Tonnen Chemikalien weltweit jährlich hergestellt und verbraucht. Heute sind es vielleicht 400 Millionen Tonnen. Wir lassen es zu, wir vergiften uns selbst.

3. Erhöhen sich *Krankheits- und Sterberisiko* des industriellen Körpers beim schnellen Umstellen und beim drastischen Abnehmen noch mehr. Das Immunsystem macht schlapp, weil Mineralstoffe und Spurenelemente verloren gehen. Sie bringen Ihren Stoffwechsel durcheinander, Ihre Vitalität leidet zeitweilig. Und Ihre Vitalität ist stark von Ihrer psychischen Verfassung abhängig, die als Erstes in die Knie geht. Vermeiden Sie krankmachenden zusätzlichen Stress und Konflikte. Ihr Körper ist nicht mehr darauf „trainiert“, Vitamine, Mineralstoffe, Spurenelemente und die vielen anderen sekundären Pflanzenstoffe richtig umzusetzen. Die industrielle Nahrung verbraucht zur Kompensierung der Übersäuerung sofort die meisten Mineralien. Die lebenden Zellen haben sich darauf eingestellt und werden nur halb ernährt. Sie haben, wie die Muskeln, ihre Leistungsfähigkeit teilweise verloren und müssen sich erst wieder umstellen. Das Gefühl zeitweilig vermin-

derter Vitalität ist für viele ein Grund, zum industriellen Lebensstil zurückzukehren. Hier müssen Sie durch!

4. Können Sie *nicht auf einmal alle alten Gewohnheiten löschen.* Die im Großhirn eingespeicherten „Karten“ mit den leckeren Gerichten müssen neu bewertet und durch neue „überschrieben“ werden. Das braucht Zeit. Einen „Reset-Schalter“ für alte Gedächtnisinhalte hat man bisher nur bei Ratten ausprobiert, vielleicht wäre dann bei Ihnen auch der Rest weg und Sie wüssten nicht mehr, wer Sie sind. Sie können nur sehr langsam neue, gesündere, bessere Inhalte in das emotionale Gedächtnis Ihres industriellen Köpers bringen, die dann zu Gewohnheiten werden und genau solche guten Gefühle auslösen wie der Schweinebraten auf dem Tisch Ihrer Mutter. Überlegen Sie einmal, wie lange Sie gebraucht haben, bestimmte Fähigkeiten und Fertigkeiten zu erlernen, und wie lange es gedauert hat, bis daraus Gewohnheiten wurden. Wenn Sie zu schnell umstellen, ist der Misserfolg vorprogrammiert. Dann verwechseln Sie, wie bei der Fahrprüfung Gas und Bremse.

Sehr gespannt bin ich auf die nächsten Jahre der Entwicklung der Anti-Aging-Medizin zur Verzögerung der Altersprozesse. Die fast jährlich steigende Lebenserwartung gesundheitsbewusst lebender Menschen macht mich optimistischer. Diese Menschen profitieren am besten von neuen Entwicklungen. Bis dahin oder besser generell gilt:

Vermeiden Sie negative Umwelteinflüsse, essen Sie nur gesunde Lebensmittel und leben Sie gesund.

2.8 Säure-Basen-Verhältnis

„Lasst eure Nahrungsmittel eure Heilmittel sein und nicht eure Heilmittel eure Nahrungsmittel. Die Natur widersetzt sich allem Übermaß“.
Hippokrates

Der Mensch ist, was er isst

Die alte Gleichung halte ich für nicht ganz richtig. Besser sollte das heißen: Der Mensch ist, was er verdaut, denn nicht alles, was er aufnimmt, ist gut verwertbar. Weiter schrieb *Hippokrates* vor 2.300 Jahren:

Gesundheit, Kraft und gesunde Entwicklung kommen von richtiger Nahrung. Jeder Arzt muss ein geschickter Beobachter der Natur sein. Will er seine Aufgaben in richtiger Art und Weise erfüllen, dann muss er zuerst das Verhältnis erfassen und verstehen, das da existiert zwischen der Gesundheit des Menschen und den Speisen und Getränken, die er zu sich nimmt.

Diesen Lehrsatz müsste sich jeder Arzt an die Wand seines Sprechzimmers schreiben lassen. Ich werde jedenfalls immer die Gebetsmühle drehen und betonen, wie wichtig es ist, *täglich frisches Obst und Gemüse* zu sich zu nehmen und Säure bildende Nahrungsmittel zu vermeiden bzw. nur in geringen Mengen zu essen. Produkte wie Fleisch, Wurst, Kaffee, schwarzer Tee, ungesunde Fette, Milch und Milchprodukte, konzentrierte Kohlenhydrate, wie „feines, weißes“ Brot, Nudeln, Pasta, Pizza, alle Konserven von Obst und Gemüse, Reis und vor allem Zucker und zuckerhaltige Snacks und solche Getränke, wie zuckersüße Limonaden und Cola, sind keine gesunde Nahrung. Das sind keine Lebensmittel. Das ist industriell hergestellte Massennahrung, die Sie bei regelmäßigem Verzehr krank machen kann. Diese Nahrung stört Ihren *Säure-Basen-Haushalt, das Gleichgewicht* des pH-Wertes Ihres Körpers. Auch wenn Sie Medikamente einnehmen, Ärger, Angst, Stress und zu wenig Bewegung haben, wird Ihr Körper übersäuert. Sie merken es sofort am Schweiß, den der Körper schon beim Essen oder in Stresssituationen absondert. Sie merken es auch an der laufenden Nase oder den tränenden Augen, über die der Körper den Schleim, die Säure bildenden Mineralien wieder loswerden will. Natürlich ist Ihr Körper in der Lage, das begrenzt zu regulieren.

Ich habe lange überlegt, wie ich selbst feststellen kann, ob mein Körper auf bestimmte Nahrung sauer reagiert. Ein erster Anhaltspunkt ist für mich immer, ob bei mir unmittelbar beim Essen eine Schleimbildung in der Nase einsetzt. Wenn man sich laufend während des Essens die Nase putzen muss, dann will der Körper einfach nur die Säuren loswerden. Das zweite Richtmaß ist der Schweiß, besonders bei körperlicher Belastung. Das heißt, bei andauernd sauer machender Ernährung befördert Ihr Körper die Säuren über die Haut und produziert mehr Schweiß. Auch dadurch verlieren Sie unweigerlich Mineralstoffe, die Sie an den weißen Rändern eines durchschwitzten Hemdes erkennen können. Hinzu kommt eine schnellere Atmung. Ein drittes Anzeichen für eine Übersäuerung über Wochen ist die Zahnsteinbildung. Übermäßiger Schweiß und Zahnsteinbildung sind bei mir seit 2 Jahren unbekannt. Selbst bei starker körperlicher Anstrengung hält sich die „Arbeit" der Schweißdrüsen in Grenzen. Der Körper schützt sich vor Übersäuerung, indem er Säuren mit Mineralstoffen bindet und sie somit „neutralisiert". Er entnimmt Mineralstoffe aus der Nahrung (falls sie welche enthält), aus dafür vorgesehenen Depots oder, wenn sie verbraucht sind, aus Stellen im Körper, die keine lebenswichtige Funktion haben, wie zum Beispiel aus der Kopfhaut, den Knochen, den Zähnen usw.

Im alten China gab es früher die Todesstrafe in der Form, dass der Verurteilte nur noch Fleisch und Wein zu essen bekam. Solche Erkenntnisse hatte man vor 2.000 Jahren aus der Völlerei einiger erkrankter Reicher gewonnen. Man könnte meinen, *die industriellen Körper verurteilen sich selbst zum Tode.* Einen Organspender-Ausweis brauchen solche Leute dann nicht mehr, denn mit den verbrauchten Organen kann niemand mehr längere Zeit leben. Fleisch und Wein im Übermaß, das sind schon zwei Nahrungsmittel, die im Körper eine saure Reaktion durch die Verdauungsenzyme hervorrufen.

> *Die meisten Morde werden am Kochtopf und die meisten Selbstmorde mit Messer und Gabel begangen.*

Wenn Sie das jetzt wissen, übernehmen Sie mit dem täglichen Einkauf und der Zubereitung von Speisen Verantwortung für Ihre Familie. Ich werde darauf noch ausführlicher im Band III eingehen.

Unser Blut ist alkalisch, also basisch mit einem pH-Wert bei 7,35-7,45. Nur in diesen geringen Grenzen kann der Körper existieren, sonst geht es uns verdammt schlecht. Alles, was sauer macht, muss wieder ausgeschieden werden. Die geniale Konstruktion unseres Körpers kann das auf verschiedene Weise regulieren. Aber bei einem sauren pH-Wert von vier ist auch Schluss mit der Ausscheidung. Die Nieren nehmen dann die Säuren nicht mehr an, um sich nicht selbst zu zerstören. Fehlt jetzt die Schweiß treibende Belastung oder die Zuführung von basischen Mineralstoffen, dann bleibt das giftige Zeug im Körper und muss mit viel Wasser verdünnt zwischen- oder endgelagert werden. Das geschieht zuerst im Bindegewebe, wenn das nicht reicht, kristallisieren die Säuren eventuell zu Steinen in den Organen, wie es bei mir der Fall war. Oder die Säuren rauben dann die Mineralien aus den Adern, den

Knochen oder dem Knorpel und den Organen zur Neutralisation.

Wenn bei Ihnen ab 50 ein künstliches Hüftgelenk fällig wird, so hat sich der Körper eben „ein Stück Knorpel geholt". Ihr Körper wird langsam und stückchenweise „entmineralisiert". In dieser Situation haben Sie bei jeder Gelegenheit als „Notmaßnahme" den Schweiß auf der Stirn. Die Zwischenlager können Sie nicht mehr verbergen. Mit der Zeit sieht sie jeder, die dicken Beine, die nach außen gewölbte Hüfte, das sog. Hüftgold, die dicken Schwabbel-Arme, die großen Ohren, dicken Nasen mit großporiger Haut, Männer mit Glatzen, mit Brustansatz und Doppelkinn und natürlich den Liebestöter an den Oberschenkeln und am Po der Frauen, die Cellulitis. Da drücken die Fettzellen durch die Haut, da das Bindegewebe (genetisch bedingt) bei den Frauen etwas weitmaschiger ist. Frauen haben aber viele Jahre einen erheblichen Vorteil gegenüber Männern. Solange Sie noch fruchtbar sind, kann wohl ein Teil der Säuren mit der monatlichen Regelblutung dann umso heftiger wieder ausgeschieden werden. So wird es bei Hildegard von Bingen als: „die Frau scheidet einmal im Monat die schlechten Säfte aus" und bei Peter Jentschura und Josef Lohkämpfer als Ausscheidung während der Menses[172] beschrieben.

Männer sind auch durch ihre Ernährung im Nachteil

Glatzenträger wissen meist nicht, dass es einen *Zusammenhang zwischen Glatze und Schlaganfall gibt. Glatze und keine Thrombose oder Haare und Thrombose*, grauer Star und schlechte Zähne oder dünne Knochen, Prothese oder Krücke, wo „entmineralisiert" wird, das *entscheidet das Erbgut*. Das ist Ihre genetische Veranlagung. Die *Ursache ist aber in der Regel immer die anhaltende Übersäuerung*. Sind die Zwischenlager (egal ob bei Mann oder Frau) voll oder kann nicht genügend verdünnt werden, dann werden die Adern und die Knochen eben brüchig. Herzinfarkt, Schlaganfall, Osteoporose, aber auch Rheuma, Gicht, rheumatoide Arthritis, Arthrose und Knochendeformation (Wirbel) entstehen. Auch Haarausfall und Karies sind die Folgen.

„Krebs, die Geißel unserer Zeit kann nur in einem sauren Körper entstehen.“[100] Wenn es erst richtig weh tut, dann sind bereits Harnsäurekristalle in den Gelenken eingelagert oder Ihr Körper hat sich eben ein Stück Knorpel oder Knochen genommen, um sich nicht an den Säuren zu vergiften. Das ist seine Alternative, um Säure mit basischen Mineralien auszugleichen. Wenn Sie nun nicht reagieren und Ihre Ernährung nicht umstellen, dann ist irgendwann auf diesem Wege das nächste Gelenk oder die Thrombose fällig. Der Weg dorthin ist wie eine Allee, eingefasst von „Schnitzelbäumen“, „Pommes-Büschen“, „Ketchup- und Mayo-Matsch“, von Cola, Salami und Pizza, von Milch, Käse und Schmalz, von gezuckertem Kaffee, Alsterwasser und von Ihrer Bewegungsträgheit.

Auch andere Krankheiten und Unwohlsein können entstehen, die in einer Übersäuerung ihren Ausgangspunkt haben, jedoch damit gar nicht in Verbindung gebracht werden. Es handelt sich beispielsweise um unangenehmen Juckreiz der Haut, besonders der Kopfhaut, Akne, Ekzeme, Schuppenflechte, trockene oder fettige Haut. Es bilden sich mit einer Übersäuerung gute Bedingungen für Viren (z. B. Herpes und Warzen), für die Ansiedlung von Pilzen (Haut-, Fuß- und Nagelpilz), die Bildung von Krampfadern und Hämorrhoiden, Parodontose und es entstehen Kopfschmerzen bis hin zur Migräne.

Nach der Operation meiner Nieren- und Gallensteine fragte ich die Ärzte nach den Ursachen. Die Antwort war standardisiert: „Das weiß keiner so richtig“. Ein Arzt sagte mir damals, „der eine bekommt eben Glatze und der andere eben Nierensteine“. Die Übersäuerung und damit Ausscheidung von Mineralsalzen mit dem Urin hat er allerdings nicht beschrieben. Und noch etwas: Es trifft die dicken Männer besonders hart. Stark übergewichtige Männer leiden u. a. dreimal mehr an Erektionsstörungen als Normalgewichtige. Frauen nach der Menopause haben dafür eher eine „Chance“ auf Osteoporose.

Die Erkenntnis, dass bestimmte Nahrung den Körper sauer macht, woraus chronische Erkrankungen entstehen können, die gibt es schon seit Hippokrates. Denken Sie nicht, dass das alles neu ist. So schreibt beispielsweise der sächsische Arzt Dr. Berg im Jahr 1914 an den Hofrat Carl Röse in Dresden, dass „besonders bei einseitiger Fleischkost sich ein Übermaß an Säure im Organismus bildet, was sich in verschiedenen Krankheitszuständen äußert, vor allem in Rheumatismus und Gicht. Die menschliche Nahrung muss, um gesund zu sein und auf Dauer gesundheitsfördernd zu wirken, durchschnittlich mehr anorganische Basen als Säuren enthalten. Diese Forderung erfüllen Obst und Gemüse in ihrem natürlichen Zustand, wohingegen die ausgekochte vegetarische Nahrung in der Regel ärmer an Basen und reicher an Säuren ist. Die größte Gefahr lauert besonders in den fabrikmäßig hergestellten Gemüsekonserven (und Obstkonserven, der Autor), die bis zu sieben mal aufgekocht werden, damit sie sich halten sollen. Solche Konserven müssen daher eher als schädlich denn als gesundheitsfördernd angesehen werden. Deshalb kann auch die Konserve dem verwerfenden Urteil nicht entgehen, weil ihr Gehalt an wirksamen Nährstoffen, die unser Organismus täglich dringend nötig hat, verloren geht“. Das „Abbrühen von Gemüse“ so Dr. Berg, „ist nicht nur eine törichte, gedankenlose Unsitte, sondern es bedeutet auch, weil es so allgemein ist, eine sträfliche Vergeudung von Nahrungsmitteln“.[111]

Der Säure-Basen-Wert

Sie wissen nun, dass bestimmte Nahrungsmittel den Körper sauer machen und viele Lebens- und Heilmittel das kompensieren können. Um dieses besser zu erkennen, habe ich den *Säure- bzw. Basenwert* mit + oder – in Pral der alphabetischen Übersicht der Lebens- und Heilmittel im Band II vorangestellt. Sie finden dort beispielsweise *Fleisch* als *sehr sauer machendes Nahrungsmittel (- 38,0)* und andererseits *Melone* als basisch wirkendes *Lebens- und Heilmittel (+ 7,5)*. Um es noch besser hervorzuheben, habe ich die Nahrungsmittel *kursiv* und die Lebens- und Heilmittel **fett gedruckt**.

Die Werte sind z. T. aus der Literatur von A. Campobasso[3] und aus dem Internet[146] entnommen. Mit etwas Übung erkennen Sie selbst, welche Nahrung, welche industriellen Produkte sauer machen und welche naturgemäße Kost Basen bildet und Säure neutralisiert. Das ist bitte nicht zu verwechseln mit dem sauren Geschmack einer Zitrone. Klares, sauberes Wasser mit etwas Zitrone ist eine der besten Entschlackungen und das Getränk wirkt im Körper basisch (Wert + 9,5 Pral). Sie können aus dem Internet einen Säuren-Basen-Rechner verwenden, wenn Sie unsicher sind, ob Sie sich neutral ernähren. Gute, bewährte, basisch wirkende Mittel zur Entsäuerung sind fast alle Obst- und Gemüsesorten, besonders Melone, Gurke, Kürbis und Kartoffelwasser. Zur Unterstützung einer Entsäuerung können Sie Basis-Balance aus dem Reformhaus nutzen. Letzteres sollten Sie für ein Bad verwenden, da die dort kombinierten Mineralien gut über die Haut wirken. Bei der Verwendung als Mineraliengetränk denken Sie bitte daran, dass diese nur im Komplex gut wirken. Mineralien werden am besten zusammen mit sekundären Pflanzenstoffen und natürlichen Enzymen verstoffwechselt. Wenn die Muskeln von Profisportlern sauer, d. h. mit Milchsäure angereichert, sind, gibt es nach dem Wettkampf einen Saft mit Mineralien oder ein Basisbad mit Badesalz bis pH-Wert 10 bis 14. Tun Sie das Gleiche in Ihrer Badewanne, es wird Ihnen helfen.

Der industrielle Körper, der ständig über 50 % Säure bildende Nahrungsmittel zu sich nimmt, ist auf dem Wege chronischer Übersäuerung. Allerdings ist die Säurebildung von Mensch zu Mensch unterschiedlich. Je nach Stoffwechseltyp, Abstammung und Blutgruppe und körperlicher Belastung werden Nahrungsmittel unterschiedlich verstoffwechselt. Die Angaben zum Säuregehalt sind deshalb nur als Anhaltsgrößen zu sehen und die Stärke der mit der Verdauung entstehenden Säure ist von Mensch zu Mensch unterschiedlich.

Säure produzierende Nahrungsmittel:

- *Eiweißhaltige Nahrungsmittel*, das sind Fleisch und Fisch, Käse, Wurst, Eier und Weißmehlprodukte. Sie bilden beim Abbau Säuren, insbesondere durch die Aminosäuren Methionin und Cystein.
- *Zuckerhaltige Nahrungsmittel,* wie Süßigkeiten, Kuchen, Limonaden und Cola, verursachen Gärung, die zu Säurebildung führt.
- *Alkohol* führt beim Abbau zu Säuren, ebenso *Medikamente.*
- *Koffeinhaltige Getränke,* wie Kaffee, schwarzer Tee (geringer auch weißer und grüner Tee) enthalten Koffein und Cola, lassen durch die biogenen Amine beim Abbau Säuren entstehen. Sämtliche Röststoffe bilden Säuren.
- *Zusatzstoffe in Nahrungsmitteln*, wie Phosphate, Emulgatoren, Stabilisatoren, Konservierungsstoffe, Farbstoffe und Geschmacksverstärker, lassen Säuren entstehen.

Bei einigen Nahrungsmitteln (z. B. Kaffee) entsteht möglicherweise eine Art *Verdauungs-Stress* und die Enzymbildung wird zusätzlich angeregt, Säure zu produzieren. Sie können sich dabei nicht auf Ihr Empfinden oder den Geschmack verlassen, so sind *Milch* und *alle Milchprodukte und Käse Säure bildend.* Eine sehr gute Übersicht finden Sie in der schon benannten Quelle im Internet unter www.medizininfo.de/ernaehrung/Saeure-basen-haushalt/tabellen.

Sie können davon ausgehen, dass der Prozess der Übersäuerung durch Säure bildende Nahrung, zu wenig basische Kompensation, auch durch *Stress* und durch *Entzündungsprozesse, Medikamente* und *übertriebenen Sport* (Milchsäure) gefördert wird. Bei zu *wenig Bewegung an frischer Luft,* durch *Rauchen* (dann fehlendes Abatmen der Säure H_2CO_3, z. B. daraus CO_2) und durch zu wenig Flüssigkeitszufuhr können Säuren ebenfalls nicht abgebaut werden. Wenn mehrere Faktoren zusammenkommen, potenziert sich das Risiko.

Zivilisationskrankheiten

Es entstehen sog. Zivilisationskrankheiten, die auch unter dem Begriff *Zivilisatosen* bekannt sind. Zivilisatose bedeutet, dass die zur Säure- und Giftneutralisierung notwendigen Substanzen aus dem Körper selbst kommen müssen (aus eingelagerten Mineralstoffen, den Knochen, den Blutbahnen und anderen Zellen) und so gleichzeitig zur stofflichen Verarmung und zur Verschlackung bzw. zur Vergiftung führen. Das kann Drüsen verätzen, die Funktion der Sinnesorgane und die Bewegung beeinträchtigen, bis hin zur Bewegungsunfähigkeit.

Jeder Mensch kann seinen „Grad der stofflichen Verarmung und Verschlackung“ selbst einstellen. Bei überwiegend basischer, mineralstoffreicher Kost kann eine Verschlackung meist vermieden und sogar rückgängig gemacht werden. Die Folgen der Verschlackung sind dann ein Attraktivitätsverlust durch Fettringe, Zahnverlust, Krampfadern, Schwangerschaftsstreifen, Pickel, Hämorrhoiden, Haarausfall bis zur Glatze, größer gewordene Ohren und Nasen, Wasser in den Beinen u. a. m.

Um das zu vermeiden, lautet die Empfehlung der Deutschen Gesellschaft für Ernährung:

Essen Sie 5-mal am Tag Obst und/oder Gemüse.

Ich ergänze:

Sie können neben diesem „5-mal Obst und/oder Gemüse" fast alles essen, es kommt allein auf die Menge an und ob Sie negative Auswirkungen auf Ihren Körper kompensieren.

Sie werden es nicht schaffen, Ihren Geschmack und die vielen Bilder aus dem Film mit dem wunderbaren Titel: „Futtern wie bei Muttern" von heute auf morgen abzuschalten. Eine absolute Vermeidung ist nicht notwendig und wider unserer Natur. Ihr Körper ist in der Lage, die Hauptbestandteile jeder Nahrung zu erkennen und die für die Verdauung entsprechenden Säuren (Enzyme) bereitzustellen. Dabei tritt unvermeidbar ein *zeitweiliger Säureüberschuss* auf, was aber die geniale Konstruktion des Körpers verkraftet. Bei der von mir empfohlenen Ernährung mit nur ca. 20 % Säuren bildender Nahrung, erfolgen die Verarbeitung und die Ausscheidung dann in Zeiten, in denen Sie sich basisch oder neutral ernähren.

Wenn Sie jeden Tag Fleisch, viel Zucker sowie andere, industriell verarbeitete Nahrung essen, viel Kaffee und Milch, Tee, Limo, Cola oder Alkohol trinken, dann übersäuert Ihr Körper garantiert.

Wie viel Fett und Eiweiß aus der Fleisch- und Milchkost der Körper überhaupt braucht und wie viel davon gesund ist, darüber streitet die Wissenschaft (vielleicht auch die Wirtschaft) noch. Die einen sagen: Fleisch braucht der Körper wegen der hochwertigen Aminosäuren, des Mineralstoffs Eisen und des Fetts und ca. 30 g täglich müssen sein. Die anderen meinen: Auf Fleisch kann der Körper gut verzichten und Fett sollte nur so weit es in der Natur vorkommt (vorrangig essenzielle Fettsäuren) gegessen werden. Hochwertige Eiweißstoffe bildet der Körper selbst über die Aufspaltung der Nahrung durch die Enzyme. Hier verweise ich auf die interessanten Zusammenfassungen von Dr. Bircher[15].

Ich hatte bereits dargestellt, dass meiner Meinung nach eine Ernährung, bei der man auf Fleisch verzichtet, durchaus für eine ganze Reihe von Menschen von Vorteil ist. Sie sollten dies aber nicht aus ethisch-moralischen Gründen, sondern nach Ihrem Stoffwechseltyp und nach Ihrer Abstammung tun. Sie finden die Erläuterungen unter 4.5 und 4.6. Gelegentlich etwas Rindfleisch von Tieren aus Weidehaltung hilft gegen Eisenmangel. Ein bis zwei Fleischmahlzeiten (Hähnchen oder Pute) in der Woche sind für hochwertiges Eiweiß völlig ausreichend. Fisch ist in Maßen (ein- bis zweimal pro Woche) gesund. Prüfen Sie, ob Sie Fleisch und Fisch zusammen mit Kohlenhydraten (Kartoffeln, Nudeln und Reis) gut vertragen. Die Kompensation der Säure aus der Verdauung des Fisches mit grünem Gemüse, frischem Salat, Früchten (besser noch vor und zu dem Essen, wegen der schnelleren Verdauung) ist sinnvoll.

Wir wissen nur leider nicht, wie viel Chemikalien schon im Meer verklappt worden sind und wo sich das Zeug jetzt gerade in der Nahrungskette befindet. Hochseefische, die die Ozeane durchziehen, enthalten die unentbehrlichen Omega-3-Fettsäuren, aber leider auch die meisten Schadstoffe. Pflanzen wie Lein und Raps liefern uns ebenfalls die wertvollen Fettsäuren. Auf mein Frühstücks-Körnerbrötchen (eher ein Samen-Brötchen) kommen immer Leinsamen, Hirse und Sesam (möglichst gemahlen). Das sind Omega-3-Fette, Mineralstoffe (Silizium für schöne Haare und Nägel) und Antioxidanzien neben vielen anderen Stoffen. Auf die Körner kommt Butter von Kühen aus Weidehaltung und gelegentlich Wildlachskaviar.

Die im Fleisch und Fisch vorkommenden B-Vitamine können nach gesicherten Erkenntnissen z. T. auch im Körper selbst gebildet werden. Der Bedarf daran ist ohnehin sehr gering und der Körper speichert sie über mehrere Jahre. Daher ist es nicht notwendig, jede Woche einen Braten zu essen. Hierzu wird es ganz sicher in naher Zukunft noch viele neue Erkenntnisse geben.

Die Alternative

Wie wäre es ´mal mit einheimischem Löwenzahn-Salat, Schnittlauch, Brennnesselspitzen zum gegrillten Wildlachs mit etwas Zitrone. Wenn Ihnen das zu sauer ist, hilft ein Messerspitzchen Stevia, dem südamerikanischen Süßholz und etwas Leinöl. Den Lachs würzen Sie mit etwas Cayennepfeffer und braten ihn kurz in Rapsöl. Mixen Sie doch dazu fünf Äpfel (entkernt, aber natürlich mit Schale) zusammen mit einer halben Orange und sechs getrockneten Aprikosen (immer ungeschwefelt) oder drei frischen Wildpfirsichen, ohne Zucker, versteht sich. Ein besseres Apfelmus gibt es in keinem Glas und das „neue" Apfelmus sieht genauso aus wie das aus Ihrem gespeicherten industriellen Abbild. Die Hersteller von Konserven-Apfelmus können so etwas Leckeres nicht liefern, weil ihr Apfelmus nur durch Kochen konserviert werden kann, und der Supermarkt kann so etwas nicht verkaufen, weil es zu schnell verderben würde. Zu diesem Apfelmus können Sie auch Reibekuchen aus frischen Bio-Kartoffeln (mit Schale möglich) mit

Zwiebeln oder Dinkel-Eierkuchen (Eier aus Freilandhaltung) essen. Das Apfelmus fertigen Sie zuletzt, damit es nicht so sehr oxidiert, denn der Luftsauerstoff verändert die natürlichen Enzyme sehr schnell. Daran merken Sie, dass die Enzyme aktiv sind.

Wenn Sie außer Haus im Restaurant essen gehen, finden Sie leider nicht viele Gerichte mit frischem Obst und Gemüse und selbst der angebotene obligatorische Salatteller ist meist vorgefertigt. Sie müssen lange suchen, um ein gutes Restaurant mit frischen natürlichen Speisen zu finden oder selbst Hand anlegen. Nur wenn Sie mit frischen Lebens- und Heilmitteln das Essen zubereiten, bilden sich neue Fähigkeiten und Fertigkeiten und mit den täglichen Einübungen verändern Sie Ihre Gewohnheiten.

> *Gerade bei der Ernährung treffen mehr als sonst Wissen, Halbwissen und Unwissen, Sitte, Brauch, Mythos und Wissenschaft aufeinander. Gesunde Ernährung ist etwas für Fleißige. Fleiß ist eine Frage des Lebensstils. Mit Dosen- und Tiefkühlkost und jeden Tag außer Haus essen, gelingt es Ihnen nicht die Ernährung umzustellen. Stellen Sie die Gerichte aus frischem Obst, knackigem Gemüse und Kräutern, Fisch und etwas Fleisch selbst her, nur so verändern Sie Ihre alten Gewohnheiten. Bereiten Sie die Gerichte so zu, dass sie lecker aussehen und gut schmecken, damit Sie mindestens genauso gute Gefühle erzeugen wie die alten gespeicherten Inhalte.*

In einer guten Küche werden naturgemäß anstelle von Salz viele Kräuter und Gewürze verwendet. Tee wird aus den unterschiedlichen Naturmaterialien, Blüten, Blättern, Rinden, Wurzeln zubereitet und ist unser ständiger Begleiter bei einer gesunden Ernährung oder bei der Linderung und Heilung von Krankheiten. Viele Gewürze wurden schon vor unserer Zeitrechnung nicht nur für die Verfeinerung der Speisen, sondern auch als Heilmittel verwendet, wie Anis, Bockshornklee, Chili, Kümmel, Kardamom, Myrte, Pfeffer, Senf und Sesam.

2.9 Phytotherapeutika, Homöopathie und Anthroposophie

Phytotherapeutika, auch als Phytopharmaka bekannt, sind Naturarzneimittel, die inzwischen jede Apotheke und jedes Reformhaus führt. Sie sind in der Regel gut verträglich, haben eine lange Tradition und oft einen günstigen Preis. Auf über 10.000 Hektar Fläche werden heute in Deutschland Arznei- und Gewürzkräutern angepflanzt. Die „größten Flächen gibt es in Bayern“.[93] Deutschland ist auch hier europaweiter Exportweltmeister mit einem Umsatz von 3,5 Mrd. € jährlich. Die Hälfte der Wirkstoffe für Medikamente wird heute bereits aus Pflanzen gewonnen und das Potenzial ist noch lange nicht ausgeschöpft. „Die Erhaltung der Artenvielfalt ist daher eine vordringliche Aufgabe.“[88] Stellen Sie sich vor, dass der Prozentsatz früher schon einmal höher war und die moderne Wissenschaft sich erst in der jüngsten Vergangenheit wieder den natürlichen Heilmitteln verstärkt zugewandt hat. Heute nutzen etwa 70 % der Frauen und etwa 50 % der Männer natürliche Heilmittel. Das ist allerdings noch zu wenig. Über die Zahlen sollten Männer nachdenken. Sie wissen ja: Frauen leben gesünder und länger.

Naturarzneimittel sind keine Lutschbonbons

Ich bitte unbedingt zu beachten: Phytotherapeutika sind keine Lutschbonbons. Auch wenn die Beliebtheit auf dem Weg bei der Suche nach mehr natürlich geförderter Gesundheit zunimmt, sollten Sie sich mit den Risiken dieser Therapieform befassen. „Prinzipiell können folgende Nebenwirkungen der Phytotherapie unterschieden werden:

- allergische Reaktionen,
- toxische Effekte,
- ungewollte pharmakologische Effekte,
- mutagene beziehungsweise karzinogene Effekte (genverändernd und krebserzeugend, der Autor),
- Interaktionen mit anderen Medikamenten,
- durch Kontamination (Verunreinigungen, der Autor) verursachte Effekte und
- durch Missidentifikation verursachte Effekte (Nebenwirkungen durch ersetztes billiges Rohmaterial, der Autor).“[163]

Im Prinzip sind Nebenwirkungen bei allen Pflanzen und deren Extrakten möglich. Im Band II habe ich daher, soweit bekannt, „allergene Potenziale“, Toxizität, die nicht gewollten und krank machenden Effekte und die Interaktionen (auch Synergien) mit anderen Medikamenten eingearbeitet. Wenn Sie Phytotherapeutika nutzen, achten Sie besonders sensibel auf die Signale Ihres Körpers. Schon bei geringen Anzeichen von Unverträglichkeit empfehle ich Ihnen, die Verträglichkeit des Heilmittels im Bioresonanzverfahren testen zu lassen. Es macht auch keinen Sinn, sich mit Pflanzenextrakten nach dem Prinzip „viel hilft viel“ vollzupumpen, denn dabei kann oft eine gegenteilige Wirkung eintreten. Die Phytotherapeutika sollen die Selbstheilungskräfte des Körpers anregen und stärken und dazu bedarf es einer sensiblen und oft nur sehr geringen und kurzzeitigen Dosierung. Stimmen Sie die Einnahme mit einem ganzheitlich behandelnden Arzt oder einem Heilpraktiker ab.

Die wohl häufigsten ernsten *toxischen Effekte* von Phytotherapeutika betreffen die Leber. Beachten Sie daher auch immer die Hinweise der Hersteller, wie „nur äußerlich“ oder „Dosierung beachten“, auch bei den verschiedenen Pflanzen aus Fernost.

Bestimmte Phytotherapeutika haben nicht nur gewollte pharmakologische Effekte. Sie „können bei bestimmten Indikationsstellungen auch eine unerwünschte Nebenwirkung beinhalten“.[163]

„Mutagene Effekte, also genverändernde Effekte (und sogar gentoxische Effekte, der Autor), können nicht nur bei Umweltgiften, Lebensmittelzusatzstoffen oder Arbeitsmitteln (z. B. Asbest), sondern auch bei schlecht hergestellten oder minderwertigen Phytotherapeutika auftreten. So verliefen bei einem chinesischen ‚Abmagerungsmittel‘ pflanzlichen Ursprungs Aristolochia fangchi 30 Fälle tödlich.“[163] Führen Sie Ihrem Körper auch niemals Extrakte mit konzentrierten Aminosäuren, Wachstumshormone und konzentrierte hormonverändernde Präparate zu. Sie erhöhen auch dadurch das Krebsrisiko.

Der Bereich des Zusammenwirkens mit chemisch-synthetischen Medikamenten ist bisher noch wenig erforscht und sehr komplex. Einerseits kann es zu Synergien, anderseits zu erhöhten Risiken kommen, wenn z. B. Mittel ähnlicher Wirkung (z. B. zur Verbesserung der Durchblutung) zusammenwirken oder pflanzliche Beruhigungsmittel die Effekte von chemischen Sedativa potenzieren.

„Vor allem asiatische Pflanzenpräparate, die vom ‚grauen Markt’ stammen, sind häufig kontaminiert. Die Liste der toxischen Kontaminationen reicht von Aluminium über Arsen, Cadmium, Blei, Quecksilber, Thallium bis hin zu Zink. Sowohl Schwermetalle als auch potente Pharmaka, zum Beispiel Digitalis, sind in Phytotherapeutika gefunden worden. In einem groß angelegten Screening wurden 2.609 Proben chinesischer Kräutermixturen gesammelt und analysiert. 24 Prozent aller Proben waren kontaminiert, zumeist mit potenten Synthetika.“[163] Ob die chinesischen Kräuterküchen die synergetischen Effekte damit nutzen wollten, muss ernsthaft bezweifelt werden. Vielmehr handelt es sich hier wohl mehr um rein geschäftliche Interessen. Es gibt auch Beispiele, wo relativ teures Rohmaterial (z. B. Ginseng) aus Profitgier mit billigerem „Ersatz" ausgetauscht wurde, Nebenwirkungen eingeschlossen.

Heilpflanzen werden heute in großem Stil angebaut. Inwieweit bei dieser Produktionsweise Pestizide und Herbizide verwendet werden, ist noch wenig untersucht. Gehen Sie davon aus, dass die Pflanzen aus einheimischem Anbau eine hohe Qualität aufweisen. Qualität heißt hier: frische und effektive Verwertung der Wirkstoff tragenden Pflanzenteile, keine Pestizide, keine Herbizide und keine Schwermetalle, mikrobiologische Reinheit und Verarbeitung ohne Bestrahlung.

Phytotherapeutika sind nicht immer frei von Nebenwirkungen. Bei einigen Heilpflanzen und daraus gewonnenen Heilmitteln können durchaus ernste Nebenwirkungen auftreten. „Andererseits ist nachgewiesen, dass einige Phytopharmaka (Begriffsgleichheit mit Phytotherapeutika, der Autor) im direkten Vergleich mit etwa ebenso wirksamen Synthetika bezüglich ihres Nebenwirkungsprofils deutlich besser abschneiden. Verallgemeinerungen sind daher unangebracht. Jedes pflanzliche Arzneimittel sollte auf der Basis der jeweiligen Datenlage beurteilt werden."[163]

Phytotherapeutika haben einen Nachteil gegenüber den chemischen Medikamenten: Die Herstellung ist recht aufwendig, sie müssen auf Kulturland angebaut oder in ihrer Wildform gesammelt, meist per Hand gepflegt, geerntet, getrocknet und sorgfältig verarbeitet werden. Die Gewinnspannen sind nicht sehr hoch. Demgegenüber werden synthetische Mittel aus Rohstoffen gewonnen, die i. d. R. billig zur Verfügung stehen. Deren Gewinnspannen betragen dann mehrere Hundert Prozent.

Phytologie und Homöopathie

Die Phytotherapeutika sind Grundlage der Phytologie (Pflanzenheilkunde) und ein wichtiger Bestandteil der Homöopathie.

Der Arzt, Apotheker und Biochemiker Christian Friedrich Samuel Hahnemann (1755-1843) hat in seinen Forschungen um 1800 erkannt, dass die Verdünnung von Stoffen die Wirkung verändert. Mit den verdünnten Stoffen wird jedoch eine positive Wirkung erzielt. Die Therapie erfolgt nach dem *Ähnlichkeitsprinzip*: „Ähnliches mit Ähnlichem zu heilen". Im Gegensatz dazu behandelt die Schulmedizin *meist nach dem Gegensatzprinzip*. Das bedeutet, dass immer ein Gegenmittel, beispielsweise bei Verstopfung ein abführendes und bei Durchfall ein stopfendes Mittel, gegeben wird. Bei der Homöopathie gibt man ein Mittel, was in hohen Dosen die Symptome verstärken würde. Die richtige Verdünnung regt jedoch die Selbstheilungskräfte des Körpers entsprechend an. Dadurch können giftige Pflanzen (bzw. deren Inhaltsstoffe) zu Heilmitteln verändert und genutzt werden. Die in den homöopathischen Mitteln enthaltenen „Informationen" (oft nur in Molekülgröße) stimulieren die Abwehrmechanismen, was außerdem zu einer langfristig verbesserten Immunabwehr führen kann.

Möglich sind allerdings zeitweilige Verschlimmerungen bei erstmaliger Einnahme (insbes. bei Allergien), was aber nur heißt, dass das Heilmittel wirkt. Natürlich hat die Homöopathie ihre Grenzen und sie ist keine „Wundermedizin". Wenn Organe nicht mehr richtig funktionieren, helfen keine Globuli mehr, und wenn Ihr Körper verschlackt ist und Sie sich überwiegend Säure bildend ernähren, können Sie die potenzierten Mittel weitgehend vergessen. Dann sollten Sie die Therapie zuerst mit gesunder Ernährung beginnen.

In der alphabetischen Übersicht der Lebens- und Heilmittel im Band II habe ich zu den Heilpflanzen (und einigen Mitteln tierischen Ursprungs) die homöopathischen Mittel aufgenommen, dafür auf Latina der Pflanzennamen verzichtet. Weitere homöopathische Mittel sind im Anhang dieses Bandes zusammengefasst, wobei es sich hier nur um sehr häufig gebrauchte von ca. 2.000 Mitteln handelt.

Homöopathische Mittel *wirken meist über die Schleimhäute*. Die Mittel müssen Sie im Mund möglichst langsam zergehen lassen. Nehmen Sie die Mittel vor dem Essen oder mindestens 20 min nach dem Essen ein. So werden Geschmack und Geruch der Pflanzenstoffe als *Informationen von den Rezeptoren über die Nerven direkt zu den entsprechenden Hirnabschnitten* geleitet. Bei Schadstoffen (z. B. PE-Flaschen oder Pflanzenschutzmitteln) haben wir ähnliche Dosierungen. Hier ist sich allerdings auch die Wissenschaft nun endlich einig, dass solche Stoffe gesundheitsschädliche Wirkungen haben können. Die gesundheitlich positive Wirkung wird jedoch bei den Verdünnungen der Homöopathie noch teilweise bestritten.

Nehmen Sie homöopathische Mittel oder Schüssler-Salze und andere Naturarzneimittel *nie zusammen mit Kaffee und Menthol*, nicht zusammen mit Kampfer oder Pfefferminze, z. B. in Zahnpasta enthalten. Die stimulierenden Mittel heben die Wirkung homöopathischer und pflanzlicher Mittel wieder auf.

Ich betone erneut: Nur wenn Sie sich gesund, d. h. überwiegend basisch, mit ausreichend Mineralien, Vitaminen, Spurenelementen und sekundären Pflanzenstoffen, also mit Lebens- und Heilmitteln ernähren, können die homöopathischen Mittel gezielt wirken. Wenn Ihr Körper durch Ernährungsfehler übersäuert ist, sollten Sie zuerst eine Entsäuerungstherapie machen. Die erst kürzliche

Einnahme von Antibiotika kann auch die Wirkung ungünstig beeinflussen. Bitte beachten Sie:

> *Phytotherapeutika und homöopathische Mittel (natürlich auch Medikamente) wirken bei Männern und Frauen unterschiedlich, was mit der Hormonstruktur, der Abbau- und Ausscheidungsgeschwindigkeit, der Rezeptorendichte und den Reizleitungen in Zusammenhang steht.*

Viele Phytotherapeutika werden bei Männern schneller abgebaut und ausgeschieden, sie sollten daher beim Mann häufiger „nachgelegt" werden. Wenn die Stärkung des Immunsystems eine Rolle spielt, arbeitet der weibliche Organismus offensichtlich effizienter. Frauen brauchen oft weniger Heilmittel, um Rezeptoren (z. B. bei Schmerzen) zu blockieren. Generell gilt auch bei den Phytotherapeutika: *nur so viel wie nötig und nicht so viel wie möglich.* Denken Sie immer daran, der Körper hat seine eigene Apotheke, die zur körpereigenen Synthese die richtigen Lebens- und Heilmittel braucht. Mit der Vermeidung von Schadstoffen, übermäßigem Stress, mit einem gesunden Lebensstil und einer gesunden Ernährung, falls notwendig den richtigen chemischen Medikamenten und Therapien, Phytotherapeutika und homöopathischen Mitteln unterstützen Sie Ihren Körper bei der Gesunderhaltung und Heilung.

Anthroposophie

Die Anthroposophische Medizin als Komplementärmedizin bzw. die Anthroposophie geht auf Rudolf Steiner zurück. Sie kann die Schulmedizin ergänzen und erweitern, jedoch nicht ersetzen. Die Grundlagen entwickelte Steiner (1920–1924) in Vorträgen für Ärzte und Medizinstudenten sowie die Ärztin Ita Wegman (1925). Diese Medizin wird als pseudowissenschaftlich angesehen und ist heute noch nicht Bestandteil medizinischer Lehre, obwohl ihre

Erfolge unbestritten sind. Es ist eben sehr schwierig zu beweisen, welche Stoffe im Körper bei diesen Therapien freigesetzt oder unterdrückt werden, die Heilung bewirken oder Krankheiten bekämpfen. Diese Medizin zielt darauf ab, dass der Mensch in Einheit von Körper, Seele und Geist lebt. Homöopathische Mittel, Phytotherapie, mineralische Substanzen, Wickel, Einreibungen, rhythmische Massagen, Berührungen, Musik und Bewegungen können Heilungsprozesse in Gang bringen. Sie kennen das aus eigener Erfahrung. Wenn Sie richtig krank sind, sind Zuwendung und Fürsorge eines lieben Menschen und Ruhe für den Körper ein richtiger Impuls. Selbst in aussichtslosen Fällen kann das noch Wunder bewirken. Es ist für mich unverständlich, wie manche Krebskranke sich in die Arbeit stürzen, um noch in „letzter Sekunde" die Welt zu verändern.

Rechtlich gesehen ist diese Medizin in Deutschland eine „besondere Therapierichtung" im Sinne des Sozialgesetzbuches und des Arzneimittelgesetzes, so wie die Homöopathie und die Phytotherapie. Unterschiede bestehen bei Arzneimitteln. Hier dürfen Präparate dieser Therapierichtungen verordnet werden, die zugelassen sind. Ein Wirksamkeitsnachweise nach empirisch-wissenschaftlichen Kriterien muss nicht erbracht werden. Die „Binnenanerkennung" durch Experten der jeweiligen Therapierichtung und die Beschreibung der Mittel in Monografien reichen aus.

Aus der kurzen Darstellung bitte ich Sie keine irrationalen Wunschvorstellungen zu entwickeln. Auch ist der Entwicklungsstand konventioneller, chemischer oder biochemischer Arzneimittel sehr weit fortgeschritten. Der Umsatzanteil der Arzneimittel der besonderen Therapierichtungen liegt aktuell bei etwa 10 % der Fertigarzneimittel und in vielen Bereichen, wie den Erkältungskrankheiten, zur Stärkung des Immunsystems, als Grippemittel, bei sog. Befindlichkeitsstörungen, bei Erkrankungen mit Spontanheilungen (wie Schmerzzuständen), haben die Therapien ihre Bedeutung. Konsultieren Sie Ihren Arzt und überlegen Sie selbst: Zuwendung, Bewegung, Anwendung von Heilmitteln aus Pflanzen und anderen natürlichen Substanzen mit hoher Verdünnung, selbst Leinölwickel, wie sie Frau Dr. Budwig beschreibt, oder Therapien von Dr. Schalatowa in der Literatur [121, 102], das sind natürliche Therapien ohne wissenschaftliche Wirksamkeitsnachweise und ohne Zahlung der Krankenkassen. Lesen Sie dazu auch das interessante Buch von Prof. Béliveau „Krebszellen mögen keine Himbeeren“[1] oder den sehr guten Teil „Sanfte Medizin“ im Kompendium Medizin – Mensch – Gesundheit der Elsevier GmbH[151].

Wer heilt, hat recht.

Die Kombination der in der Schulmedizin verwendeten Arzneimittel gemäß Arzneimittel-Gesetz, der Phytotherapeutika und Homöopathie, der Anthroposophie und der richtigen Ernährung mit natürlichen Lebens- und Heilmitteln bietet große Synergieeffekte bei der Gesunderhaltung des Körpers und seiner Heilung von Krankheiten. Dieses Gebiet komplexer Heilung ist heute noch sehr wenig erforscht. Risiken und Nebenwirkungen sollten Sie aber kennen und bei den Therapievorschlägen mit Ihrem Arzt oder Heilpraktiker besprechen.

Das Ganze ist mehr als die Summe seiner Teile.
Aristoteles

3. Nährstoffe und andere Substanzen unserer Lebens-, Heil- und Nahrungsmittel

Bevor Sie den Teil „Lebens- und Heilmittel bei bestimmten Erkrankungen" oder im Band II anfangen zu lesen, empfehle ich Ihnen, sich mit den Nährstoffen und anderen Substanzen unserer Lebens-, Heil- und Nahrungsmittel etwas zu befassen. Ein paar Fachbegriffe sind angebracht, damit Sie besser verstehen, was an Nährstoffen und vielfältigen anderen Substanzen in der Nahrung enthalten und warum *bestimmte Lebensmittel eben Heilmittel* sind. Sie werden auch erkennen, warum Sie bestimmte Nahrungsmittel meiden oder reduzieren sollten. Diese Zusammenhänge sind nach meiner Erfahrung lebenswichtig bzw. lebensverlängernd.

Ich halte mich dabei nicht an die in der sog. Heilmittel-Verordnung amtlich vorgegebenen Definitionen, vielmehr an den Ausspruch von Hippokrates: „Lasst die Nahrungsmittel eure Heilmittel sein und nicht die Heilmittel eure Nahrungsmittel". Schließlich hat der griechische Arzt Hippokrates von Kós mit dem Eid eine erste grundlegende Formulierung ärztlicher Ethik getroffen. Und das Wort Heil ist in den germanischen Sprachen mit der Bedeutung „ganz", „gesund" und „unversehrt" belegt. So sind hier *Heilmittel die Mittel für Körper, Seele und Geist, um gesund und unversehrt zu bleiben.* Für die teilweise unverarbeiteten Pflanzen und Pflanzenteile findet man häufig in der Literatur den Begriff *Heilpflanze,* die Früchte, Blätter, Wurzeln, Blüten, Samen usw. und deren Produkte, wie Tee, Öl und Auszüge, werden auch nur als *Heilmittel* bezeichnet.

Nährstoffe sind nach der molekularen Zusammensetzung die *Makronährstoffe*:

- *Eiweiße,*
- *Fette,*
- *Kohlenhydrate,*
- *weitere lebenswichtige Substanzen: wie Wasser, Vitamine, Mineralstoffe/ Spurenelemente und sekundäre Pflanzenstoffe* (heute werden 10.000 und mehr vermutet).

Wichtig sind weiterhin: *Ballaststoffe, Hormone* (die wir zu uns nehmen und im Körper selbst bilden), *Hormonvorstufen und Bausteine und Antioxidanzien.*

3.1 Eiweiße

Eiweiße sind *Makromoleküle,* die hauptsächlich aus Aminosäuren aufgebaut sind. Sie sind die *Bausteine des Lebens.* Sie dienen als Stütz- und Struktursubstanzen, als Bluteiweiße, als Abwehrstoffe, Enzyme, für die Grundfunktionen der Zellen, als Transport- und Botenstoffe u. v. a. m. Die vielfältigen körpereigenen Eiweiße stellt der Körper in der Leber aus den Bausteinen der Eiweiße – den Aminosäuren – selbst her.

Aminosäuren sind die kleinsten Bausteine der Eiweiße und die im Dünndarm in das Blut resorbierbaren Endprodukte der Eiweißverdauung.

Die Aminosäuren werden in lebensnotwenige (essenzielle) und nicht essenzielle Aminosäuren unterschieden. Die Essenziellen müssen mit der Nahrung aufgenommen werden. Sie sind enthalten im Eiweiß von Eiern, Fleisch und Fisch, im Gemüse und in Früchten: Karotten, Bohnen, Bananen, Kohl, Mais, Gurken, Auberginen, Erbsen, Kartoffeln, Süßkartoffeln, Tomaten, allen Nüssen, Sonnenblumenkernen, Sesam u. a.[14] „Bestimmte Kombinationen von pflanzlichem und tierischem Eiweiß erhöhen die Bioverfügbarkeit, wie z. B. Kartoffel und Eier, Kartoffel und Quark, Soja und Eier, Milch und Weizen."[156]

Wegen der bekannten negativen Wirkung der Säurebildung und der möglichen Schadstoffbelastung von Fleisch und Fisch ist es günstiger zunehmend biologisch hergestellte Produkte und pflanzliche Proteine zu nutzen. Es ist heute immer noch umstritten, wie viel Eiweiß der Körper braucht. Nach praktischen Erkenntnissen des dänischen Arztes Hindhede (s. a. im Band II unter Schweinefleisch) kann man davon ausgehen, dass der Eiweißbedarf des Menschen weit überschätzt wird. Danach sind 15 g am Tag ausreichend. Etwas mehr schadet nicht, aber 100 g sind möglicherweise schon zu viel. Die Meinungen darüber wechseln mit den Jahren. Heute spricht man davon, dass 10 bis 15 % der Nahrungsaufnahme eiweißreiche Kost sein sollte. „Mehr Eiweiß würde sogar den Cholesterinspiegel, die Blutfette, den Blutdruck und das Infarktrisiko senken."[156] Diese Meinung wird also auch propagiert.

Aufgrund der vielfältigen lebensnotwendigen Aufgaben der Eiweiße kann ein Mangel schwerwiegende Folgen haben. Im schlimmsten Fall kommt es zur Eiweißmangelkrankheit Kwashiorkor (häufig in Entwicklungsländern).[156]

Viele Fragen zu den Eiweißen und Aminosäuren sind heute noch ungeklärt. Die Unwissenheit und Ahnungslosigkeit nutzen Vertriebsleute und „Fitnessgurus", um nach mehr Gesundheit Suchenden in Fitness- und Wellness-Oasen oder bei der Kosmetik Präparate mit „hochwertigen Aminosäuren" aufzuschwatzen. Konkretes Wissen um gesunde Ernährung und eine kritische Betrachtung der Beipackzettel (wenn überhaupt vorhanden), helfen Ihnen mehr Licht ins Dunkel zu bringen.

Ausführliche Erläuterungen zu einzelnen Aminosäuren, wie Arginin (L-Arginin), Cystein, Methionin, Tryptophan/Serotonin, Tyrosin, Carnitin, und Wachstumsfaktoren, die aus Proteinen bestehen, finden Sie im Anhang.

3.2 Fette

Diese lebensnotwendigen Bestandteile der Nahrung dienen der Bildung des Depotfetts als wesentlichem Energiespeicher und -lieferant des Körpers, als Baustoff- und Wärmelieferant, als Träger fettlöslicher Vitamine und von essenziellen Fettsäuren. Fettsäuren sind die kleinsten Bausteine der Fette. Sie entstehen als Endprodukte der Fettverdauung im Dünndarm. Fette sind eine Verbindung aus Alkohol (Glycerin) und Fettsäuren.

Nicht mehr als ein Drittel der täglichen Kalorien sollte in Form von Fetten aufgenommen werden. Fette liefern fast doppelt soviel Energie wie Kohlenhydrate und Eiweiße.

Wie unterscheiden sich die Fette?

Nach der Art der Bindung der C-Atome werden gesättigte und ungesättigte Fettsäuren unterschieden.

Gesättigte Fettsäuren

Die gesättigten Fettsäuren weisen eine Einfachbindung zwischen den Kohlenstoffatomen auf.

Gesättigte Fettsäuren werden auch als schlechte Fette angesehen.

Sie liefern Ihnen zwar viel Energie, sind aber nicht lebenswichtig und lassen bei der Aufspaltung durch körpereigene Enzyme Säuren entstehen. Bei Zimmertemperatur sind sie fest. „Die (gesättigten, der Autor) Fettsäuren beeinflussen den Cholesterinspiegel ungünstig, bringen die Gefahr von Herzleiden, Fettleibigkeit, Krebs, beeinträchtigen das Energiepotenzial, die Motivation und Denkfähigkeit negativ.“[6] Einen hohen Gehalt liefern Rind-, Schweine- und Lammfleisch, Dosenfleisch, Wurst, Hotdogs, Butter, Mayonnaise und Eiscreme.

> *„Gesättigte Fette sind artfremde Fette und auch Auslöser für jede Art von Tumoren.“*[121]

Ungesättigte Fettsäuren

Das sind doppelt oder dreifach bis mehrfach ungesättigte Fettsäuren, d. h., sie haben Mehrfachbindungen zwischen den Kohlenstoffatomen. Einige von ihnen sind für den menschlichen Körper *lebenswichtig,* da sie nicht von ihm synthetisiert werden können. Was für den menschlichen Körper lebenswichtig ist, ist in dem Fall für die Industrie unerwünscht, weil Nahrungsmittel mit diesen Fettsäuren *keine lange Haltbarkeit* haben. Was oxidiert, wird ranzig, aber diese Fette braucht der Körper ständig.

Ihnen bekannte ungesättigte Fettsäuren sind z. B. die Omega-3-Fettsäuren.

> *„Diese Fettsäuren sind für das Gehirn lebenswichtig. Die Kapazität des Gehirns nimmt ab, wenn diese Bausteine nicht zur Verfügung stehen.“*[153]

Omega-3-Fettsäuren sind im Fisch (langkettige Fettsäuren), sehr viel in Leinsamen, viel in Walnüssen oder Perillapflanzen enthalten. *Langkettige Omega-3-Fettsäuren aus gereinigtem Fischöl* können Sie täglich (1-2 Kapseln) nehmen. Dass die Kapseln vor Herz-Kreislauf-Erkrankungen schützen sollen, steht zz. in Diskussion. „Fischölkapseln können unter bestimmten Bedingungen Herzrhythmusstörungen fördern, obwohl sie eigentlich als stabilisierend für den Herzrhythmus bekannt sind. Ihre Anwendung sollte aber nicht bei chronischen Herzerkrankungen erfolgen.“[93] Mit zu vielen Omega-3-Fettsäuren können Sie sich kein Defizit im Immunsystem einhandeln, andererseits entsteht bei einem Mangel jedoch eine ungenügende Infektabwehr. Die veränderte Fütterung mit Soja, Mais und Weizen und die Industriehaltung in „Tiergefängnissen“ hat jedoch das Fettsäure-Verhältnis in Fleisch, Fisch, Milch und deren Produkten sowie den Hühnereiern zu ungunsten der Omega-3-Fettsäuren verschoben. Die ehemals wertvollen natürlichen Lebensmittel werden dadurch verändert. Industrielles Fleisch, Zuchtfisch, Milch und deren Erzeugnisse und Hühnereier haben heute einen höheren Omega-6-Fettsäure-Gehalt und sind deshalb mit verantwortlich für Fetteinlagerungen im Gewebe und für manche chronische Krankheiten. „Nur bei Tieren in Weidehaltung und Wildfischen ist der Anteil an den beiden Fettsäuren ausgeglichen.“[76] „Das ausgeglichene Verhältnis Omega-6-: Omega-3-Fettsäuren sollte dabei bei 5:1 liegen.“[93]

Die *Linolsäure* ist eine zweifach ungesättigte Fettsäure. Sie gehört zur Gruppe der Omega-6-Fettsäuren (nicht zu verwechseln mit Linolensäure). Als *konjugierte Linolsäure* (CLA) wird eine Gruppe von zweifach ungesättigten Fettsäuren um die Linolsäure bezeichnet. CLA entsteht im Stoffwechsel von Wiederkäuern und in den Milchdrüsen. Das Wiederkäuerfleisch (Rind und Hirsch), Lammfleisch sowie Milch und Milchprodukte sind bei naturgemäßer Haltung die Hauptquellen der CLA in der menschlichen Ernährung. Der französische Forscher Prof. Bougnoux hat herausgefunden, dass „CLA bei der Bekämpfung von Tumoren dann eine Rolle spielt, wenn das Fleisch und die Milchprodukte von Wiederkäuern stammen, die mit *Grünfutter* gefüttert worden sind. Durch die veränderte Fütterung mit Mais, Soja und Weizen ist dieser Krebsschutzfaktor beseitigt worden".[76] Der Zusammenhang ist schon seit 1952 bekannt. Und noch einen Zusammenhang sollten Sie kennen: „Ungesättigte Fette sind immer ein Speicher für Giftstoffe. Je unausgewogener das Fettsäureverhältnis, desto höher das Risiko der Schadstoffkonzentration."[76] Und dem Risiko ist jeder ausgesetzt, nicht nur wie der Raucher seinem eigenen Qualm.

Beim Urmenschen hätte sich ohne Omega-3-Fettsäuren nicht die kognitive Leistungsfähigkeit entwickelt. Der Urmensch hat sich weitgehend natürlich mit Wildfleisch, besonders aber mit Wildfisch ernährt. Zu diesen kognitiven Fähigkeiten gehören u. a. Aufmerksamkeit, Erinnerung, Lernen, Kreativität, Planen, Orientieren, Argumentieren, Glauben und Wille.

„Das größte Stimulans für das Hirnwachstum ging wohl vom Fisch aus,

weil mit dem Verzehr von Fisch die notwendige Menge an *Docosahexaensäure* (DHA) aufgenommen wurde."[93] Diese Omega-3-Fettsäure ist *ein wesentlicher Baustein des Hirngewebes des Menschen* selbst. DHA ist eine der wichtigsten mehrfach ungesättigten Fettsäuren. In den Seefischen kommt auch die Eicosapentaensäure (EPA) vor, ebenfalls eine mehrfach ungesättigte Fettsäure der Klasse der Omega-3-Fettsäuren. In Lebewesen ist EPA überall verbreitet. Eine weitere Omega-3-Fettsäure, die *Alpha-Linolsäure*, übt im Körper einen positiven Einfluss auf chronische Entzündungen aus. Sie ist so ein Konkurrenzsubstrat zur Arachidonsäure, die bei Entzündungsprozessen eine Rolle spielt. Schließlich müssen alle Fettsäuren beim Stoffwechsel um die gleichen Enzyme konkurrieren.

Je mehr Omega-3-Fettsäuren, desto besser verläuft der Stoffwechsel. Ome-

ga-3-Fettsäuren dienen der Krebsprävention, sie sind gut für Herz und Gefäße, verbessern die Fließeigenschaften des Blutes und die Entsorgung von Stoffwechselabfällen.

In *Wildlachs, Hering, Makrele, Heilbutt, Miesmuschel, Sardine, auch in Forelle* und in Pflanzen, z. B. *Perilla-Pflanzen* (Perilla-Öl-Kapseln), finden Sie Omega-3-Fettsäuren. *Leinsamen und kalt gepresstes Leinöl sind ebenso erste Wahl und in Raps- und Sojaöl, Kürbiskernen, Schwarzkümmel und Walnüssen* ist sie ebenfalls enthalten. Die Deutsche Gesellschaft für Ernährung empfiehlt Raps- und Walnussöl. Leinöl ist meiner Erfahrung nach noch besser.

Kalt gepresste Öle aus *Leinsamen und Traubenkernen sind die Omega-3-Spitzenreiter* (s. a. Heilmittel bei Krebs). Leinöl enthält bis zu 58 % Omega-3-Fettsäuren, Traubenkernöl kann bis zu 70 % enthalten, Walnussöl nur 13 % und Rapsöl sogar nur 9 %. Leider sind die Omega-3-Fettsäuren, wie die natürlichen Enzyme und sekundären Pflanzenstoffe, sehr empfindlich. Kalt gepresstes Leinöl können Sie direkt aus Ölmühlen z. B. aus dem Spreewald beziehen. Es darf *nie über 40°C* erhitzt werden und muss immer kalt (am besten im Tiefkühlschrank) gelagert werden. Und das ist das Problem. Sie müssen sicher sein, dass die Öle bei der Herstellung nicht über 40°C erhitzt worden und stets frisch sind. Kaufen Sie die Öle nur bei seriösen Herstellern und dort haben sie ihren Preis. Diese Fett-Säuren senken den Blutzuckerspiegel, verringern die Blutfette, wirken gut bei Depressionen und Demenz. Studien haben belegt, je mehr Omega-3-Fettsäuren in der Blutbahn zirkulieren, desto niedriger sind Ihre Blutfettwerte.

Je mehr Omega-3-Fettsäuren Sie nehmen, *desto besser ist Ihre Stimmung*, desto ruhiger werden Sie. Die Stimmung trübt sich, wenn diese Fette fehlen. Das ergaben zahlreiche Studien über Depressionen. „Auch bei manisch-depressiven Störungen, selbst bei Schizophrenie gibt es einen Zusammenhang mit dem Fettstoffwechsel."[153]

Überlegen Sie doch einmal: Je träger dass Fett in der Ernährung, desto träger sind die abgelagerten Fette im Körper. Nur dem Motor Ihres Autos verordnen Sie Leichtlauföl? Experten vermuten, dass die Zunahme chronischer Krankheiten, bei denen Entzündungen eine Rolle spielen (Krebs, Neurodermitis, Rheuma oder Morbus Crohn), mit dem *Mangel an Omega-3-Fettsäuren zusammenhängt.*

Sie sollten wissen: Pro Sekunde erneuert unser Körper 10 Millionen Zellen. Omega-3-Fettsäuren sind Biophotonen der Sonne, die für gesunde Zellteilung wichtig sind. Die typische westliche Ernährung enthält zu wenig dieser wertvollen Fettsäuren. Daher sollten Sie zweimal pro Woche Fisch essen und die genannten Öle und Nüsse mit auf den Speisezettel nehmen. So sind Sie von Natur aus gut mit diesen wichtigen Fettsäuren versorgt. Lassen Sie Ihre Vorzugsöle nach dem Bioresonanzverfahren auf Ihre spezielle Verträglichkeit testen.

Beachten Sie bitte: Viel hilft auch hier nicht viel. Die ungesättigten Fettsäuren können im Körper nur soweit verwertet werden, wie der Körper sie braucht. Ein Überschuss an *Fettsäuren wird gespeichert.*

Weitere Informationen zu Fettsäuren und zu den Transfetten finden Sie im Anhang.

3.3 Kohlenhydrate

Kohlenhydrate (Saccharide) bilden eine biologisch wichtige Stoffklasse. Den Begriff Saccharide finden Sie oft in der Nahrungsmittel-Deklaration, aber viele Menschen wissen nicht, was damit gemeint ist.

In der Natur enthalten sie auch nicht verwertbare Bestandteile (Ballaststoffe), die nach heutigen Gesichtspunkten für eine gesunde Ernährung ebenso wichtig sind. Die Kohlenhydrate sind *physiologische Energieträger und -lieferanten* für den Menschen und die Tiere, Bau- und Speicherstoffe (Glykogen).

Man unterscheidet hier *drei verschiedene Formen:*

- *Monosaccharide* kommen am häufigsten vor. Das sind Einfachzucker (nicht weiter aufspaltbar), wie Traubenzucker (Glukose) und Fruchtzucker.

  Nur Glukose kann den Dünndarm passieren und ins Blut gelangen.

- *Disaccharide* sind Zweifachzucker, wie Kristall-, Milch- und Malzzucker. Sie werden im Dünndarm in Einfachzucker gespalten.
- *Polysaccharide* heißen sog. Vielfachzucker. Das ist *Stärke*, Zellulose und Chitin. Diese Stoffe sind schlecht oder gar nicht in Wasser löslich und relativ geschmacksneutral. Sie sind schwer spaltbar und liefern nur wenige Einfachzucker.

Hohe Anteile an Polysacchariden haben vor allem *Getreide, wie Reis, Weizen, Mais, Hirse, Roggen, Gerste und Hafer*. Die daraus hergestellten Produkte haben einen entsprechend hohen Stärkeanteil, beispielsweise bei *Brot, Nudeln und Kuchen. Die Kartoffeln und die Hülsenfrüchte,* z. B. Erbsen, Bohnen und Linsen, haben zwar ebenfalls einen hohen Anteil an Kohlenhydraten, aber auch andere wertvolle Bestandteile (vor allem Eiweiß). Polysaccharide sind die wichtigsten Kohlenhydratbestandteile der Nahrung.

Die Saccharide sind in der Regel wasserlöslich. Sie sind verführerisch süß und werden allgemein als *Zucker* bezeichnet.

Die Versorgung der Zellen mit lebenswichtiger Glukose erfolgt über das Blut. Eine Nahrungsaufnahme bedeutet immer eine Erhöhung des Blutzuckerspiegels. Insulin, das Blutzucker senkende Hormon der Bauchspeicheldrüse, wirkt direkt oder indirekt auf viele Stoffwechselvorgänge. Bei Zucker geht der Vorgang schneller und bei Stärke dauert er etwas länger.

Bei niedrigem Blutzuckerspiegel kommt das Signal *Hunger*. Wenn Sie reichlich Süßes gegessen haben und die Insulinausschüttung dementsprechend hoch ist, sinkt der Blutzuckerspiegel nach der Verstoffwechslung der Zucker umso tiefer und es entsteht aufgrund des Zuckermangels Hunger (bei dem Diabetiker möglicherweise ein Koma). Günstiger ist die Aufnahme von Nahrung mit komplexen Kohlenhydraten, die langsam Glukose abgibt, wie z. B. Obst und Gemüse, als mit Einfach- und Zweifachzuckern.

Ist die Versorgung der Zellen mit Glukose höher als der Verbrauch, wird der *Überschuss in Fett umgewandelt und als Körperfett gespeichert.* Die Fettdepots werden ständig auf- und abgebaut, nicht erst, wenn die Speicher reduziert sind. Bei körperlicher Bewegung (jeder Art von Muskelarbeit) gilt allein die Energiebilanz. Wenn keine Glukose mehr zur Verfügung steht, wird nach der Bewegung noch Fett verbrannt, um die Speicher aufzufüllen. Wichtig ist die *Folge der Kohlenhydratzufuhr.* Da mit jeder Insulinproduktion die Fettverbrennung gehemmt ist, sollten Sie täglich Phasen haben (besonders nachts), in denen kein Insulin erzeugt wird, um in dieser Zeit Fett zu verbrennen. Mehr Muskeln und mehr Muskelarbeit bedeuten zudem, dass sich der Sauerstoffumsatz und die Fettverbrennung verbessern. Im Kapitel Lebens- und Heilmittel für Sportler können Sie nachlesen, wie sich ein günstiger Zeitraum für die Nahrungsaufnahme auf die Glykogenspeicher auswirkt.

Bei Kohlenhydratmangel kann unser genialer Körper Glukose in der *Glukoneogenese unter Energieverbrauch* des Körpers aus anderen Nahrungsbestandteilen selbst herstellen. Denn im Körper muss ständig Glukose als Energieträger bereitstehen, da alle Zellen, besonders die Nervenzellen des Gehirns davon abhängig sind. So wird Ihr Blutzuckerspiegel in engen Grenzen durch ein Wechselspiel von Insulin und Glukagon (dem Blutzucker steigernden Hormon der Bauchspeicheldrüse) aufrecht gehalten.

Wenn Sie Gewichtsprobleme haben, sollten Sie vorrangig auf schnell verfügbare Kohlenhydrate verzichten oder diese reduzieren. Das sind in erster Linie jede Art von Zuckern, aber auch etwas langsamer verfügbare, wie alle Auszugsmehle, besonders Weißmehl, Stärke und deren Produkte, wie z. B. Weißbrot, weiße Brötchen und Kuchen. Traubenzucker ist schnell verfügbar. Bei Getreideprodukten sollten Sie bedenken, dass der Mensch sich im Verlauf von ca. 3,5 Millionen Jahren entwickelt hat, er aber erst seit ca. 10.000 Jahren Getreidekörner zur Ernährung nutzt und größere Mengen erst seit ca. 2.500 Jahren verfügbar sind. In den letzten 60 Jahren ist der Konsum von Kohlenhydraten drastisch angestiegen und seit 40 Jahren ist er fast grenzenlos. Und „deshalb hat der menschliche Körper noch nicht viel Zeit gehabt, sich an die relativ neuen Nahrungsmittel, wie Getreide und deren Produkte, anzupassen“.[149] Überschätzen Sie nicht die Geschwindigkeit der

Evolutionsgeschichte. Es dauert hunderttausende von Jahren, bis sich fundamentale Bereiche ändern.

Ihr Verdauungstrakt und besonders Ihr Darm ist immer noch der eines Jägers und Sammlers und für natürliche Nahrung ausgelegt.

Über viele Jahre haben Ärzte und Ernährungswissenschaftler und selbsternannte Experten angenommen, dass Fett für Übergewicht und daraus resultierende chronische Krankheiten verantwortlich ist. Daraufhin wurden Diäten mit mehr Kohlenhydraten beworben. Viele Menschen haben sich so von natürlicher Ernährung (die auch Fett, insbesondere Omega-3-Fettsäuren, enthält) entfernt und „stopfen" sich mit Kohlenhydraten voll. Die Völlerei mit vielen, vor allem industriell verarbeiteten Kohlenhydraten wird heute als eine Ursache vieler Zivilisationserkrankungen gesehen. Mit dem hohen Konsum von Kohlenhydraten ist die Zahl der Fettleibigen und der Zucker- und Stoffwechselkranken kontinuierlich angestiegen.

3.4 Vitamine

Vitamine sind *lebensnotwendige Mikronährstoffe*, die der Körper meist nicht selbst herstellen kann. Bislang sind 13 Vitamine bekannt. Alle Vitamine können aus Lebens- und Heilmitteln und einigen Nahrungsmitteln durch den Körper absorbiert, gut verwertet und teilweise gespeichert werden. Sie sollten die Vitamine nur aus den natürlichen Quellen aufnehmen. Dr. Winick, Direktor des Instituts of Human Nutrions der Columbia Universität, sagt: „Manche Leute halten Vitamine (gemeint sind hier Vitamin-Pillen, der Autor) für Bonbons, aber das sind sie nicht. Sie haben mehr den Charakter von Medikamenten". Und wir alle wissen, dass es keine sicheren Medikamente gibt, allenfalls sichere Dosierungen. Heute sieht die Wissenschaft die „Vitamin-Pillen" recht kritisch und in seriösen Veröffentlichungen heißt es, dass die Präparate meist keine oder nur sehr geringe Wirkung haben und bestimmte Dosen bereits schaden können. So weiß man heute, dass die zusätzliche Einnahme von Vitamin C das Leben nicht verlängert, dass Vitamin E und A (und Vorstufe Beta-Karotin) sogar das Sterberisiko erhöhen. „Diese Nahrungsergänzungsmittel können tödlich sein". Und weiter: „Es gibt dennoch Menschen, wie Sportler, chronisch Kranke und Alte, die zusätzlichen Vitaminbedarf haben".[169] Wenn Sie meinen, zusätzlichen Bedarf zu haben, lassen Sie diesen vorher immer durch einen Arzt oder Heilpraktiker bestimmen.

Sie lesen heute sehr viel über Vitamine. Achten Sie auf seriöse und aktuelle Literatur, denn vor zehn Jahren wurde Ihnen noch klar gemacht, dass Vitamin-Präparate etwas besonders Gutes sind. Es wurde damit begründet, dass die Böden ausgelaugt seien, natürliches Obst und Gemüse zu wenig Vitalstoffe hätten und jeder seine Nahrung ergänzen müsse. So hat die Branche bereits die Milliardenumsatzgrenze erreicht und der Umsatz wächst weiter.

Wenn Sie täglich ausreichend und abwechslungsreich frisches Obst und Gemüse und gelegentlich Fisch und Fleisch essen, werden Sie ausreichend mit Vitaminen und sekundären Pflanzenstoffen versorgt, die zusammen und im Komplex wirken. Legen Sie Wert auf natürliche Früchte, Bioeier, Biofleisch und Wildfisch, Produkte, die nicht durch konsumfreundliche Züchtungen zu Hybriden mutiert oder industriell hergestellt worden sind. Nehmen Sie besser Weintrauben und Melonen mit Kernen, die Sie mitessen sollten, und Wildfrüchte.

Wenn Sie rauchen, Alkohol trinken und sich überwiegend von gekochten, konservierten und anderen hoch verarbeiteten Nahrungsmitteln ernähren, reichen allerdings ein paar Vitamine, die Sie vielleicht mit einem Apfel oder einem kleinen Salat in der Woche aufnehmen, nicht aus, um den Bedarf des Körpers zu decken. Mit „Vitaminpillen" können Sie diesen Bedarf auch nicht abdecken. Vertrauen Sie nicht auf die zusätzlichen Vitamingaben in einigen verarbeiteten Lebensmitteln. So werden Joghurts beispielsweise mit Vitaminen „geimpft". Diese Vitamine bleiben isolierte Stoffe, die nicht im Komplex wirken und nur teilweise (wenn überhaupt) vom Körper verarbeitet werden.

„Das deutsche Recht verlangt, dass 100 ml eines Lebensmittels mindestens 15 % des Tagesbedarfs an einem Vitamin decken, damit der Anbieter auf seinem Etikett damit werben darf. Damit können Fruchtsaftkonzentrate nicht dienen. Die meisten von ihnen haben nicht mehr Vitamine wie der Abfall in der Biotonne."[93] Das ist genauso zutreffend für Dosennahrung, eingefrorenes Fleisch aus anderen Erdteilen, ausgesiebte Mehle, lange haltbar gekochte Marmelade, eben alles, was gekocht, konserviert und präpariert ist. Eine Ausnahme ist die Trocknung, die (wenn sie langsam und schonend erfolgt) einen relativ hohen Anteil an Vitaminen erhält. Tiefgekühlter Fisch und gefrostetes Obst und Gemüse schneiden bei den Vitaminen meist günstig ab, wenn die Produkte schockgefrostet und die Kühlkette nicht unterbrochen worden ist. Nicht jedes Obst und Gemüse eignet sich allerdings für diese Konservierungsart, weil oft auch die Zellstruktur zerstört wird.

Die Industrie fügt heute vielen Lebensmitteln künstliche Vitamine als Konservierungs- und Farbstoffe hinzu. Das sind z. B. E 101 Vitamin B_2/Riboflavin) oder E 160 a (Beta-Karotin) oder E 300 (Vitamin C). Sie finden sie dann in Pommes frites, in Salzstangen, in Chips, in Salami, in Desserts, in allen möglichen Cremespeisen, Puddings, Käse, Butter, Margarine, Fertig-Suppen und Mayonnaisen. Wenn es schön gelb aussehen soll, dann wurde eben Beta-

Karotin hinzugegeben. Selbst Zuchtlachse und Shrimps werden schon mit dem Futter so gefärbt.

„Kunstvitamine können Schaden anrichten. Einige Kunstvitamin-Pillen können sogar das Krebsrisiko erhöhen. Es ist noch ungeklärt, ob solche isolierten Wirkstoffe sich nicht verändern, wenn sie einem Lebensmittel zugesetzt werden. Es ist nicht auszuschließen, dass sie mindestens unwirksam werden oder schädliche Effekte entwickeln, wenn sie sich als Laborprodukte auf einmal mit der Gesellschaft von Tausenden von Naturstoffen arrangieren müssen.“[93]

Meine eindringliche Empfehlung:

Nehmen Sie keine Vitaminpräparate, wenn kein erhöhter Bedarf festgestellt wurde.

Die Folgen des unkontrollierten Konsums von „Vitaminpillen“ sind vielfältig. So erhöhen sie beispielsweise das Asthmarisiko und lösen allergische Reaktionen aus. Unspezifische Immunreaktionen können z. B. Impfungen schwächen. Anreicherungen im Gewebe sind durch Vitamin E (auch um Fleisch rot zu färben als Zusatzstoff E 306) möglich. Zusätzliche Vitamin-Gaben können den Knochenabbau beschleunigen und die Aufnahme von natürlichen Vitaminen verringern. Es wird beispielsweise weniger Vitamin D aufgenommen, wenn künstliches Vitamin A zugeführt wird. Das Risiko für Mehrlingsgeburten kann sich bei Einnahme von Vitamin A erhöhen. Selbst bei Vitamin-C-Zugabe sind Ablagerungen an den Arterienwänden möglich.

Die Aufnahme von Medikamenten kann durch Einnahme von Vitaminpräparaten eingeschränkt oder verändert werden. So verstärkt Folsäure z. B. die Wirkung von Antidepressiva. „Selbst das gute Aspirin steht im Verdacht, zusammen mit Vitamin C toxisch zu wirken. Diese Kombination erhöht das Risiko für Ohrensausen, Schwindel, Sehstörungen und Verwirrtheitszustände, die zu den typischen Zuständen einer Aspirinvergiftung zählen."[93] „Vitamin-Pillen erhöhen das Krebsrisiko (s. a. Beta-Karotin) und sind den natürlichen Vitaminen aus frischem Gemüse und Obst deutlich unterlegen. Wenn allerdings Vitamine fehlen, droht geistiger Verfall. Bei vielen Gesundheitsstörungen, die ihren Ursprung im Gehirn haben, ist Vitaminmangel festgestellt worden. Auch bei Morbus Parkinson und bei Depressionen. Bei Multiple Sklerose wurde ein Defizit an Vitamin D festgestellt."[153] Auch bei Krebs (hier in Verbindung mit Kalzium), Bluthochdruck, Diabetes Typ II und Schlaganfall kann ein Mangel an Vitamin D entscheidend sein.

Und noch eine Erkenntnis der jüngeren Forschung möchte ich anschließen: Wenn Sie Sport machen, entstehen oxidative Vorgänge. Bei Testpersonen, die zusätzliche Vitamine einnahmen, blieb der Trainingseffekt vollständig aus, und der Körper passte sich nicht den Bedingungen der Belastung an. „Hoch dosierte Präparate können die gesundheitsfördernden Aspekte körperlicher Aktivität zunichte machen. Die bei körperlicher Aktivität entstehenden freien Radikale wirken als Signalstoffe und bei vorübergehender Freisetzung wirken sie als Impfung gegen das Altern."[169] Es besteht im Körper immer ein Gleichgewicht zwischen Entstehung und Entschärfung aggressiver Substanzen. Die Regelung übernimmt Ihre eigene Körperapotheke. Sie müssen ihr nur die richtigen Grundsubstanzen anbieten.

Die ausgewogene Mischung gesunder Lebens- und Heilmittel schützt Ihren Körper am besten.

Heute übliche Bezeichnungen der Vitamine:

Vitamin A, Retinol (auch Lebensmittel-Farbstoff 160 A)
Vitamin B_1, Thiamin
Vitamin B_2, Riboflavin
Niacin, Nicotinsäure, Niaciamid, Nicotinsäureamid
Vitamin B_6, Pyridoxin, ein Vitamin aus dem B-Komplex
Pantothensäure, Koenzym A
Biotin
Folsäure
Vitamin B_{12}, (Cyano)-cobalamin
Vitamin C, Ascorbinsäure
Vitamin D, Calciferol
Vitamin E, Tokopherol, Zusatzstoff E 306
Vitamin K, Phyllochinon, Menachinon
Weitere Informationen finden Sie im Anhang.

3.5 Sekundäre Pflanzenstoffe

Die sekundären Pflanzenstoffe werden gelegentlich auch als Phytamine bezeichnet. Das sind tausende Inhaltsstoffe der Pflanzen, die mit ihrer Wirkung den Fortbestand des Pflanzenreiches sichern. Farb- und Aromastoffe locken Insekten für die Unterstützung der Fortpflanzung an. Bitter- und Giftstoffe halten Fressfeinde fern und bewahren vor Bakterien und Pilzen. Die Zellen schützenden Substanzen verhindern Schäden durch Sonne und Atmosphäre. Diese Stoffe wurden lange Zeit für die Ernährung vernachlässigt. Erst seit einigen Jahren ist ihr gesundheitlicher Nutzen für den Menschen anerkannt. Vor allem die *Polyphenole wirken antibakteriell, antikanzerogen, antioxidativ,* auch weil sie *das Immunsystem stärken.* Sie schützen unsere Zellen vor dem Angriff von Sauerstoffradikalen, die als Verursacher von Krebs, Arteriosklerose und anderen chronischen Krankheiten bekannt sind. Das Wissen um diese Stoffe ist noch unvollständig und es wird sicher immer unvollständig bleiben. Fest steht:

> *Diese Stoffe wirken im Komplex und sollten nicht einzeln, herausgelöst oder chemisch hergestellt eingenommen werden.*

Viele sekundäre Pflanzenstoffe sind flüchtig, schon deshalb sollten die Pflanzen immer frisch, nicht an den Schnittstellen oxidiert und z. B. als Tee frisch gebrüht sein.

Klasseneinteilung: Polyphenole, Terpene, Schwefelverbindungen und Saponine

Einige sekundäre Pflanzenstoffe habe ich im Anhang beschrieben. Hierzu gehören: Katechine, Karotinoide (Beta-Karotin auch in Tieren weit verbreitet u. a.), Ellagsäure, Flavonoide, Glykoside, Glukosinolate, Iridoide, Lignane, Lutein (Lebensmittelfarbstoff E 161 b), Lycopin (Lebensmittelfarbstoff E 160 a, d, e und f), Phytin (Getreideschutzstoff), Phytoöstrogene, Phytosterine/-sterole, Polyphenole (früher Gerbsäuren), Querzetin, Saponine, Sulfide, Tannine (gehören zu den Flavonoiden) und Terpene.

3.6 Ballaststoffe

Ballaststoffe sind *lebensnotwendige Mikronährstoffe* in Form von hochmolekularen Polysacchariden (Gruppe der Kohlenhydrate). Sie können die Krebsentstehung dadurch hemmen (z. B. durch Pektine des Apfels), indem Zellen vor der Entartung geschützt werden. Mehr Ballaststoffe sorgen für ein geringeres Krebsrisiko im Darm, das hat eine große europäische Studie mit 500.000 Probanden bewiesen. *Obst und Gemüse sollten Sie täglich essen. Vollkornprodukte* gehören ebenfalls zur gesunden Ernährung. Auch wenn der Getreideschutzstoff Phytin eine Nährstoffbremse ist, überwiegen die Vorteile dieser Stoffe. Nicht der klare, gefilterte Saft allein, sondern immer der frische, naturtrübe Saft hat noch die Eigenschaften, die in der *Original-Frucht* in natürlicher Form vorhanden sind. Ich orientiere immer darauf, nicht den Fruchtsaft auszupressen und die Ballaststoffe zu entsorgen, sondern besser die ganze Frucht zu essen. „Frauen, die mehr wie 30 g Ballaststoffe zu sich nehmen, halbieren beispielsweise ihr Brustkrebsrisiko gegenüber Frauen, die auf 20 g und weniger kommen, so das Ergebnis einer britischen Langzeitstudie.“[26] Der Grund liegt darin, dass krebserregende Stoffe im Darm verdünnt und giftige Stoffe an Ballaststoffe gebunden werden. Sie haben dadurch weniger Zeit zu wirken und werden besser ausgeschieden.

> *Besonders ballaststoffreiche Lebensmittel sind Vollkornbrot, auch Knäckebrot, natürliches Müsli, Haferflocken und Haferkleie, Hirse, Sesam, Leinsamen, Apfel, Banane, Pflaume, Erbse, Feige, Bohne, Linsen und Kichererbse.*

30 g Ballaststoffe sollten zu Ihrer täglichen Nahrung gehören. Bei Vollkornbrot empfehle ich jedoch Zurückhaltung, da durch den Backprozess Schadstoffe entstehen können (s. dazu Brot im Band II).

Sie wissen ja bereits: Der Tod kommt durch den Darm. Eine Vorsichtsregel gebe ich Ihnen dennoch mit. Wenn Sie einen empfindlichen Magen haben oder einen entzündeten Darm, sollten Sie Nahrung mit vielen Ballaststoffen sehr vorsichtig probieren. Ballaststoffe sollten Sie immer gut kauen, sonst kann es zu Reizungen der empfindlichen Magen- und Darmschleimhaut kommen. Noch eine Empfehlung: Trinken Sie auch immer viel frisches und sauberes Wasser.

3.7 Mineralstoffe/Spurenelemente

Mineralstoffe sind Stoffe, die aus Gesteinen oder Metallen stammen. Sie brauchen diese unentbehrlichen Substanzen in winzigen Mengen (ca. 0,1 g täglich Mineralstoffe und ebenso Spurenelemente) für die Nerven, Muskeln und Knochen. Das sind die *Katalysatoren* für Prozesse und Reaktionen im Körper, für die Produktion von Hormonen und die Umsetzung von Vitaminen. Störungen des Wohlbefindens und fast jede Erkrankung lassen sich auf Mineralstoffmangel zurückführen.

Wenn Mineralstoffe fehlen, kann die körpereigene Apotheke nicht die Abwehrstoffe gegen Bakterien, Viren und Pilze herstellen.

Natürlich sind diese Stoffe auch am Auf- und Abbau von Körpergewebe und an der Regulierung des Stoffwechsels beteiligt. Bei der natürlichen Verfügbarkeit gehen die Meinungen der Wissenschaftler auch hier auseinander. Einerseits heißt es, dass aufgrund der ausgelaugten und einseitig überdüngten Böden heutiges Obst und Gemüse aus industrieller Herstellung meist nur noch 50 % des Mineralstoffgehaltes wie vor 50 Jahren haben. Das sei deshalb so, weil nicht mehr ausreichend organisch gedüngt wird. Bei der organischen Düngung setzen Bakterien die Mineralstoffe um. Andererseits wird festgestellt, dass wir noch nie so gut mit diesen Stoffen versorgt waren wie heute. Fest steht:

Mineralstoffe lassen sich am besten aus frischen natürlichen Lebensmitteln vom Körper aufnehmen. Sie lassen sich über die Verdauung mit Enzymen verwerten und im Körper speichern.

„Wenn Sie Obst und Gemüse kochen, so verliert es bis zu 94 % der Mineralstoffe.“[111] Den Kochsud der Kartoffeln, des Blumenkohls, des Brokkolis können Sie immer als Mineralstoffquelle trinken. Natürlich sollten Sie zuvor kein Kochsalz hinzugeben. Salzen kann man später, wenn man es unbedingt möchte. Wenn Sie dabei Himalaya-Steinsalz verwenden, können Sie neben Natrium und Chlorid viele weitere Mineralstoffe hinzufügen. Auch weil der Mineralstoffgehalt von Obst und Gemüse abnehmend ist, ist es sinnvoll, auf sauer machende industrielle Nahrungsmittel weitgehend zu verzichten und sich basisch oder wenigstens neutral zu ernähren. Übersäuerung und chronische Krankheiten sind sonst nicht zu vermeiden. Andererseits führen die industrielle Ernährung, Alkohol, Stress, Umweltbelastung, Medikamente und Bewegungsmangel zu vermehrter Säurebildung, die mit Mineralstoffen kompensiert werden muss. Ich warne aber vor der unkontrollierten Zufuhr künstlicher Mineralien. Sie werden offensichtlich nicht oder nicht ausreichend in den Stoffwechsel eingebaut und können vielfältige Störungen des Wasserhaushaltes und der Ausscheidungsorgane (Nieren und Haut) herbeiführen. Lassen Sie immer erst einen Check-up durch ein Blutbild machen.

Einige wichtige Mineralstoffe alphabetisch:
Bor, Chrom, Eisen, Jod, Kalium, Kalzium, Kobalt, Kupfer, Magnesium, Mangan, Molybdän, Natrium, Phosphor, Schwefel, Selen, Silizium, Zink und Fluor (geringe Mengen).
Sie finden diese im Anhang erläutert.

3.8 Hormone, Hormonvorstufen und -bausteine

Die Hormone sind die Kuriere des Körpers. Sie bringen die Nachrichten von Hormondrüsen an alle Zellen.

Die dabei fließenden biochemischen Botenstoffe regulieren neben dem Nervensystem alle Funktionen, wie Hunger, Verdauung, Immunabwehr, Stressbewältigung, Wohlbefinden und Sexualität. An einem funktionierenden Hormonsystem sind viele Eiweiße, Vitamine, Spurenelemente und ungesättigte Fettsäuren beteiligt. Fällt ein Bestandteil aus, gibt es Probleme an verschiedenen Stellen und der Informationsfluss kann durcheinandergeraten. Die hormonelle Steuerung erfolgt vom Gehirn aus. Hier gibt das Hypothalamus-Hypophysen-System die Befehle für die Steuerung der Drüsen, je nach Bedarf mehr oder weniger Hormone auszuschütten. Die Zentrale bekommt aus allen Körperteilen Rückmeldungen, mehr oder weniger zu produzieren. Die immer wieder auftauchenden Substanzen: Kortisol, DHEA, Ghrelin, HGH, Histamin, Serotonin/Melatonin/Oxytozin, Dopamin, Insulin, NADH, Östrogen, Progesteron, Prolaktin und Testosteron sind ebenfalls im Anhang erläutert.

Auf Wachstumshormone möchte ich jedoch gesondert eingehen, da diese Substanzen, das Wachstum von Menschen, Tieren und Pflanzen in besonderer Weise stimulieren. Ich wiederhole immer wieder:

Helfen Sie nie Ihrem Körper mit künstlichen Wachstumshormonen nach. Ihre permanent vorhandenen ca. eine Million Krebszellen würden auch zum Wachsen angeregt werden.

Bei Säugetieren sind dies das HGH und das *Somatotrope Hormon (STH), die insulinähnlichen Wachstumsfaktoren (IGF-1 und IGF 2, siehe unter Milch im Band II)*. Bei Pflanzen sind es beispielsweise Auxin und Gibberelline. STH ist ein wirkungsvolles Hormon, wenn es um die Alterung geht. Durch *Sport*, besser durch harte Muskelarbeit und *Fasten, auch Dinner-Cancelling, können Sie Ihre Somatotropin-Produktion anregen*. Fehlendes Somatotropin führt bei Männern zur Abnahme der Muskeln, Verringerung der Potenz und Haarausfall. Bei Frauen führt ein Mangel zum vorzeitigen Verlust der Fortpflanzungsfähigkeit, zu Wechseljahresbeschwerden, allgemein auch zu Müdigkeit, Depressionen, Konzentrationsschwäche, Schlafstörungen, Schwächen des Immunsystems, Osteoporose und trockener Haut.

> *Machen Sie täglich Sport und fasten Sie einmal pro Woche oder wenigstens ab und an einen Abend und ernähren Sie sich mit natürlichen Lebens- und Heilmitteln. 10.000 Schritte laufen, 5 km Fahrradfahren oder die Treppe statt des Aufzugs nehmen, das ist gute Bewegung.*

3.9 Antioxidanzien

Im Menschen laufen unterschiedliche Stoffwechselvorgänge ab. Dabei entstehen sog. freie Radikale. Das sind kurzlebige, aggressive, sauerstoffhaltige Verbindungen mit freien Ionen, die schädliche Prozesse auslösen können. Täglich führen auch noch Umweltverschmutzung, Schadstoffe (z. T. auch aus der Nahrung), UV-Strahlen, Alkohol, Rauchen, physischer Stress zur Bildung dieser instabilen Moleküle. *Die Moleküle binden freie Sauerstoffionen und verhindern damit die Stoffwechsel- bzw. Oxidationsvorgänge von Zellen.* Der menschliche Körper hat dagegen ein System, das *antioxidative Netzwerk*.

Dieses besteht aus fünf Grund-Antioxidanzien: *Vitamin C, Vita-*

min E, Koenzym Q 10, Glutathion und Liponsäure. Weiterhin gehören dazu *Mineralien, wie Selen, Kupfer, Zink,* und die Gruppe der *Karotinoide und Flavonoide* sowie Cysteine, die zusammen mit Glutathion für die Ausscheidung von Schwermetallen sorgen. Das ist ein einzigartiges System zur Erhaltung und Regeneration der Zellen. Biochemische Reaktionen der Antioxidanzien führen dazu, dass die Oxidationsfähigkeit (Bindung freier Sauerstoff-Ionen) durch gegenseitige Reduktion wiederhergestellt werden kann. Das ist besonders wichtig für die Nervenzellen. Der Körper hat immer einen Bedarf an Antioxidanzien, die *mit gesunder Nahrung täglich zugeführt* werden müssen. Vor allem frisches Obst und Gemüse versorgen den Körper mit diesen wichtigen Stoffen. Wenn Ihnen zu wenig Antioxidanzien aus natürlichen Stoffen zur Verfügung stehen, entsteht oxidativer Stress für Ihren Körper.

Wie viele Stoffe es gibt, die Antioxidanzien liefern, ist nicht bekannt und wahrscheinlich wird es uns immer verborgen bleiben. Heute werden sie auf ca. 30.000 geschätzt. Einige Inhaltsstoffe sind besonders bekannt geworden, wie die des *grünen Tees.* Die Antioxidanzien sind dabei am wirksamsten, wenn der Tee frisch zubereitet und nicht unbedingt gebrüht ist. Sie können sich in ca. 30 Minuten allerdings schon verflüchtigen.

Zusammenfassend kann man feststellen: Je bunter die Ernährung, desto gesünder ist sie. Ohne frisches Obst und Gemüse kommen Sie nicht aus. Besonders auffällig sind neben dem grünem Tee *Wein und Weintrauben, alle Lauchgemüse, Zwiebeln, blaues Gemüse, wie Rotkohl, Aubergine, Soja, Senf und Vollkorngetreide.* Wie schon mehrfach betont, ist die Einnahme von Nahrungsergänzungsmitteln auch im Komplex umstritten. Bestenfalls können Sie auf sprühgetrocknete Naturstoffe z. B. aus Weizen- und Gerstenkeimen, Traubenkernmehl (OPC) oder schonend getrockneten Algen (wie Spirulina-Algen) zurückgreifen.

Sie können heute sehr viel über Antioxidanzien lesen, vergessen wird aber meist der Begriff:

ORAC (Oxygen Radical Absorbing Capacity)

Der Begriff bedeutet die Kapazität, freie Radikale zu hemmen, diese aus den Zellen zu lösen und aus dem Körper abzutransportieren (Antioxidanzien-Wirkung). Hierzu hat der Biochemiker Dr. Leonardo Jorda 1998 an den Universitätskliniken Valencia und Barcelona Studien unternommen und festgestellt, dass z. B. Weintrauben der Sorte Valencia, die niemals veredelt wurde, die besten Werte aufweist. Inzwischen ist ein Wettstreit um ORAC-Werte entstanden und so manches Nahrungsergänzungsmittel wird mit sehr hohen Werten angepriesen, die unter Laborbedingungen gemessen wurden. So liegt zum Beispiel der ORAC-Wert bei *Trockenpflaumen bei 5.770,* bei *Erdbeeren bei 1.540* und bei *Äpfeln nur bei 218* pro 100 g g. Wenn Sie solche Werte lesen, bedenken Sie bitte, dass beispielsweise Äpfel noch andere wichtige Wirkungen, wie die der Ballaststoffe, haben. Weitere Werte (je 100 g Frucht): Cranberry 1.750, Himbeere 1.220, Paprika rot 730, Tomate 180, Grünkohl 1.700, Brokkoli 890, Rosinen blau-purpur 2.800 und Pflaumen 940. Betrachten Sie bitte immer das Obst und Gemüse mit seiner Gesamtwirkung und seiner Verträglichkeit für Ihren Körper. Insofern kann man die ORAC-Werte nur als einen Teil der sog. Anti-Aging-Werte übernehmen.

Weitere wichtige Antioxidanzien, wie Allicin, Alpha-Liponsäure, Koenzym Q10, Glutathion (GSH), OPC (Oligo-Proantho-Cyanidine), Resveratrol und SOD (Superoxid-Dismutase), finden Sie auch im Anhang erläutert.

3.10 Schädliche Rückstände/Schadstoffe in Lebensmitteln

Ein wesentlicher Faktor, um gesund zu bleiben, ist der *Schutz vor negativen Einflüssen jeder Art aus der Umwelt.* Chemikalien, Farb- und Klebstoffe, Schädlings- und Unkrautbekämpfungsmittel, schadstoffbelastete Lebens- und Arbeitsbedingungen können Sie aber oft nicht vermeiden, weil unter Umständen Ihr Arbeitsplatz sonst auf dem Spiel steht. Ernähren Sie sich so, dass Schadstoffe, die Sie in Ihren Körper aufnehmen, möglichst nicht eingelagert und zum Großteil wieder ausgeschieden werden. Schadstoffe aus Ihrer unmittelbaren Umgebung, durch Rauchen, aus der Umwelt und schädliche Rückstände/Schadstoffe in Lebensmitteln, diese Faktoren potenzieren Ihr Erkrankungsrisiko.

Allergien hatten früher Seltenheitswert, heute sind sie eine Volkskrankheit des industriellen Körpers und bereits ca. 5 bis 10 % (nach anderen Quellen 20 %) der Deutschen leiden darunter. Zu den veränderten Lebensbedingungen, die eine Ursache für Allergien sind, gehören auch die zahlreichen allergiefördernden Umweltschadstoffe, Rückstände/Schadstoffe in Lebensmitteln, Nebenwirkungen und unbekannten Spätfolgen von Medikamenten.

Schädliche Rückstände in Lebensmitteln entstehen aus Pflanzenschutz- und Lagerschutzmitteln, Tierarzneien, toxischen Stoffen von Mikroorganismen, Monomeren, Polymeren, toxischen Spurenelementen, radioaktiven Stoffen, polyzyklischen Kohlenwasserstoffen und Dioxinen. Die amtliche Lebensmittelüberwachung in Deutschland prüft jährlich tausende Lebensmittel. In den letzten Jahren wurden „nur" ca. 0,5 % davon beanstandet. Bei einigen Toxinen gibt es in der EU allerdings noch keine Festlegungen zu Höchstmengen und bei festgelegten Höchstmengen von Toxinen, z. B. im Fisch, wurden sie aufgrund der vorhandenen Belastung einfach höher gesetzt (s. unter Seefisch im Band II). Jährlich kommen immer neue Stoffe hinzu, die sich negativ auf die Gesundheit der Menschen auswirken, auch weil die Analysemethoden immer feiner werden. Bakterien und Pilze können giftige Ausscheidungen und Stoffe erzeugen, wie *Aflatoxine*. So kann Brot sehr schnell schimmeln. Die Pilze beschränken sich nicht nur auf die sichtbaren Bereiche, sondern erreichen alle Teile oder weite Zonen. Das befallene Brot muss dann *vollständig weggeworfen werden*. Die Pilze treten auch bei Erdnüssen, Mandeln und Getreide auf. Man findet sie in abgestandenen Lebensmitteln vom Joghurt bis hin zum Mozzarella-Käse. Selbst hygienisch saubere Küchen- und Lebensmittelbereiche sind betroffen. „Einige Mykotoxine, wie das Aflatoxin B1 sind im Tierversuch stark kanzerogen und gelten für den Menschen als *Krebs erzeugend*."[419]

Beim Backen und Braten von Eiweiß (Fleisch und Brot) kann *Acrylamid* entstehen, was ebenfalls krebserregend ist. Selbst wenn Sie Ihr Obst und Gemüse im eigenen Garten anbauen, kann es toxisch sein und krank machen. *Nitrate* sind in vielen Gemüsearten enthalten und im Boden werden sie von Mikroorganismen, gebildet. Ihre Pflanzen sind darauf angewiesen, doch für Menschen kann die Substanz in hohen Konzentrationen problematisch werden, weil sie unter bestimmten Bedingungen in das giftige Nitrit umgewandelt wird.

Eine intensive Düngung der Böden erhöht die Nitratkonzentration im Gemüse, insbesondere in Spinat, Kopfsalat, Roten Beten, Rettich, Radieschen und verschiedenen Kohlarten.

Die Käse-, Fleisch- und Wursthersteller verwenden Pökelsalze, um die Haltbarkeit der Lebensmittel zu verlängern. Wenn solches Nitrat der Nahrung zugesetzt wird, wandelt es sich langsam zu Nitrit um, was antibakteriell wirkt. Die aus dem Nitrit entstehenden

Nitrosamine sind ernährungsbedingten Risikofaktoren, bei denen ein direkter Einfluss auf die Entstehung von Krebs toxikologisch und/oder molekularbiologisch nachgewiesen ist. Die Nitrosamine sind Auslöser für Magenkrebs, denn sie bilden sich besonders leicht im „sauren Milieu“. Natürliche Lebensmittel mit viel Vitamin C (z. B. Paprika) wirken dem entgegen.

Die gefährlichen Nitrosamine entstehen auch *beim Erhitzen von Lebensmitteln*, die Nitrit und Eiweiß enthalten. Dazu gehören beispielsweise die beliebte *„Pizza mit Salami und Käse“* oder der im Imbiss angebotene *„Toast Hawaii“* mit Schinken und Käse und der *„Stramme Max“* in der Eckkneipe mit Schinken und Ei.

Selbst beim Grillen im Garten oder in der „Würstchenbude“ im Volkspark (siehe „Grillfleisch“ im Band II) entstehen Schadstoffe. Der Schadstoff Benzpyren konnte in Zigarettenrauch, in Industrie- und Autoabgasen und in geräucherten Nahrungsmitteln und gegrilltem Fleisch nachgewiesen werden. Dazu zählen gegrillte Wiener Würstchen, Bockwürstchen, Kasselerkoteletts und -kamm, Fleischwürste, Speck und Leberkäse.

> *Gesund kann man nur bleiben, wenn man isst und trinkt, was man nicht mag, und tut, wozu man keine Lust hat.*
> *Mark Twain*

Ein weiterer Schadstoff ist die sog. *Braunfäule* bei Tomaten und Kartoffeln, die ebenfalls Krebserkrankungen fördert. An der Tomate wird die an sich typische Kartoffelkrankheit durch einen Pilz hervorgerufen. Sie bildet giftige Stoffwechselprodukte, sog. *Mykotoxine*, zu denen auch die Aflatoxine gehören. Freilandtomaten sind häufiger betroffen, weniger die Tomaten im Gewächshaus. Viele Menschen bauen Tomaten selbst an. Beachten Sie bitte: bei ersten Anzeichen Finger weg! „Die Früchte sind ungenießbar und gefährlich. Ausschneiden der befallenen Stellen oder Abwaschen und dergleichen schützen nicht."[119]

Falsche Lagerung und Kontakt mit Metallen und Kunststoffen lassen schädliche Verbindungen entstehen und führen zur Übertragung von Stoffen. Denken Sie hier nicht nur an die Übertragung von Blei in das Trinkwasser. Auch austretende Stoffe aus Kunststoffflaschen, Behältern und Folien schaden Ihrer Gesundheit und haben in Ihrem Körper nichts zu suchen.

Bisher wurde immer davon ausgegangen, dass die wesentliche Belastung der Menschen über Nahrungsmittel erfolgt. Heute wissen wir aber, dass andere Quellen für die menschliche Belastung ebenso bedeutungsvoll sind. *Verpackungen, Kapselhüllen von Arzneimitteln und Nahrungsergänzungsstoffe* enthalten Weichmacher (Phthalate) als zugelassene Hilfsmittel. Die Stoffe verursachen Gewichtszunahme, schaden inneren Organen und lagern sich im Gewebe ab.

Obst und Gemüse müssen frisch und knackig sein, gut aussehen und schmecken und sollten nicht in Kunststoff- oder Aluminiumfolie verpackt sein. Das ist ein mageres Bewertungsmuster, aber unsere Vorfahren hatten auch nur das Aussehen und eine Probe vom Geschmack der Frucht. Äußerlich anhaftende Pflanzenschutzrückstände können Sie mit lauwarmem Wasser reinigen (z. B. bei Tomaten und Äpfeln). Wenn Sie unsicher sind, dann schälen Sie das Obst und Gemüse oder verwenden Sie nicht die äußeren Blätter. Von Obst-Waschmitteln und Haushaltreinigern rate ich Ihnen ab. Hierbei fügen Sie nur neue Schadstoffe (z. B. Tenside) hinzu. Leider werden solche Mittel verwendet, um das Obst und Gemüse für den Ladentisch vorzubereiten. Wenn Pestizide über die Wurzeln aufgenommen wurden, haben Sie schlechte Karten. Dann kann ich nur empfehlen, den Weg zum Bio-Anbieter mit Zertifikat zu gehen.

Etwas anders verhält es sich bei den Rückständen von Pflanzenschutzmitteln. Seit vielen Jahren lässt die Bundesregierung ein sog. Lebensmittel-Monitoring durchführen. „Allein im Jahr 2005 wiesen 44 % der untersuchten Kartoffeln, Artischocken, Brokkoli und Karotten Rückstände an künstlichen Pflanzenschutzmitteln auf. Bis zu ca. 15 % der Proben waren während des Wachstums sogar mit mehreren Stoffen behandelt worden. Bei Obst war es noch ärger, über 85 % der Birnen, Pfirsiche und Nektarinen und fast jede Apfelsine und Mandarine sind belastet“.[93] Beugen Sie sich nicht der Industrie, gehen Sie zum Biobauern oder an das Bioregal im Supermarkt. Nur hier können Sie sicher sein, dass Obst und Gemüse weniger Herbizide (gegen Unkräuter, was das auch sein mag), Pestizide (Mittel gegen Schädlinge und Nützlinge) und Fungizide (Mittel gegen Pilze) enthalten. Bio-Produkte haben meist mehr Omega-3-Fettsäuren, die Milch und das Fleisch einer Hochleistungs-Bio-Kuh sollten Sie dennoch meiden (s. Fleisch und Milch). Wie sich Rückstände in Lebensmitteln genau auf Ihre Gesundheit auswirken, ist noch weitgehend unerforscht. Zum großen Teil werden diese sicher wieder ausgeschieden, sie können sich aber auch einlagern. Die Rückstände beeinflussen die Entwicklung von Nervenzellen, begünstigen Fettleibigkeit und rufen chronische Krankheiten hervor.

Natürliche Pflanzenschutzstoffe (Saponine, die zu den Glykosiden gehören) kommen auch vor. Das sind meist seifenartige Verbindungen, die vor allem in Hülsenfrüchten (Erbsen, Linsen, Sojabohnen und Getreide) enthalten sind. Sie wirken als Pflanzenstoff und im menschlichen Körper je nach Art *antibakteriell* (Bakterien abtötend), *antikanzerogen* (gegen Krebsbildung) und *antimykotisch* (Pilze abtötend). Sie stärken das Immunsystem, binden die Gallensäure und senken den Cholesterin- und Blutzuckerspiegel.

Dass auch aus Profitgier Lebensmitteln gesundheitsschädliche

Stoffe beigemischt werden, ist nicht neu. Es kann unter Umständen Jahre dauern, bis so etwas aufgedeckt wird. Sie erinnern sich vielleicht an die Nachrichten aus dem September 2008, wo bekannt wurde, dass chinesische Konzerne zur Verdopplung der Milchmenge 50 % Wasser und die Chemikalie Melanin (nicht der Hautfarbstoff, sondern ein chemisches Bindemittel für Spanplatten) zugegeben hatten. Mehrere Kinder starben daraufhin an Nierenversagen und hunderte Kleinkinder bekamen Nierensteine. Die Milch wurde so seit Jahren gepanscht. Was hatten die Profitgeier nur für ein zugeklebtes Gehirn? Milch ist als Nahrung für Kinder von ihrer natürlichen Zusammensetzung her eh schon eine äußerst umstrittene Substanz (s. Milch im Band II) und dann wird da auch noch ein chemisches Bindemittel hineingemischt. Dieses profitorientierte System braucht dringend bessere staatliche Überwachung.

4 Supergewürz- und -heilpflanzen, Superlebens- und -heilmittel

Nun ist es Zeit, dass Sie sich entscheiden. Wenn Sie sich weiterhin den Manipulationen der Industrie hingeben, Ihren eigenen Entschuldigungen glauben und an Ihren alten Ernährungsgewohnheiten festhalten, dann haben Sie keine Chance auf ein langes, gesundes und über lange Zeit erfülltes Leben.

Sie müssen zuerst bereit sein, etwas zu ändern, dazuzulernen und das Richtige tun. Erst dann werden Sie sich in Ihrem Körper besser fühlen.

Bildung ist das, was übrig bleibt, wenn der letzte Dollar weg ist.
Mark Twain

In den vorangegangenen Kapiteln habe ich bereits einige Lebens- und Heilmittel und deren Inhaltsstoffe beschrieben. Nachfolgend stelle ich Ihnen *12 Supergewürz- und -heilpflanzen und 12 Superlebens- und -heilmittel* vor und zeige Ihnen Möglichkeiten auf, mit natürlichen Mitteln den Körper gesund zu erhalten, Krankheiten zu lindern und zu heilen. Auch der gesunde Lebensstil hat einen hohen Einfluss.

Die Auswahl der Mittel betrachten Sie bitte unter dem Gesichtspunkt Ihrer persönlichen Prioritäten. Der Diabetiker wird andere Schwerpunkte bei der Auswahl der richtigen Heilmittel setzen als der Neurodermitiker. Der Herzkranke sieht die Heilmittel aus einer anderen Sicht als der zu Depressionen neigende Mensch. Die Superlebens- und -heilmittel sind keine Zusammenfassung für eine vollwertige Ernährung und die Supergewürz- und -heilpflanzen sind keine Apotheke für alle Krankheiten. Es ist lediglich eine *Zusammenfassung der Mittel mit weit herausragenden Eigenschaften* zu Ihrer Orientierung und Verwendung. Beziehen Sie diese Mittel in Ihre Ernährung oder Ihre Therapie mit ein. Eine vollständige Empfehlung kann es nicht geben, da Ihr Körper keine genormte Maschine ist, wo ein paar Tropfen Öl genügen, um alles in Gang zu halten. Erkrankungen unterscheiden sich auch von Fall zu Fall. Ihre Erkrankung ist möglicherweise schon so weit fortgeschritten, dass erst einmal ganz behutsam dafür gesorgt werden muss, dass Ihr Körper überhaupt erst einmal einen einigermaßen stabilen Stoffwechsel wieder aufbaut. Daher brauchen Sie für eine Therapie unbedingt einen Arzt, der möglichst nach Naturheilverfahren behandelt, oder einen guten Heilpraktiker. Diese Koryphäen finden Sie in der Regel nur durch Empfehlungen. Bei der Nutzung der nachfolgenden Zusammenstellung und der alphabetischen Übersicht im Band II sollten Sie immer den *Stoffwechseltyp, die Abstammung, die Blutgruppe und eventuelle Unverträglichkeiten mit beachten.*

Superheilpflanzen/-kräuter

Aloe vera
Arnika
Baldrian
Blütenpollen
Brennnessel
Bärlauch/Knoblauch
Cayennepfeffer
Echinacea
Ginseng
Salbei
Schwedenkräuter
Teebaumöl

Superlebens- und -heilmittel

Alge
Apfel
Blaubeere
Brokkoli/Kohl
Hafer/Haferflocken
Himbeere
Hirse
Leinsamen
Tee (grüner, Lapacho)
Walnuss
Wildlachs
Zitrusfrüchte: Zitrone, Apfelsine, Grapefruit.

In anderen Quellen finden Sie weitere interessante Listen, hier zwei Beispiele:

„Superfood“- Liste:
„Blaubeere, Bohne, Brokkoli, Hafer, Joghurt, Kürbis, Orange, Putenbrust, Soja, Spinat, Tee, Tomate, Walnuss und Wildlachs“[35] oder

Bonus-Nahrungsmittel (ausgesprochen gesundheitsfördernde Eigenschaften):
„Artischocke, Brokkoli, Kohl, Karotte, Kopfsalat und grüner Salat, Zwiebel, Süßkartoffel, Heidelbeere, Kranbeere, Orange, Ananas, Chili, Knoblauch, Ingwer, Tee, Hafer, Sonnenblumenkern, Walnuss, Joghurt und Fettfisch“.[44]

4.1 Krankheiten hemmende und heilende Lebens- und Heilmittel – Hinweise für einen besseren Lebensstil

Unter 2.5 haben Sie die 10 häufigsten Krankheiten der industriellen Körper der Deutschen kennengelernt. Das waren:

1. Hypertonie (Bluthochdruck),
2. Störungen des Fettstoffwechsels (hohe Cholesterinwerte),
3. Chronische Durchblutungsstörungen des Herzmuskels,
4. Diabetes mellitus Typ II,
5. Rückenschmerzen,
6. Krankhaftes Übergewicht (Adipositas),
7. Nichttoxische Struma (Kropf),
8. Leberkrankheiten (ohne Hepatitis und alkoholbedingte Leberzirrhosen),
9. Chronische obstruktive Lungenkrankheit (chronische Bronchitis und Asthma),
10. Varizen der unteren Extremitäten (Krampfadern).

Auf diesen ersten Plätzen finden Sie die „Zivilisationskrankheiten", die mit industrieller und einseitiger Ernährung, Bequemlichkeit und Bewegungsmangel und Stress zusammenhängen. Selbst Schulmediziner schätzen heute ein, dass ca. 80 % aller Erkrankungen auf einer mangelnden Zufuhr essenzieller, also lebenswichtiger Nährstoffe beruhen. Die Ursachen können nicht wegdiskutiert, schon gar nicht mit Medikamenten weggespritzt werden. Sie können nur wirksam behandelt werden, indem Sie die Erkrankung ganzheitlich angehen und Ihren Körper unterstützen, sich selbst zu heilen. Aus ganzheitlicher Sicht empfiehlt es sich, die Defizite im Lebensstil und deren Änderungen mit zu benennen.

Alle nachfolgend benannten Lebens- und Heilmittel sind in erster Linie vorbeugende Mittel. Sie sind die Wege aus der Krise.

Über persönliche Defizite und gesellschaftliche Missstände, über falsche Gewohnheiten und chronische Krankheiten, Zivilisatose, Schadstoffe und Rückstände in Lebensmittel und über die Morde am Kochtopf und Selbstmorde mit Messer und Gabel habe ich genug berichtet. Sicher gehören Kritisieren und Jammern heute zum „guten Ton". Manchmal habe ich allerdings den Eindruck, es wird gemeckert und gejammert, um sich interessant zu machen und in der Masse aufzufallen. Das habe ich mir generell abgewöhnt und auch Ihnen rate ich dringend an, mit dem Meckern und Jammern aufzuhören.

Wenn ich gelegentlich Freunden und Bekannten berichte, wie ich meinen Lebensstil und meinen Gesundheitszustand verbessert habe, gebe ich so manchem neuen Anlass, auch das wieder zu bemeckern und sich belästigt zu fühlen. Gelegentlich mache ich auch deutlich, dass sie ihre Situation selbst ändern müssen. Das reduzierte zwar nicht meinen Freundeskreis, hat aber manches Gespräch zu Gesundheitsfragen verkürzt und mir andererseits einige Nerven geschont.

Generell gilt:

Jeder Körper ist individuell, keiner gleicht dem anderen und jede Krankheit verläuft anders.

Was bei dem einen gut hilft, zeigt bei einem anderen nicht sofort die gleich gute Wirkung. Die Verbesserung des Lebensstils und der Ernährung ist immer sinnvoll. Wie Sie aber bestimmte Heilmittel in eine medikamentösen Therapie einbeziehen, das sollten Sie zusammen mit Ihrem Arzt oder Heilpraktiker besprechen. Ich liefere Ihnen weiter unten nur einige Beispiele für Lebens- und Heilmittel, die aufgrund von vielfältigen Erfahrungen bei bestimmten Erkrankungen helfen können.

Verschiedene Leidenswege aus der Literatur belegen auch, dass selbst „austherapierte Patienten" (was für ein schrecklicher Begriff) durch strikte Änderung des Lebensstils und insbesondere durch Ernährungsumstellung und eine angepasste Ernährungstherapie mit Unterstützung von ganzheitlich behandelnden Ärzten oder Heilpraktikern und mithilfe von nahen Angehörigen ihren Körper wieder geheilt haben. Ich verweise auf die Literatur [9, 15, 20, 76, 102, 103, 121].

Mit dem, was Sie täglich tun und wie Sie sich ernähren, was Sie Ihrem Körper zumuten und was Sie ihm verwehren (einmal abgesehen von genetischen Ursachen und Unfällen), entstehen Ursachen für Erkrankungen und können andererseits, im Umkehrschluss, Krankheiten vom Körper selbst geheilt werden. Was soll denn sonst den Körper davon abhalten, etwa 120 bis 125 Jahre alt zu werden? Die gesunde Zellteilung lässt das doch unbestritten zu. Menschen, die tatsächlich so alt werden, haben immer gesund gelebt, waren nie übergewichtig, haben wenig oder gar nicht geraucht, nur gelegentlich etwas Alkohol getrunken, haben Stress umgangen und gelassen, meist positiv denkend in einer sauberen und intakten Umgebung gelebt. Solche Menschen haben selten gemeckert und waren oft mit wenigem zufrieden. Diese Menschen haben sich bewusst oder unbewusst naturgemäß nach ihrer Abstammung, ihrer Blutgruppe und ihrem Stoffwechselprofil ernährt. Was soll denn sonst unsere Zellen erhalten, wenn nicht eine saubere Umwelt ohne Schadstoffe, wenn nicht eine alle Nährstoffe, Vitamine, Mineralstoffe, Spurenelemente und sekundäre Pflanzenstoffe enthaltende Nahrung, die Vermeidung von Stress und Überbeanspruchung, eine gute, harmonische Familie und ein gutes Umfeld?

> *Natürlich gibt es einige hundert oder sogar tausende von Faktoren, die Ihrer Gesundheit, Ihrem Wohlbefinden schaden können, und nicht jeder Faktor schadet jedem in gleicher Weise.*

Ich bleibe ausdrücklich auch dabei: Die ca. 3 kg Nahrung und anderen Stoffe, einschließlich guten und sauberen Trinkwassers, die Sie täglich zu sich nehmen, sind sehr lebenswichtige Faktoren. Saubere Luft können Sie allerdings nur schwer herstellen, wenn Sie in einer Großstadt leben. Hier sind Ihre Möglichkeiten begrenzt. Schon deshalb sollten Sie Rauchen absolut vermeiden. Der rauchende industrielle Körper wird Tag für Tag so sehr geschädigt, dass er sich sogar noch an einer dicht befahrenen Straßenkreuzung in der Rushhour erholen kann.

Bevor ich auf Lebens- und Heilmittel bei den 10 häufigsten Krankheiten der Deutschen, den Zivilisationskrankheiten, eingehe, möchte ich Sie auf die naturgemäßen Möglichkeiten zur Behandlung bei Krebs aufmerksam machen. Denn Krebs ist heute die Krankheit, die täglich über 1.000 Menschen neu betrifft. Schon die Angst vor der ersten Diagnose kann eine tiefe psychische Krise auslösen. Unter dieser leidet der Körper genauso wie unter der Krebserkrankung selbst. Informieren Sie sich. Stellen Sie sich nicht ein auf ein Leben mit Krebs. Wenn Krebs rechtzeitig entdeckt wird, ist er zunehmend heilbar. Hören Sie auf Ihre Körpersignale. Informieren Sie sich über alternative Heilmethoden und lesen Sie Bücher mit diesen Quellenangaben[1, 9, 20, 41, 76, 102, 121]. Falls Sie einen PC besitzen, recherchieren Sie im Internet. Konsultieren Sie neben den Onkologen gute Heilpraktiker und Ernährungsberater. Schaffen Sie sich selbst einen Überblick über die Symptome, über diagnostische Verfahren und Behandlungsmethoden. Schulmediziner werden Ihnen nicht immer eine konkrete Ursache benennen können. Onkologen werden mancherorts durch Psychologen in einem Beratungszentrum unterstützt.

Suchen Sie selbst Ursachen für die Erkrankung in Ihrem bisherigen Lebensstil.

Wir wissen heute, Krebs ist keine biologisch vorprogrammierte Krankheit. Die genetische Veranlagung wird lediglich bei einigen Arten vermutet. Vielleicht haben Sie selbst die Grundlagen, auch durch schlechte Ernährung, Schadstoffe und stressigen Lebensstil, gelegt? Meine Mutter wurde vor vielen Jahren an Brustkrebs operiert. Nachdem ich Ihr sagte, „Du hast dich bestimmt einmal heftig an der Brust gestoßen“, fiel ihr wieder ein, dass es so gewesen sein konnte. Warum sollten dann meine beiden Schwestern Brustkrebs bekommen, wenn offenbar keine genetische Veranlagung besteht? Unsicher ist auch, über wie viel Generationen solche Veranlagungen wirken. Vielleicht hat Ihr Vater stark geraucht, sozusagen wie ein Schlot, warum sollten Sie dann Darmkrebs bekommen, wenn Sie Nichtraucher sind und gesund leben? Es gibt eine Vielzahl von Krebs auslösenden Faktoren. Schauen Sie mal in das bereits erwähnte Buch von Prof. Béliveau: Krebszellen mögen keine Himbeeren.

Für die Bewältigung der psychischen Krise brauchen Sie direkten Beistand. Eine intakte Familie ist jetzt besonders wichtig, möglicherweise ist auch professionelle psychologische Hilfe notwendig. Geben Sie sich nie auf, kämpfen Sie! Es ist ihr Körper, in dem Sie leben.

Krebs hemmende Lebens- und Heilmittel

Vom Rauchen und Trinken von viel Alkohol will ich erst gar nicht wieder anfangen. Rauchen sollten Sie auf gar keinen Fall, nicht nur wegen den im Rauch enthaltenen Schadstoffen, sondern auch wegen dem Stress auslösendem Signal: „Rauch = Feuer". Sie sollten auch nicht mehr als ein Glas Wein gelegentlich am Tag trinken, sonst machen Krebs hemmende und heilende Lebens- und Heilmittel wenig Sinn. Vermeiden Sie viel Fleisch, schlechte Fette (s. unter 3.2), Milch und Zucker. Vermeiden Sie industriell hoch verarbeitete Nahrungsmittel und besonders Fertigkost.

Die Studien zu Ernährungsgewohnheiten im Zusammenhang mit Krebs sind unterschiedlich. Nur ein Beispiel: „Einerseits belegen Langzeitstudien ein geringeres allgemeines Krebsrisiko bei Vegetariern, andererseits haben Vegetarier ein höheres Darmkrebsrisiko."[158] Nach der aktuellen Erkenntnislage sind eine eiweißarme (insbesondere milchlose), kalorienarme Ernährung mit fünfmal Obst und Gemüse am Tag und sportliche Bewegung die beste Krebsvorsorge. Das in der Literatur dargestellte erhöhte Darmkrebsrisiko bei Vegetariern kann ich nicht so unkritisch hinnehmen, gibt es doch in der Studie an 64.550 Frauen keine Hinweise darauf, ob nicht etwa der vermehrte Obst- und Gemüsekonsum zum falschen Zeitpunkt am Abend dazu führen kann, dass die Pflanzenfasern nicht mehr verdaut werden und sich dadurch Fäulnisstoffe im Darm bilden, die das Krebsrisiko möglicherweise erhöhen.

Krebs hemmende und insbesondere das Immunsystem stärkende Lebensmittel sind die Mittel der biologischen Krebsabwehr. In der ersten Reihe finden Sie frisches, natürliches *Obst und Gemüse*, besonders *Ananas* (gegen Entzündungen wirkendes Enzym Bromelain), *Blaubeeren, Erdbeeren (in Deutschland geerntet und zur Erntezeit gegessen), Himbeeren, Heidelbeeren, Papaya (ebenfalls „Entzündungshemmer, die Hüllen der Krebszellen zerstören“*[130]*), Sojabohnen (*davon aber wenig), *Tomaten* (Lycopin), *Weintrauben* (rote mit Kernen und nicht die kastrierten süßen, kernlosen), *Rotwein, Zitrusfrüchte, Knoblauch, jede Art von Kohl,* auch dunkle *Schokolade, grüner Tee und das Gewürz Kurkuma*[1]. Zu den Krebs hemmenden Lebensmitteln gehören weiterhin *Apfel, Aubergine, Möhre, Sellerie, alle Zwiebel- und Lauchgemüse, Pfirsich, Pflaume, Spargel, Spinat, Hülsenfrüchte (Bohne, Kidneybohne, Erbse, Linse), Kirsche, Kiwi, Mango, Melone, Pflaume*, Quitte, Chicoree, *Endivie und Lollo rosso*. Obst und Gemüse sind auch deshalb wichtig, weil sie eine niedrige glykämische Last haben (Erläuterung im Anhang). Die Kräuter und Gewürze, wie Basilikum, Kresse, Liebstöckel, Lorbeer, Majoran, Petersilie, Rosmarin, Schnittlauch, Ingwer, Meerrettich, Paprika, alle Chilisorten, Pfeffer und Senf haben auch solch hervorragende Eigenschaften. Die genannten Lebens- und Heilmittel wirken bei verschiedenen Krebsarten unterschiedlich. Lesen Sie dazu die im Anhang dargestellte Übersicht, die ich aus Literatur des Weltkrebsfonds bzw. des Deutschen Instituts für Ernährungsforschung zusammengestellt habe.

Eine empfohlene Anti-Krebs-Therapie sind *Qualitäts-Leinsamen* aus biologischem Anbau und besonders *kalt gepresstes Leinöl* mit einem hohen Omega-3-Fettsäure-Gehalt. Ich selbst streue mir täglich einen kleinen Teelöffel mit Leinsamen, Sesam und Hirse auf mein Frühstücksbrötchen. Leinöl mit Magerquark, das ist die Öl-Eiweiß-Kost und Leinölwickel sind Teil der Antikrebs-Therapie von Dr. Johanna Budwig. Allen Krebskranken empfehle ich diese hochinteressante Literaturquelle[121].

In *bitteren Aprikosenkernen* werden Heilmittel bei Krebs vermutet. Beachten Sie bitte, dass die Kerne Blausäure enthalten, die nicht jeder verträgt. Bei dem daraus hergestellten sog. Vitamin-B_{17}-Pulver sollten Sie vorsichtig sein. Meine Empfehlung ist, kauen Sie ab und an ein bis zwei bittere Aprikosenkerne, natürlich ohne Kerngehäuse. Das natürliche Heilmittel bekommen Sie im Früchteversand, s. a. Aprikosenkern im Band II.

Unter den Heilmitteln die bei Krebs empfohlen werden, dürfen die *Pilze* nicht fehlen. Viele Pilze haben im Verlauf ihrer Entwicklung Giftstoffe gegen Fressfeinde entwickelt, die noch nicht vollständig untersucht sind und zukünftig möglicherweise ein breites therapeutisches Spektrum bilden können. Die britische Krebsforschung „Cancer Research UK“ untersuchte 2007/2008 in einem umfangreichen Projekt die Wirksamkeit von Pilzen bei Krebs. Was in China, Japan und anderen fernöstlichen Ländern seit Jahrhunderten erfolgreich praktiziert wird, bezeichnet nun die britische Studie als „enormes Potenzial“. Auch an deutschen Universitäten werden artverwandte Pilze auf ihre antibakterielle, antikanzerogene und antivirale Wirkung untersucht. Allerdings werden traditionell in China, Japan und Korea weit über 100 verschiedene Pilze medizinisch verwendet. Die Polysaccharide der Pilze sollen das Immunsystem und die Fresszellen zur „Abfallbeseitigung“ im Körper aktivieren. Beim *Shiitake-Pilz* kann das Toxin Lentinan wirken, das allerdings Veränderungen auf der Haut hervorrufen soll. Lentinan ist in Japan ein offiziell zugelassenes Medikament bei Krebs, s. a. Lackporling (Reishi-Pilz) im Band II.

Die Pilze gibt es auch in Deutschland zu kaufen und Sie können Ihre Ernährung damit ergänzen. Zwischenzeitlich gibt es auch Forschungsergebnisse mit einheimischen Röhrlingen und selbst der europäische Champignon ist artverwandt.

Hervorheben möchte ich auch *Mistelpräparate, Belladonna und Goji-Beeren.*

Einige weitere Mittel und Rezepte werden in der Literatur empfohlen, wie der „heilige Trank" (Flor Essence) von kanadischen Indianern. Dieser Tee besteht unter anderem aus „*Kletten- und Rhabarberwurzel, Sauerampfer und Rotklee*. Die Mischung soll den Körper entgiften und das Immunsystem stabilisieren und dadurch das Tumorwachstum hemmen".[137]

Das homöopatische Mittel aus der Rinde des afrikanischen *Okoubakabaumes* wird ebenfalls als wirksam benannt. Verschiedene Studien haben allerdings sehr unterschiedliche Ergebnisse zu Tage geführt. Schaden richtet es jedoch keinen an. Das Mittel dient der begleitenden Entgiftung des Körpers beispielsweise bei einer Strahlentherapie und ist in Apotheken erhältlich.

Selen wird häufig als vorbeugendes Mittel bei Krebs deklariert. Ich sage: Alle Mineralstoffe und Spurenelemente, zugeführt aus natürlicher Nahrung, können Krebs vorbeugen. Es kommt darauf an, solche wichtigen Stoffe immer ausreichend im Körper verfügbar zu haben. Selen hat eine besondere Bedeutung als *Radikalenfänger*. Es stärkt das Immunsystem (zusammen mit Vitamin E). „Selen kann in entsprechenden Dosierungen auch das Fortschreiten von AIDS wesentlich verlangsamen."[29] Ob die tägliche Einnahme einer Selen-Tablette besser ist als natürliche Lieferanten, wie *Sonnenblumenkerne, Hülsenfrüchte, Kartoffeln, frisches Gemüse, Algen und Fisch,* ist eine fortwährende Streitfrage. Ein erhöhtes Diabetesrisiko durch regelmäßige Seleneinnahme wird zwar diskutiert, konnte aber bislang nicht nachgewiesen werden. Bei jeder Therapie ist der Fortschritt der Erkrankung zu beachten. Ein Darm- oder Pankreaskrebs kann schon so weit fortgeschritten sein, dass dann Hülsenfrüchte und Kohl nicht mehr vertragen werden. Die Literatur im Anhang [102, 121] bietet Ihnen Therapievorschläge.

Um Krebs zu vermeiden und erfolgreich zu behandeln, müssen Sie die *Gesamtheit Ihres bisherigen Lebensstils* auf den Prüfstand stellen und möglicherweise konsequent ändern. Schadstoffe, Stress, negative Einflüsse aller Art, negative psychische Einflüsse müssen Sie weitgehend ausschließen. Sie sollten wenig Brot essen und leere Kohlenhydrate, wie geschälten Reis, Stärke und Zucker vermeiden oder wenigstens stark reduzieren.

In der letzten Zeit werden auch Heilmethoden propagiert, bei denen Krebs mittels Visualisierung geheilt wird. „Man stelle sich dabei vor, dass die als Killerzellen bezeichneten Zellen des Immunsystems die Krebszellen auffressen. Dies stärkt das Immunsystem der Patienten und ist als wirksames Heilmittel bei Krebs bestätigt worden. So wirkt die Vorstellungskraft.“[108] Überlegen Sie, wie viele positive aber auch negative Vorstellungen Sie schon beeinflusst haben. Denken Sie nur an das gute Gefühl, wenn Sie einen Menschen berühren, der Ihnen nahe steht, oder an die Aufregung, die in Ihnen entstehen kann, wenn Sie unversöhnlich streiten. Körper, Seele und Geist sind eben eine Einheit.

Positiv wirken sich *Atemübungen* aus. Dabei stellen Sie sich beim Einatmen vor, dass Sie ganz gesund sind. Beim Ausatmen verlassen sämtliche Schadstoffe Ihren Körper. Visualisierungen und Atemübungen können Sie *bei allen Erkrankungen* anwenden. Sie programmieren Ihr Unterbewusstsein und stärken damit Ihre Selbstheilungskräfte.

Die Kraft unserer Vorstellung sollte alle Heilungsbemühungen begleiten.

Lassen Sie mich kurz darauf eingehen, wie ich den Krebs bei mir besiegt habe. Es war nicht mein Krebs, denn er gehörte nicht zu meinem Körper. Nach dem Versuch meines Dermatologen mit einem chemischen Immunmodulator und der mit Termin versehenen „glänzenden“ Aussicht, von einem angesehenen Chirurgen im größten Krankenhaus der Stadt, die Krebszellen mit einem

Sicherheitsabstand von je 5 mm aus dem Gesicht schneiden zu lassen, fiel ich in Panik. Es entstand ein unbändiger innerer Antrieb, nach Heilungsmöglichkeiten zu recherchieren und nicht die „Schmisse" mitten in mein Gesicht zu bekommen. Aus den vielen Informationen von Ärzten, Heilpraktikern und betroffenen Patienten habe ich eine für mich passende Therapie gefunden und angewendet.

Ab Mitte 2007 habe ich den Hautkrebs mit täglicher Auflage von Brennnesselblättern (brennende Unterseite mit Histaminen) behandelt. Während ich das Blatt auf meinem Gesicht hatte, habe ich mir immer vorgestellt, wie die kranken Zellen meinen Körper verlassen. Oft habe ich sie sinnbildlich mit der Hand genommen und weggeschleudert. Diese Visualisierung halte ich für sehr sinnvoll. Anfang 2008 drohte mir der Professor der Chirurgie an, meine weitere Behandlung abzulehnen, wenn ich nicht mit dem „Brennnessel-Quatsch" aufhöre. Meine Frau sagte anfangs, „es wird nicht schlechter", nach einem halben Jahr „es wird besser" und ein Jahr später „es ist nichts mehr zu sehen". Mein Hautarzt sagte nun anerkennend „das ist ein Weltwunder". Ich vermute, die Wirkstoffe der *Brennnessel fordern vom Körper eine entsprechende Immunantwort* und diese vollzieht die Heilung. Das Eindringen der Histamine (Brennen) wird von den Sinnesorganen der Haut erfasst, über die nervalen Impulse werden die endogenen Drüsen angeregt und die Hormone über die Blutbahn und die Informationen zur Steuerung der Immunzellen „vor Ort" gebracht. Inzwischen gibt es auch Forschungen dazu. Natürlich ist mir bewusst, dass Krebszellen wieder auftreten können. Daher habe ich parallel zur Therapie meinen Lebensstil und meine Ernährung geändert und ab und an, etwa einmal alle drei Monate, gibt es ein Brennnesselblatt auf die Stelle, die nur noch durch das Herausstanzen der Probe für den Pathologen zu erkennen ist.

Das klingt für Sie vielleicht alles ein wenig abenteuerlich oder sogar unglaublich. Da sitzen gut ausgebildete Arzneimittelforscher und Ärzte in Instituten und Unternehmen und dann kommt da einer daher, nicht mal aus dem Fachgebiet, mit einer einfachen Brennnessel aus dem Garten und heilt seinen Hautkrebs. Ich kann Ihnen versichern, es war so. Ursache der Zellentartung war eine über 1½ bis 2 Jahre andauernde kleine Entzündung, möglicherweise auch eine bakterielle Infektion einer Stelle auf der Linie zwischen Ohr und Nase.

Mit meinem heutigen Wissen hätte ich die Entzündung mit einem Kohlblatt behandelt, denn bei Entzündungen und Wunden können Sie immer ein Kohlblatt verwenden und längere Zeit auflegen. Ich hatte die Entzündung einfach ignoriert und damit den Zellentartungen „freien Lauf" gelassen. Ob meine Therapie bei einem Melanom wirkt, kann ich nicht sagen, ein Versuch wäre es wert, ehe das Messer angesetzt wird. Ich lasse alle halbe Jahre die betroffene Hautpartie vom Dermatologen begutachten.

Homöopathische Mittel bei Krebs

Entscheiden Sie selbst, wann Sie homöopathische Mittel allein oder begleitend zu den Therapien der Schulmedizin einsetzen, und lassen Sie sich gut und umfassend beraten. Entscheiden Sie sich, wenn Sie vom Erfolg der Therapie unbedingt überzeugt sind.

Krebs sollten Sie immer ganzheitlich behandeln.

Ganzheitlich behandelnde Ärzte sehen es als selbstverständlich an, mit einem Heilpraktiker oder Ernährungsberater den Behandlungsplan zu erarbeiten, denn wenn Sie Krebs haben, dann ist die

Zellentartung meist nicht erst in den letzten Wochen entstanden, dann liegen die Ursachen vielleicht 2 oder sogar 10 Jahre zurück.

Auf das Immunsystem bezogen gilt nochmals: Alle *Mittel, die das Immunsystem stärken,* helfen vorbeugend und heilend bei Krebs. Hier geht es nach den Erkenntnissen von Louis Pasteur: „Die Mikrobe ist nichts, das Terrain ist alles" vor allem um die Abwehrkräfte.

Haben Sie keine Angst vor Krebs, aber machen Sie sich klar:

> *Die ganzheitliche Behandlung von Krebs muss beginnen, bevor sich Krebs überhaupt entwickeln kann.*

Es entarten nicht einfach und urplötzlich Zellen. Immer spielt das Immunsystem eine wichtige Rolle, das allerdings bei Chemo- und Strahlentherapie sehr geschwächt werden kann. Eine neutrale bzw. basische Ernährung, die Entgiftung des Körpers, das seelische Gleichgewicht und die Vermeidung von einseitiger Belastung und Stress sowie ständige Bewegung sind mit entscheidend. Das ist die beste *Prophylaxe bei Krebs.*

Leider erkennen das Krebspatienten oft erst, nachdem sie von der Schulmedizin aufgegeben worden sind, das Immunsystem schon völlig geschwächt ist und die Metastasen überhandgenommen haben. Bei vielen Tumoren kann eine spezifische Chemotherapie unter homöopathischer Stärkung des Immunsystems zu sehr guten Ergebnissen bei der Heilung und im Äußersten wenigstens zur Lebensverlängerung und verbesserten Lebensqualität in der Krankheit führen. Diskutiert wird ein sehr interessanter *Zusammenhang zwischen Allergien* (hier Asthma bronchiale und chronische Nesselsucht) *und Leukämie*. Mit einer großen Studie in Schweden wurde diese Verbindung herausgefunden. Auch daher ist die Verträglichkeit der täglichen Nahrung nach Ihrem speziellen Typ, der

Abstammung, der Blutgruppe und des Stoffwechsels von großer Bedeutung. S. a. unter 2.1 zu Unverträglichkeiten und Allergien.

Weitere Lebens- und Heilmittel zur Stärkung des Immunsystems

Besonders Versandapotheken stellen heute Präparate wie Thymus-Hormone, immunstimulierende Proteine (Interferone), Wachstumsfaktoren, sogar Bakterien und Keime und weitere chemische Substanzen zur Verfügung, die das Immunsystem stärken sollen. Hierzu sagt Prof. V. Wahn von der Berliner Charité: „Wachstumsfaktoren, Interferone und Zytokine sind hochpotente biologische Produkte, die nur für klar definierte klinische Situationen zugelassen sind. Sie dürfen in keinem Fall zur unspezifischen Immunstimulation verwendet werden!" Und weiter: „Für die unspezifische Immunstimulation werden daher in der Praxis derzeit meist bakterielle und pflanzliche Produkte verwendet, womit in Deutschland erhebliche Umsätze gemacht werden".[165]

Ich selbst habe auch schon ein Thymus-Präparat probiert, ein Erfolg hat sich jedoch nicht eingestellt.

Zu Beginn und während einer Erkrankung und bei jahreszeitlicher Infektionshäufigkeit kann es günstig sein, eine Immunstimulation durchzuführen. Hier empfehle ich:

1. Ernähren Sie sich *ausgewogen mit Vitaminen, Mineralstoffen, Spurenelementen, sekundären Pflanzenstoffen und Omega-3-Fettsäuren.* Wenn Sie Ihrem Körper immer ausreichende Mengen dieser Stoffe anbieten, kann Ihre körpereigene Apotheke gut funktionieren. Dazu gehört ebenso viel Bewegung an frischer Luft. Bei zu viel schlechtem Fett, industriellem Zucker, zu viel Salz,

Alkohol und anderen Schadstoffen haben Sie allerdings eine „Störung in Ihrer Apotheke“.

2. Nutzen Sie solche Heilpflanzen wie *Aloe, Echinacea* und neben anderen, auch süßes *Mandelöl,* um die körpereigenen Abwehrkräfte zu stärken. Bei diesen Stimulanzien kommt es darauf an, *sehr frühzeitig zu reagieren*, beispielsweise Echinacea oder ein Kombinationspräparat mit Thuja und Baptisiawurzel bereits bei ersten Anzeichen zu nehmen. Sie sollten jedoch nur maximal sechs bis acht Wochen genutzt werden. Konsequenterweise stehe ich sogar nachts auf und lutsche eine Echinacin-Pastille ganz langsam, denn das Präparat wirkt auch über die Schleimhaut und ist daher auch als homöopathisches Mittel einsetzbar. Ägyptisches *Schwarzkümmelöl* (Kapseln in der Apotheke) ist ein jahrtausendealtes Mittel mit vitalisierender, das Immunsystem stärkender Wirkung.

3. Sie halten Ihr Immunsystem am besten „in Betrieb“, wenn Sie stets eine *gesunde Darmflora pflegen.* Die Hauptarbeit bei der Infektabwehr leistet nun einmal das darmassoziierte Immunsystem. Auch Ihrer Darmflora geht es am besten bei basischer bis neutraler Ernährung, bei wenig Zucker und wenig Süßem. Nutzen Sie so wenig wie möglich Antibiotika und bauen Sie nach solchen Behandlungen die Darmflora mit guten Probiotika wieder auf. Die Kolon-Hydro-Therapie ist sehr empfehlenswert, um den Darm zu reinigen und wieder fit zu machen.

4. Sie können eine ganze Reihe von weiteren *Lebens- und Heilmitteln*, wie Arganöl, Beerenobst (besonders blaue Beeren), Kohl, Zitrusfrüchte und Gemüse mit Vitamin C, wie Paprika und Sanddorn, aber auch Dachwurz, Ginseng, Lindenblüten, einige Pilze und Algen, Lapachotee, Pelargonienwurzel und

plasmolysierte Kräuterhefe (verflüssigte, mit Kräuterextrakten gefütterte Hefezellen) nutzen. Jedes Mittel reagiert bei jedem Körper differenziert. Ausführliche Beschreibungen dieser Heilmittel finden Sie wieder im Band II.

5. Vermeiden Sie Konflikte, Stress und negative Gefühle, wie Angst, Hass und Neid.

6. Vermeiden Sie auch Belastungen mit chemischen Stoffen, mit unnötigen Antibiotika, mit unnötigen Medikamenten und Impfungen, Drogen und Potenzmitteln, die Ihrem Immunsystem schaden.

Lebens- und Heilmittel zum Blutdrucksenken und bei Herzkrankheit (Herzinfarkt)

Die Ursachen für diese Störungen und Erkrankungen sind neben dem Metabolischen Syndrom (s. Anhang) auch psychische Belastungen, wie Angst, auch Zukunftsangst und Resignation. Ein Artikel der Londoner Professoren Nicholas Wald und Malcolm Law teilt seit einiger Zeit die Fachwelt. Die Professoren propagieren die *„Polypille"* als Universalrezept bei Herzinfarkt. Man kombiniere alle bislang bekannten Wirkstoffe gegen koronare Herzerkrankungen – Acetylsalicylsäure, Betablocker, Statine, Folsäure – in einem Medikament. Damit steige die Lebenserwartung um 12 Jahre. Meine Meinung dazu: „Zu Risiken und Nebenwirkungen fragen Sie Ihren Arzt oder Apotheker (oder lesen Sie doch einfach mal die Beipackzettel). Fangen Sie nicht an zu zittern, wenn die „Betablocker greifen", und wundern Sie sich nicht, wenn es im Bett nicht mehr klappt. Das ist ein typisch schulmedizinischer Versuch.

Dagegen hat der niederländische Forscher „Oscar Franco am Rotterdamer Erasmus Center eine bessere, natürliche und schmackhafte Alternative zur Polypille entwickelt, das *Polymahl*".[46] Das sind Nahrungsmittel, für die eine signifikante *Verringerung des Risikos* von Herzkrankheiten nachgewiesen werden kann, und zwar bis zu *80 %*.

Hier das „Polymahl:

Wein: Täglich 150 ml reduzieren das Risiko um 21 %.
Seefisch: Fünfmal in der Woche 114 g reduzieren um weitere 14 %.
Schokolade: Einmal 100 g schwarze Schokolade täglich senkt zwar nicht das Gewicht, jedoch den Blutdruck und die Infarktwahrscheinlichkeit um 21 %.
Obst und Gemüse: 400 g täglich und vor allem kalziumreiches Obst und Gemüse.
Knoblauch: 1/2 Zehe frischer Knoblauch täglich senkt den Cholesterinspiegel und das Infarktrisiko um 25 %. (Mandeln: 60 g täglich wirken halb so stark wie Knoblauch) [46]. Der Knoblauch muss frisch sein, dann ist er sehr gut. Das kann allerdings recht einsam machen. Probieren Sie auch Bärlauch und entscheiden Sie bitte selbst. Lässt man den leider „stark riechenden" Knoblauch weg, bleiben immer noch 68 % Risikominimierung, das ist beachtlich. Ich füge hier noch hinzu, *Mistelsaft:* ein Blutdruck-Regulator erster Güte und ein Mittel zur komplementären, ergänzenden Maßnahme in der Krebstherapie.

Kalziumreiche Lebensmittel sind gute Blutdruck-Regulatoren. Hierzu gehören alle *grünen Blattgemüse*, Kohl und Salat, Fettfisch wie Sardinen und *Wildlachs*. Weitere Kalziumlieferanten sind: *Banane, Brokkoli, Spinat, Brunnenkresse,* Basilikum, Estragon und Salbei. Risikofaktoren für diese Erkrankungen, die immerhin 50 % der Todesursachen ausmachen, sind familiäre Dispositionen (Vererbung und eingeübte Ernährungs- und Verhaltensgewohnheiten), Fettstoffwechselstörungen, wie erhöhtes LDL- und niedriges HDL-Cholesterin. Weiterhin gehören dazu Bluthochdruck, Diabetes mellitus, Fettsucht, Bewegungsmangel und Rauchen. Alle jene Faktoren können das Leben drastisch verkürzen. „Bluthochdruck kann bei einem 50-Jährigen allein zu einem 7,4 Jahre kürzeren Leben führen.“[143] Wenn der 50-Jährige dazu noch raucht und regel- oder übermäßig Alkohol trinkt, dann ist oft schon um die 50 „Laden-Schluss“. „Bei einer Schädigung der Herzkranzgefäße sorgt Bewegung für eine bessere Durchblutung und erhöht die Dehnbarkeit der Gefäße, die bei Arteriosklerose eingeschränkt ist.“[147] Hibiskusblütentee wird als Mittel beschrieben, um den Blutdruck zu senken. Weitere herzstärkende Mittel, wie Weißdorn und entsprechende Kombinationspräparate, finden Sie im Band II.

Lebensmittel, die Blutfett- und Cholesterin-Werte senken

Hohe Blutfettwerte und ein Cholesterinspiegel von über 200 mg/dl erhöhen für Erwachsene die Gefahr der Arterienverkalkung/Arteriosklerose. Bei allen Menschen über 50 ist das ein hoher Risikofaktor. Allerdings muss man zwischen dem schlechten LDL-Cholesterin und dem guten HDL-Cholesterin trennen. Nur Sie können es ändern. Essen Sie mehr *Obst und Gemüse*, weniger schlechte Fette, weniger Fleisch, weniger industriellen Zucker und andere hoch verarbeitete Kohlenhydrate und *bewegen* Sie sich regelmäßig. Die Inhaltsstoffe der *Artischocke* können die Produktion des körpereigenen Cholesterins verringern. Sprühgetrockneter Artischocken-Extrakt kann die Stoffwechselbedingungen für das LDL-Cholesterin verändern. Hier wirken allerdings nicht isolierte Inhaltsstoffe, vielmehr alle Pflanzenstoffe der Artischocke.

Nach meiner Ernährungsumstellung hat sich mein Gesamtcholesterin von den jahrelangen überhöhten Werten wieder auf Normalwerte „eingepegelt“, wobei das „gute“ HDL mit 45 mg/dl vertreten ist. Ein Laborarzt meinte dazu: „Da können Sie ja 3 Bratwürste essen“. Was ist das nur für ein schlechter Arzt, immer nur Futtern und Genuss nach dem alten Schema, dachte ich und antwortete: „Ich will mich doch nicht wieder vergiften“. So hatten wir beide etwas zu lachen.

Pessimistische Schulmediziner meinen, dass man durch gesunde Ernährung den Cholesterinspiegel nur um ca. 10 % senken kann. Aus eigener Erfahrung sage ich: „Man kann den Wert um 25 % und mehr senken, wenn man den Lebensstil ändert, die Ernährung umstellt und Sport macht“. Ich betone aber auch, dass ein guter Cholesterinspiegel für viele Körperfunktionen, wie die Hormonbildung und die geistigen Fähigkeiten, wichtig ist. Alle Maßnahmen, die einer Arteriosklerose (Arterienverkalkung) vorbeugen, mindern gleichzeitig die Gefahr eines Schlaganfalls und einer vaskulären Demenz, der Multi-Infarkt-Demenz durch Durchblutungsstörungen. Für gute Cholesterin- und Blutfettwerte ist eine natürliche, gesunde, ausgewogene und um schlechte Fette reduzierte Ernährung genauso wichtig wie der Verzicht auf das Rauchen. Wenn Sie regelmäßig Ihren Körper pflegen, gesund leben, sich körperlich fit halten und Ihre geistigen Fähigkeiten fordern, können Sie das Risiko beschränken, an Gefäßverkalkung und möglichen Folgen, wie Schlaganfall und Demenz, zu erkranken.

Lebens- und Heilmittel für Diabetiker (Typ II)

„Mit dem Diabetes II stirbt ein 50-Jähriger statistisch gesehen 21,4 Jahre eher als der Durchschnitt.“[143] An dieser Volkskrankheit leiden vor allem die Übergewichtigen und Fettleibigen. Viel

Körperfett verringert die Wirksamkeit des Insulins aus der Bauchspeicheldrüse. So bleibt der Zucker im Blut, wird zu einer Art Masthormon (noch mehr Fett) und „verzuckert die Zellen", was ihren Stoffwechsel stark einschränkt. Schäden an Gefäßen entstehen bereits, wenn der Diabetes Typ II noch nicht erkannt ist (s. a. Zucker im Band II).

Hier hilft nur: *Umstellung des Lebensstils*, besonders *mehr Bewegung* und dadurch mehr Kalorienverbrauch. Stellen Sie Ihre Ernährung um, ehe es zu spät ist. Das heißt: weg von zuckerreicher, fetter und kohlenhydratreicher Kost, hin zu Äpfeln, Brennnessel, Endivien, Gurken, Himbeeren, Knoblauch, Kohl, Kürbis, Lachs, Linsen, Löwenzahn, Melonen, Möhren, probiotischen Lebensmitteln, Sauerkraut, Tomaten, Topinambur, Trockenobst (als Ersatz für Süßigkeiten), Vollkornbrot, Zwiebeln, Gewürz Curry, vor allem „Nahrung mit niedriger glykämischer Last und *5 Portionen Obst bzw. Gemüse am Tag*".[45]. Suchen Sie sich Nahrungsmittel mit viel *Vitamin* B_1. Sie finden es in Getreide (Vollkornbrot), *Weizen- und Gerstenkeimen, Sonnenblumenkernen und Hülsenfrüchten,* allerdings weniger in Kartoffeln. *Momordicafrucht und Balsambirne* (Karella) sollen insulinähnliche Eiweißkörper enthalten und hilfreich sein. Das alte Hausmittel Zimt kann den Zuckerspiegel günstig beeinflussen und die Aktivität der Insulinrezeptoren verbessern. *Bockshornklee* (Kapseln aus der Apotheke) ist dafür bekannt, die Kohlenhydrataufnahme im Darm zu verzögern, neben seinen guten Eigenschaften für die Haut. Der *Mineralstoffkomplex* Chrom, Zink, Selen und Jod soll einen günstigen Einfluss auf den Insulinspiegel haben. Weitere Heilpflanzen sind z. B. die *echte Geissraute*, aus der Apotheke als Wirkstoff Medformin. Empfehlenswert ist auch der *„amerikanische Ginseng"*[413], der *Feigenkaktus* (soll Insulin stimulierend wirken) und die *Aloe vera* (100 % Saft innerlich anzuwenden). Diabetiker sollten immer auf einen ausgeglichenen Mineralstoffhaushalt achten, insbesondere auf ausreichende Kalzium- und Magnesium-Zufuhr aus frischem Obst und grünem Blattgemüse.

Als homöopathisches Mittel wird „*Datisca cannabina D 12* empfohlen“[70], eine Potenzierung aus dem Gelbhanf. „Cannabis ist in dieser Form ein Heilmittel bei Diabetes“[114], aber auch für die Nerven. Leider ist die medizinische Anwendung von Cannabis nach dem Betäubungsmittelgesetz als nicht verkehrsfähiger Stoff ausgestoppt. Bei Diabetes weiß man, dass „körperliche Anstrengung den Transport von Blutzucker in die Zellen beschleunigt, vor allem um die Muskeln besser zu versorgen. Auf solche Weise sinken insgesamt die Blutzuckerwerte. Der positive Effekt: weniger Tabletten = weniger Insulin“.[147]

Lebens- und Heilmittel bei Rückenschmerzen

Heute leiden schon „acht Millionen Deutsche unter Rückenschmerzen“.[131] Diesen Schmerzen sind Sie nicht hilflos ausgeliefert. Die Auswahl der Lebensmittel bei Rückenschmerzen ist leider recht begrenzt. *Vermeiden sollten Sie unbedingt schlechte Fette* (auch zu viel Schweine- und Rindfleisch), Transfette (Frittier-Fett) und Öle mit geringem Anteil an Omega-3-Fettsäuren. Die schlechten Fette enthalten Entzündungs-Mediatoren, die die Schmerzen verstärken können. Ein entzündungshemmendes Lebensmittel ist „*Ananas* mit dem Enzym Bromelain, einem Protein, das an den Nervenenden andockt, diese in einzelne Glieder zerlegen und unwirksam machen kann“.[11] *Heidelbeeren* haben entzündungshemmende Eigenschaften und die *Brennnessel* als frisches Gemüse ist auch hier empfehlenswert. Nehmen Sie die frischen Spitzen für den Salat oder probieren Sie die Blätter direkt auf den schmerzenden Stellen. Nutzen Sie zum Würzen *Cayennepfeffer* und probieren Sie Cayennepflaster, als Capsicumpflaster bekannt, das man vorsichtig auf die schmerzenden Stellen legt. Das Capsaicin, ein Alkaloid, ist in *Paprika- und Chilischoten* enthalten. Das Heilmittel kann bei der Auflage zunächst zu einer Steigerung des Schmerzes sowie zur vorübergehenden Hautreizung führen. Das Pflaster soll die Schmerzübertragung hemmen.

Wärme und Massagen werden seit jeher als Wohltat für einen schmerzenden Rücken empfunden. Die Durchblutung wird gefördert und Verspannungen werden gelöst. Ein Schafsfell oder ein heißes Getreidekissen (Roggen-Weizen-Mischung) ist ein Heilmittel unserer Großmütter. *Kampfer* wärmt den Rücken richtig gut durch (Vorsicht: nicht in die Augen kommen lassen). Kampferextrakte, Kampferspiritus, Salben und Öle oder Wärmepflaster gibt es in der Apotheke. *Thymianöl* dient der Entspannung der Muskulatur. Das Öl ist gut für die Massage und für ein heißes Bad. *Pfefferminz- und Lavendelöl und Lavendelblüten* sollten Sie ebenfalls probieren. Die *Teufelskralle* aus der afrikanischen Kalahariwüste ist ein weiteres wichtiges Naturheilmittel bei chronischen Schmerzen im Rücken. Der Wurzelextrakt aus der Apotheke wird bei der Behandlung vieler rheumatischer Erkrankungen angeboten. Ein uraltes Mittel ist *Arnika*. Die Heilwirkungen der Arnika sind noch nicht ausgeschöpft. Mit diesem Mittel wird die Durchblutung gefördert und die Entzündung gehemmt. Das Immunsystem (insbes. die Vermehrung der Fresszellen) wird gestärkt. Arnika wird als alkoholisches Fluid nur äußerlich angewendet. In homöopathischer Verdünnung wird Arnika auch innerlich bei Rückenschmerzen empfohlen.

Entspannender Schlaf auf einer guten, angepassten Matratze mit Naturfasern schont bekanntlich den Rücken, stützt die Wirbelsäule und entlastet die Bandscheiben. Eine Magnettherapie soll die biochemischen Prozesse an den Zellmembranen verbessern und damit die Heilung fördern. Der Effekt ist von der Stärke, der Frequenz und der Signalform abhängig. Die Wirkung einfacher Magnetfeld-Betten, die oft überteuert angeboten werden, muss jedoch immer kritisch hinterfragt werden. Der Stoffwechsel der Bandscheiben und der Gelenke funktioniert nur bei Bewegung. *Bewegung ist die beste Therapie.* Der Mensch ist für Bewegung gebaut. Unsere Vorfahren waren Jäger und Sammler und konnten lange Strecken problemlos laufen. *Heute sitzen wir zu viel.* Wenn Sie schon sitzen müssen, dann stehen Sie bei jeder Gelegenheit auf, laufen Sie herum und sitzen Sie entspannt und möglichst gerade. Das belastet die Bandscheiben gleichmäßig. Abwechselndes Laufen und Stehen und nicht einseitiges Tragen können Rückenschmerzen vorbeugen.

Rückenschmerzen müssen Sie immer ernst nehmen. Werden sie nicht behandelt, so entwickeln die Nervenfasern ein Schmerzgedächtnis. Die Schmerzen können dann chronisch werden, übrigens nicht nur bei Rückenschmerzen.

Lebens- und Heilmittel bei Übergewicht

Generell hilft nur die schrittweise Umstellung des Lebensstils, eine Gewohnheiten- und Verhaltensänderung. Lesen Sie dazu den Band III, das ErnährungsGewohnheitenUmstellungsBuch.

Es gilt der Grundsatz:

weniger Kalorien + mehr Bewegung = bessere Energiebilanz.

Weniger Kalorien können auch in einer größeren Nahrungsmenge enthalten sein, denn wir orientieren uns fast immer an der Menge. Unverarbeitete, natürliche Lebens- und Heilmittel haben hier die beste Bilanz. Die Hinweise zu den Blutgruppen sind ebenfalls interessant, wenn es darum geht, wer was gut verträgt, wie es verstoffwechselt und in Depots angelegt wird. Lebensmittel, die nach der Aufnahme ihr Volumen vergrößern und möglichst viele Ballaststoffe haben, sind günstig, um die regelmäßige Ausscheidung zu fördern. Hierzu gehören in erster Linie *frisches Obst und Gemüse, Leinsamen und Vollkornprodukte, Flohsamen, Sprossen, Hülsenfrüchte, Erbsen, Bohnen, Linsen, Rosenkohl, Trockenfrüchte und Früchtebrot.*

Auf Zucker, süße Getränke und die vielen Naschereien, sog. Light-Produkte, weißes Mehl und schlechte Fette sollten Sie unbedingt verzichten. Trinken Sie immer Wasser statt der süßen Getränke, die so haltbar gemacht worden sind, dass sie monate- und jahrelang lagern können. Kaufen Sie solche industriellen Produkte erst gar nicht. Wenn Sie die Dinge im Haus haben, ist es immer schwer, der Versuchung zu widerstehen. Sie werden solange daran erinnert, bis Sie zugreifen und das Zeug gegessen und getrunken haben. Gehen Sie nie hungrig einkaufen, dann können Sie sich leichter gegen kalorienreiche Produkte entscheiden. Zucker können Sie durch *Stevia* gut ersetzen. Inzwischen soll Stevia in der EU zugelassen werden, nachdem die Zuckerindustrie lange dagegen Front gemacht hat.

Einige Lebensmittel sollten Sie bevorzugen, weil sie den Appetit hemmen und bei der Umsetzung im Körper Energie brauchen. Das ist der *Apfel* mit dem Appetit hemmenden Apfelpektin, was auch Fette bindet. *Bohnen* machen satt und senken den Cholesterinspiegel. Ihr gut verdauliches pflanzliches Eiweiß hilft bei der Fettverbrennung. Bei *Erdbeeren* entwässert und entschlackt die Ellagsäure. *Fenchel als Gemüse* regt den Stoffwechsel an, fördert den Fettabbau und hat viele Ballaststoffe. *Gurken* haben wenige Kalorien, sie füllen den Magen recht gut, sie entsäuern und entwässern zudem. *Kiwis* haben einen hohen Vitamin-C-Gehalt, wodurch

Körperfett verbrannt wird. Trinken Sie Wasser. *Gekühltes Wasser* muss im Körper auf „Betriebstemperatur" erwärmt werden und verbraucht dabei Energie. Ca. 100 Kalorien am Tag können so zusätzlich verbraucht werden, wenn Ihr Trinkwasser von 20 auf 37°C erwärmt wird.

Ständige Kalorienzählerei ist frustrierend. Besser: Sie vermeiden bei der Gewichtsreduzierung weitgehend Fette, besonders die schlechten Fette. Auch die beliebten Pommes frites, Pfannkuchen und alles was in Frittierfett gebacken ist, muss vom Speisezettel verbannt werden. Der Fettanteil der Nahrung sollte unter 20-30 % liegen, wobei nur gesunde Fette (hoher Anteil an Omega-3-Fettsäuren) infrage kommen. Neben Zucker haben Stärke und hoch konzentrierte, süße Nahrungsmittel eine hohe glykämische Last und sind völlig ungeeignet. Bei sehr fruktose- und glukosehaltigem Obst sollten Sie etwas Zurückhaltung üben (z. B. Bananen). Je geringer der Fruktose- und Glukosegehalt, desto geringer die Energiedichte (z. B. bei Wassermelone und Ananas nur ca. 60 kcal/100 g). Scharfe Gewürze (Chili) fördern den Stoffwechsel und die Fettverbrennung. Gemüse wie *Kohl, Brokkoli, Rosenkohl, Radieschen, Spargel und Paprika, Senf und Meerrettich* ist zu empfehlen. Mehr Volumen auf dem Teller (Salatblätter unter das Steak), weniger weißes Mehl, weißer Reis, Chips und Fertignahrung und dazu mehr Bewegung, d. h. andererseits: weniger Input (Kalorien) und mehr Output (Bewegung) = mehr Energieverbrauch und das Abnehmen wird garantiert.

Kleiner Trick: Nehmen Sie *kleine Teller*, genießen Sie jeden Bissen und *kauen Sie jeden Bissen mindestens 30-mal.* Verschließen Sie den „Nachschub" mit einem Deckel, diese Barriere hindert am Zugreifen oder lassen Sie den Rest in der Küche. Essen Sie *in guter Gemeinschaft* und, vor allem, essen Sie *nur, wenn Sie Hunger haben.* Das liest sich alles ganz einfach, könnte man oberflächlich meinen. Sie haben keine andere Wahl, Sie müssen Ihren Körper umprogrammieren, Ihre Gewohnheiten ändern und dabei noch gute Gefühle erzeugen. Sagen Sie: Ja, das geht – dann geht das auch!

Lebens- und Heilmittel bei nichttoxischer Struma (Kropf) und anderen Schilddrüsenerkrankungen

Schilddrüsenerkrankungen können durch einen unausgeglichenen Mineralstoff- und Vitaminhaushalt im Körper begünstigt werden, dann kommt es entweder zu einer Über- oder Unterfunktion dieser wichtigen Drüse für den Stoffwechsel. Schilddrüsenunterfunktion kann genetisch bedingt, u. a. eine Folge von Jod- und Vitaminmangel sein.

Es ist vorteilhaft, den Lebensstil zu ändern, die Ernährung auf *Gemüse und viel Fisch*, gelegentlich Eierspeisen und Vollkornnahrung umzustellen. Unterstützend wirken Tees, insbesondere Kräutertee-Mischungen mit Angelikawurzel, Baldrian, Brennnessel, Löwenzahn, Rosmarin und Tausendgüldenkraut. Bei einer leichten Unterfunktion kann durch jod- und vitaminreiche Nahrung der Stoffwechsel angeregt werden. Die Ernährung sollte unbedingt fleischarm sein, zweimal wöchentlich Fisch und mindestens fünfmal täglich Obst und Gemüse enthalten. Bei der Struma oder dem Kropf handelt es sich um eine Vergrößerung der Schilddrüse. Häufigste Ursache ist hier der Mangel an Jod in der Nahrung. Jod ist in *Seefischen und Meerestieren, Molke, Molkepulver und Buttermilch* gut enthalten. Beim Obst und Gemüse dominieren *Johannisbeeren, Feldsalat, Spinat und Brokkoli*. Nicht zu vergessen sind *Algen*. Sie haben einen guten Jodgehalt. Verwenden Sie Jodsalz als Ergänzung der Jodzufuhr.

Lebens- und Heilmittel bei Lebererkrankungen

Die Ursachen für die Erkrankung der Leber können vielfältig sein und sollten von einem Facharzt für Inneres genau diagnostiziert werden. Mit der Diagnose Fettleber hat mich vor vier Jahren mein Gastroenterologe erschreckt. Mein damaliger industrieller Körper hatte über 20 Jahre Übergewicht angesetzt. Eine Fettleber entsteht auch bei Blutarmut, Diabetes Typ II, Mineralstoff- oder Sauerstoffmangel, Alkoholmissbrauch und schweren Vergiftungen. Eine weitere Ursache kann eine unausgewogene Diät, das Fehlen von Eiweißen oder Mineralstoffen sein. Machen Sie auch deshalb *nie Diäten,* stellen Sie Ihre *Gewohnheiten dauerhaft und langsam um.* Nehmen Sie nur langsam ab und verzichten Sie nicht auf wichtige Mineralstoffe und Eiweiße. In der Schwangerschaft kann es zu einer fettigen Umwandlung der Leber kommen, da sie mehr leisten muss. Glücklicherweise ist die Leber in der Lage, sich vollständig zu regenerieren, solange sie sich noch nicht entzündet hat (s. a. Alkohol und Folgen im Band II). „Zur Entgiftung des Organs hilft *Wasser-Saft-Fasten.*“[103] Den Saft stellen Sie bitte selbst aus frischem Obst und Gemüse her, denn das industrielle Bonbonwasser aus Plastikflaschen belastet die Leber zusätzlich.

Die Ernährung sollte reich an Vitaminen und Mineralstoffen sein, vornehmlich durch Obst und Gemüse. Auf fette Speisen und Alkohol, wenn das die Ursachen der Erkrankung sind, müssen Sie unbedingt verzichten, damit das Fett der Leber wieder abgebaut werden kann. *Mariendistelsamen* und *Löwenzahn* sind bekannte heilsame Mittel. „Der Gehalt an Sylimarin in der Mariendistel ist ein starkes Mittel zur Regeneration geschädigter Leberpartien.“[42] „Es ist als Infusion das Arzneimittel, welches bei Pilz-Vergiftung sowie bei Schädigungen der Leber durch Alkohol oder Medikamente verabreicht wird.“[98] In der Apotheke erhalten Sie Mariendistel zur unterstützenden Behandlung bei chronischen entzündlichen Lebererkrankungen. Äußerlich angewendet sind Rhizinuswickel zu empfehlen. Bitte beachten Sie: Zu viele Omega-3-Fettsäuren werden in der Leber wie gesättigte Fettsäuren abgelagert. Bei gesunder Ernährung sollte eine zusätzliche Einnahme von Omega-3-Fettsäure-Kapseln nicht übertrieben werden.

Lebens- und Heilmittel bei chronischen obstruktiven Lungenkrankheiten (chronischer Bronchitis, Asthma und Lungenemphysem)

Neun von zehn Patienten dieser Erkrankung sind oder waren Raucher. Auch Kinder von Rauchern sind betroffen. Hier helfen vorbeugend: neben frischer, sauberer Luft, *frisches Obst und Gemüse, Vollkornprodukte und Fisch.* Das zeigen auch Ergebnisse einer US-amerikanischen Langzeitstudie. Dabei wurden ca. 43.000 männliche Mediziner über einen Zeitraum von zwölf Jahren begleitet. Sie machten Angaben zu ihrer Lebensweise und berichteten alle vier Jahre ausführlich über ihre Ernährungsgewohnheiten. Vermutlich wirken sich die *entzündungshemmenden Antioxidanzien* positiv aus. Männer, die sich überwiegend „westlich" mit viel Fleisch und Fleischwaren, fettreichen Milchprodukten und Süßigkeiten ernährten, litten mehr als viermal häufiger an einer Verengung der Atemwege. Beachten Sie bitte die Hinweise zu den Nahrungsmittelunverträglichkeiten. „Der größte Risikofaktor ist weiterhin das Zigarettenrauchen."[132]

Essen Sie *salzarm.* Den Konsum von durchschnittlich zehn bis zwölf Gramm Kochsalz pro Tag halten viele Ernährungswissenschaftlern für zu hoch. Sie sollten höchstens sechs Gramm pro Tag mit der Nahrung aufnehmen. Industriell hoch verarbeitete Produkte, wie Fertignahrung, Wurst, Fleisch usw. haben schon einen hohen Salzanteil. Schon seit Längerem wird „der erhöhte Salzverbrauch nicht nur mit Bluthochdruck, sondern auch mit Asthma in Verbindung gebracht".[133] Obst, insbesondere *Äpfel,* wirken sich positiv auf die Lungenfunktion aus. Die schützende Wirkung wird den Flavonoiden zugeschrieben. Auch Catechine spielen eine Rolle. Sie geben den Früchten und dem Gemüse die gelbe, rote oder blaue Farbe und sie wirken positiv auf die kleinen Gefäße. „Catechine sind zwar auch im schwarzen Tee vorhanden, ihre schützende Wirkung auf die Lungenfunktion entfalten sie aber nur in Obst und Gemüse.“[134]

Achten Sie auf Lebensmittel mit sog. niedrigem *respiratorischem Quotienten (RQ)*. Dieser Quotient gibt das Verhältnis zwischen eingeatmetem Sauerstoff und ausgeatmetem Kohlendioxid an, das von der Zusammensetzung der aufgenommenen Lebensmittel abhängig ist. Lungenkranke sollten Lebens- und Heilmittel essen, die einen niedrigen RQ haben. Am schlechtesten schneiden konzentrierte Kohlenhydrate und Eiweiße ab mit einem RQ von 1 bzw. 0,8. Fett hat hingegen nur 0,7. Auf gute Fette mit Omega-3-Fettsäuren sollten Sie wegen der antioxidativen Wirkung ohnehin nie verzichten. Achten Sie auf Ihr Körpergewicht und trinken Sie vor allem keinen Alkohol. Lebensmittel mit einem hohen RQ sollten Sie meiden, wenn Sie erkältet sind und Ihre Atemwege schmerzen. Kindern mit akuter Bronchitis können Sie mit weniger gekochter Nahrung die Schmerzen erleichtern.

Lebens- und Heilmittel bei Varizen der unteren Extremitäten (Krampfadern)

Krampfadern sind die Friseur-, Verkäuferin- und Monteur-Krankheit. Auch Sitzende können betroffen sein. Krampfadern sind nicht nur ein „Schönheitsproblem“. Sie können Schmerzen verursachen und sich zu *Unterschenkelgeschwüren* entwickeln. Es besteht die Gefahr einer Thrombophlebitis (gefährliche Blutgerinnsel und Entzündung der Gefäßwände). Davon sind Frauen häufiger betroffen als Männer. Die unschönen blauen Verdickungen entstehen durch schwache Venenwände oder durch eine Schwäche der Venenklappen.

Sofern möglich und im Job machbar, sollten Sie Ihre Beine von Druck entlasten, d. h. nie lange stehen oder sitzen und zwischendurch immer bewegen sowie gelegentlich die Beine „amerikanisch" hochlegen. Vermeiden Sie starkes Pressen beim Stuhlgang, dabei können sich auch Hämorrhoiden bilden. Bewegen Sie Ihre Beinmuskeln durch tägliche Gymnastik, laufen Sie viel, gehen Sie im Sommer barfuß und schwimmen Sie. Die Beine sollten möglichst nicht übereinandergeschlagen und hohe Absätze wenig getragen werden. Reduzieren Sie Übergewicht und meiden Sie Alkohol.

Industrielle Nahrung fördert Krampfadern.

Vergessen Sie hoch verarbeitetes Mehl, Pizza, Pasta, Kuchen und andere Weißmehlprodukte. Den industriellen Produkten fehlen alle Bestandteile, die Gefäße schützen. Reduzieren Sie Zucker und alle Naschereien. Nur süßes Obst und Trockenfrüchte sind erlaubt. Schlechte tierische und synthetische Fette, Wurst, fette Soße, Salat-Dressings, Dips und Mayonnaise machen Ihre Venen kaputt. Absolut schädlich sind die Speisen mit Kombinationen aus Zucker, Fett und hellem Mehl, wie Pfannkuchen (das sind allerdings gute Kaminanzünder) und Torten. Mit dem Zeug verringern Sie die Durchblutung und die Venen leiern erst richtig aus.

Bei beginnender Venenschwäche gibt es für Sie nur diesen Weg: natürliches Obst, viel *Rohkost,* gelegentlich gedünsteten Fisch oder kurz gegartes Hähnchenfleisch und täglich frische Salate. Zur Förderung der Durchblutung empfehlen Experten: *Curry, Kurkuma, Knoblauch, Lauch, Paprika, Pfeffer und Zwiebeln.* Weiter: Ballaststoffreiche Nahrung verbessert die Ausscheidung, daher Vollkornprodukte, Sesam, Hirse und Leinsamen, kalt gepresstes Lein- und Traubenkernöl. Auf rotes Fleisch sollten sie möglichst verzichten. Nach dem Essen gilt: Bewegung, Bewegung, Bewegung.

Es gibt noch ein sehr gutes Mittel in der Apotheke, das *aus rotem Weinlaub* hergestellt wird. Das ist das Medikament des Jahres 2007. „Es lindert Schmerzen, fördert die Durchblutung der feinen Gefäße, dichtet die Venenwände ab und hilft auch bei Gicht. So verhindert es Wasseransammlungen und Schwellungen in den Beinen."[26]

Centella, Rosmarin, Salbei und Ysop sind ebenfalls alte Hausmittel.

Lebens- und Heilmittel bei Gastritis, Magen- und Darmgeschwüren und Krebs der Verdauungsorgane

Hier steht bei mir an erster Stelle *Kohl*, insbesondere der ganz normale Weißkohl. Damit habe ich bereits mehrfach in meinem früheren industriellen Körper schmerzhafte Magenschleimhautentzündungen (Gastritis) und ein Zwölffingerdarmgeschwür geheilt. Natürlich kann Kohl bei fortgeschrittener Entzündung des Magen- und Darmtraktes und bei Krebs der Verdauungsorgane schon ein sehr starkes und unverträgliches Heilmittel sein. Probieren Sie zunächst Kohlsaft, einen Brei aus gekeimtem Weizen oder gekeimtem Roggen in kleinen bis kleinsten Mengen. Die „Saft-Therapie mit Rote-Rüben-Saft"[102] ist eine Empfehlung aus der Literatur. „Einläufe zur Darmreinigung nach dem amerikanischen Arzt Gerson können die toxischen Stoffe absondern, die offensichtlich bei Krebs im Dickdarm gebildet werden und die Selbstregulierung negativ beeinflussen".[103] *Hafer und Haferflocken, Johanniskraut, Kamille, Pfefferminze und Salbei* sind schon sehr lange wegen ihrer beruhigenden und heilenden Wirkung auf Magen und Darm bekannt. Weitere Mittel finden Sie im Band II. Natürliche Lebensmittel und ballaststoffreiche Kost helfen Ihnen, dass es überhaupt nicht so weit kommt.

Lebens- und Heilmittel für gesunde Haut

In der ersten Reihe stehen hier *Aloe vera, Aprikosen, Bohnen, Brokkoli, Erbsen, Erdbeeren, Fettfisch.* Das in diesen Lebens- und Heilmitteln enthaltene Vitamin A sorgt für die ständige Neubildung der Zellen. *Grüner Tee* kann innerlich und äußerlich bei entzündlichen Reaktionen der Haut (Dermatitis) angewendet werden. Er kann Herpes-Pusteln abheilen lassen und ist bei Schuppenflechte sehr zu empfehlen. Bei Ekzemen (Neurodermitis) an allen Hautpartien ist dieser Tee anwendbar. Die Behandlung kann einige Wochen dauern, sollte täglich oder wöchentlich zwei- bis dreimal durchgeführt werden und braucht bis zum Abheilen etwa 1/10 der Zeit ihrer Entstehung. „Bei Neurodermitis ist die gute Wirkung der Stutenmilch durch Studien belegt.“[39]

Da jede entzündliche Erkrankung der Haut auch immer etwas mit Ernährung zu tun hat, empfehle ich weiterhin: *Grünkohl, Himbeeren, Hähnchenfleisch (Zink und Magnesium) und Johannisbeeren.* Diese Heilmittel sorgen für einen ausgeglichenen Nährstoffhaushalt. *Kalt gepresstes Lein- und Traubenkernöl* mit Vitamin B_5 (Pantothensäure) machen Haut und Haar geschmeidig. *Bockshornklee-Kapseln* können das von innen unterstützen, wie *Kurkuma, Lachs, Möhren* (Beta-Karotin), *Nüsse* (Vitamin E), *Oliven, Paprika, Salat* und *Spargel.* Trinken Sie immer ausreichend stilles *Wasser.* Essen Sie Vollkornprodukte und fünf *Portionen Obst und Gemüse am Tag.* Besonders das enthaltene *Vitamin C* baut aggressive Sauerstoffverbindungen (sog. freie Radikale) ab, die sich ständig unter dem Einfluss von UV-Licht bilden. Diese freien Radikale reduzieren das Kollagen, das zur

Elastizität des Bindegewebes und der Haut notwendig ist. Daher sehen die Solarium-Damen nach ein paar Jahren so richtig schön faltig aus. Der gesamte Vitamin- und Mineralstoff-Cocktail nützt Ihnen nichts, wenn Sie Ihre Haut ständigen Gefahren aussetzen. Hierzu gehören Umweltgifte, Lösungs- und scharfe Reinigungsmittel, hohe UV-Strahlung in der Mittagssonne und überwiegende Fehlernährung mit nachfolgender Übersäuerung Ihres Körpers. Ein andauernder Mangel an Omega-3-Fettsäuren zeigt sich auch in der Haut. Lesen Sie auch im Band II zur Wirkung von *Heilerde*. Raue Haut und rissige Lippen deuten klar auf einen solchen Mangel an guten Fetten und möglicherweise auch an Eisen hin. Schützen Sie Ihre zwei Quadratmeter Haut. Es geht nicht nur um Ihr gutes Aussehen. Die Haut ist ein Spiegelbild Ihres Gesundheitszustandes, Ihrer Seele, Ihres Verschlackungsgrades und Ihres biologischen Alters. Gesunde Haut ist Attraktivität pur.

Lebens- und Heilmittel bei Akne und Pickeln

Neben den Empfehlungen für gesunde Haut gilt auch hier: Die Umstellung der Ernährung wird sich positiv auswirken. Akne verschlimmert sich durch den Verzehr von vielen Kohlenhydraten, insbesondere von viel Zucker, industriellem Fleisch, Milch und schlechten Fetten. Verzichten Sie auf Fertigprodukte, Pommes frites, Ketchup, Kekse, Kuchen, Limonade, Cola oder Bonbons.

Trinken Sie *zwei Liter Wasser am Tag, essen Sie viel frisches Obst und Gemüse und bewegen Sie sich regelmäßig* an frischer Luft. Das ist immer gut für die Haut. Pickel und Akne können heilen, wenn Sie zinkreiche Lebensmittel, wie *Linsen, Bohnen, etwas Käse* und öfter *Haferflocken* vorziehen. Sie haben ja bestimmt schon von Zinksalbe gehört und davon, dass Zink vor freien Radikalen schützt. Und Zink ist sogar in Spuren im *grünen Tee* enthalten. *Biotin* kann die

Bildung der Hautzellen unterstützen. Das *Eisen* im Hämoglobin transportiert den Sauerstoff im Blut in alle Zellen, so auch in die Hautzellen. Das *Vitamin C* kann bei der Heilung von Wunden helfen. Kleine Verletzungen und Pickel heilen so besser ab. Auch der *Folsäure/Vitamin-B-Komplex* ist wichtig. Sie finden den Komplex im *Spargel, in Tomaten, in Lauch und in Erdbeeren.* Der Tee aus Klettenwurzel, Birke sowie Klettenwurzelöl wird bei Akne, Ekzemen und Pickeln als altes Hausmittel verwendet. Bei hartnäckigen Pickeln werden *Teebaumöl* (eventuell verdünnt mit Wasser), Auflagen von *Brennnesselblättern und aufgeritzten Kohlblättern* empfohlen, wobei der Kohlsaft heraustreten sollte. Der Saft aus den Kohlblättern ist als lindernd und heilend bekannt. Aloe vera wirkt bei Hautschäden durch Verletzungen, Entzündungen und Abszessen. Akne kann damit behandelt und Alterserscheinungen können gebremst werden.

Lebens- und Heilmittel bei Haut- und Nagelpilzinfektionen

Cirka 10-12 Millionen Deutsche leiden unter Nagelpilzinfektionen und schätzungsweise fast jeder 3. hatte schon mal eine Pilzinfektion der Haut. Pilzinfektionen sind die Krankheit der Kranken und die Krankheit der industriellen Körper. So wird berichtet, dass fast 90 % der Diabetiker Fuß- oder Nagelpilz haben. Pilzinfektionen begleiten Kranke mit schwachem Immunsystem. Hautpilze sind bei Hygienemängeln und sogar durch Haustiere übertragbar. Aufenthalte im Ferienlager hatten mir als Kind gleich zweimal Fußpilz beschert, wobei es meine Schwester so schlimm erwischt hatte, dass zwischen den Zehen das Fleisch zu sehen war. Die Haut war bis zur Lederhaut stark geschädigt. Ursache war eine fehlende Desinfektion der Duschräume und besonders der dort verwendeten Holzlattenroste, die zusammen mit abgestorbenen Hautzellen und Feuchtigkeit einen guten Nährboden für Pilze bildeten. Fuß- und Nagelpilz können Sie in jedem Spaßbad, in Saunen, in Duschräumen, in jeder Umkleidekabine eines Sportvereins bekommen. Fast alle Profifußballer hatten schon einmal Fuß- oder Nagelpilz oder leiden ständig darunter. Da vergeht dem Star das Lächeln. Das ist eine sehr lästige Infektion, die nur langfristig zu behandeln ist. Auch das Tragen enger Sportschuhe bei Läufern und vielen anderen Sportlern unterstützt die Entstehung der Pilzerkrankung. Wenn der Betroffene nicht sofort reagiert, wandert die Infektion von Nagel zu Nagel und über die Strümpfe von Fuß zu Fuß. Die Erkrankung ist bekanntlich ansteckend für Ihren Partner, Ihre Kinder bis zu allen Personen, die mit Ihnen engen Kontakt haben.

1. *Ernährungsgrundsätze*: Reduzieren Sie Industriezucker, Naschereien, Weißmehl, industrielle kohlenhydratreiche Nahrung und Fertignahrung. Essen Sie nur wenige Trockenfrüchte. Zu viel Zucker im Körper ist der Nährboden Nr. 1 für Pilze. Ihre Ernährung sollte auf jeden Fall basisch, mindestens neutral wirken.
2. *Bewährte Hausmittel sind: Walnussblätter*, frisch von Mai-August geerntet, getrocknet, zerrieben, mit Kamille 1:1 gemischt, überbrüht (eventuell abgeseiht) und als Bad für die betroffenen Stellen verwendet. Pfarrer Kneipp empfahl: Die frischen Blätter kalt ansetzen und dann eine halbe Stunde im Topf kochen, abseihen und damit täglich waschen (natürlich nur die betroffenen Hautpartien) oder dem Badewasser zusetzen.
   Ein weiteres hervorragendes Mittel ist *Teebaumöl*. Es wirkt antimykotisch und gleichzeitig antibakteriell. Da Pilzinfektionen auch bakterielle Begleiterscheinungen haben können, ist das ein großer Vorteil in der Behandlung. Sie können die betroffenen Stellen *täglich mindestens zwei- bis dreimal mit australischem Teebaumöl betupfen*. Lassen Sie bei den Nägeln das Öl richtig in den Nagel und bis zum Nagelbett eindringen. Die große Flasche

kostet zwei Euro in der Drogerie und zehn Euro in der Apotheke, das sind Ihre Nägel allemal wert. Die betroffene Haut heilt in wenigen Wochen. Die Nägel heilen je nach Dauer des Befalls in einem Jahr oder sogar längerer Zeit. Dafür können Sie sich die chemischen Präparate sparen, die Ihre Leber stark belasten. Zusätzlich sparen Sie Ihrer Krankenkasse eine Menge Geld. Achten Sie darauf, dass das Öl nicht in die Augen kommt (sonst sofort mit viel Wasser auswaschen). Bei den kleinsten Anzeichen für eine Infektion, wie helle Streifen an den Ecken, sollten Sie sofort entsprechend behandeln.

Es gibt auch antimykotische Nagellacke, die meist ohne Nebenwirkungen sind. Sofern Ihr Hautarzt eine Therapie mit Tabletten ansetzt, ist jedoch die Kontrolle der Leberwerte zu empfehlen. Ich habe eine solche Therapie vor ein paar Jahren abgebrochen, weil die Kopfschmerzen unerträglich wurden, die ich wie einen Indikator für Vergiftungserscheinungen gesehen habe. Sie können die Therapie mit Teebaumöl auch mit einem chemischen Antimykotikum kombinieren. Konsultieren Sie dazu Ihren Hautarzt.

Lebens- und Heilmittel bei Schuppenflechte (Psoriasis)

Es geht hier nicht um ein paar Pickel, hier geht es schulmedizinisch um eine chronische, therapieresistente Hauterkrankung.

An erster Stelle stehen eine basische, *mineralstoffreiche Ernährung* (s. auch Hinweise oben zu gesunder Haut) und eine *gute Versorgung mit Omega-3-Fettsäuren* (z. B. durch Leinöl). Belegt ist in einigen Fällen ein Zusammenhang von Psoriasis und Zöliakie. Zöliakie ist eine chronische Erkrankung der Darmschleimhaut aufgrund von Unverträglichkeit oder *Überempfindlichkeit gegen Gluten*, das in Getreide vorkommt. Ein Ausschluss von Lebensmitteln mit dem

Klebereiweiß Gluten kann dann auch zu einer Linderung der Psoriasis führen.

An zweiter Stelle kommt die *Entgiftung des Körpers*, insbesondere von Darm und Leber. Schon, wenn Sie jahrelang Amalgamplomben getragen haben, mit Farbstoffen oder Ähnlichem zu tun hatten oder ihr Trinkwasser durch Bleirohre geflossen ist, können sich genügend Schwermetalle in Ihrem Körper abgelagert haben. Da Rechtsregulat (siehe dazu im Band II) und intravenöse Chelat-Therapie nicht jedermanns Sache sind, verweise ich hier auf *Teerezepturen,* wie die nach Heinrich Honegger, Lapacho-, grünen und Brennnessel-Tee.

Der Tee nach Heinrich Honegger enthält je 5 Gramm Löwenzahnwurzel, Schlehenblüten, Guajakrinde, jeweils 20 Gramm Walnussblätter, Sennesblätter und Stiefmütterchenkraut, jeweils 10 Gramm Süßholzwurzel, Sarsaparillawurzel, Wacholderbeeren, Fenchelfrüchte und Erdrauchkraut. Diese Kräutermischung wird gebrüht und nach fünf Minuten Ziehen abgeseiht. Von diesem Tee wird morgens und abends je eine Tasse schluckweise getrunken. Die Kur ist zweimal sieben Wochen mit einer zweiwöchigen Pause einmal im Jahr durchzuführen. Sie bekommen den Tee über das Internet oder in guten Apotheken. Aufgrund der vorzüglichen entschlackenden und entgiftenden Wirkung von *Brennnessel* und *Löwenzahn* sollten diese Heilpflanzen in eine Therapie unbedingt einbezogen werden.

Eine Behandlung mit Akupunktur kann vereinzelt einen Erfolg bringen.

An dritter Stelle sehen Therapeuten heute die Reduzierung negativer *psychischer Einflüsse.* Lernen Sie mit Stress besser umzugehen,

z. B. durch dessen Vermeidung, autogenes Training und Meditation. Sie können davon auf jeden Fall nur profitieren.

Wie an die innere Entgiftung sollten Sie auch an die Reinigung und Entgiftung der Haut herangehen. Es gibt heute *medizinische Mineral-Masken* mit Mineralien aus Vulkangestein und hoch mineralienhaltiger Fango-Heilerde. Die Heilerde saugt Bakterien, Gifte und Schmutz aus der Haut. Sie kann damit weiterhin die Durchblutung und den Stoffwechsel verbessern. Die Heilung wird unterstützt und der Juckreiz klingt ab. Mineralienhaltige Bäder (Basisbad aus dem Reformhaus), auch Thermalbäder, sollten die Therapie begleiten.

Kangal-Fische können die Regeneration kranker Haut bewirken. Die Behandlung kann zwei bis vier Stunden täglich bis zu vier Wochen durchgeführt werden. Die kleinen Fische tragen die oberste Schicht der kranken Haut ab und injizieren dabei etwas dithranolsalzhaltiges Sekret in die Unterhaut, was die natürliche Regeneration der Haut fördert.

Bäder mit einem Auszug aus *gekochten Kastanienschalen* sollen ebenso helfen, allerdings habe ich dazu bisher keine Erfahrungsberichte gefunden.

Das „Gewürz und Heilmittel *Kurkuma* hemmt die Freisetzung von Zytokinen, die die Hauptauslöser der Schuppenflechte sind“[24] und das erfolgt hierbei ohne Nebenwirkung wie beim Kortison. Kurkuma kann auch bei Ekzemen, Hautausschlag und Hautpilz helfen. Wenn Sie allerdings die Schuppenflechte oder andere Hauterkrankungen angehen wollen, empfehle ich die *Kurkuma-Extrakte aus der Apotheke*, weil die Gewürzmischungen vom Supermarkt dafür sonst sicherlich zu schwach dosiert sind.

Die *Mahonie* (Mahonia aquifolium) wird bei Schuppenflechte, Ekzemen, Akne und Ausschlägen empfohlen. Die entzündungshemmende Wirkung setzt bei diesem Mittel jedoch erst langsam ein. Zusammen mit Tigergras und indischem Wassernabel erhalten Sie ein gutes Mittel in der Apotheke.

Bockshornklee und Ägyptisches Schwarzkümmelöl (Kapseln in der Apotheke) werden ebenfalls bei Schuppenflechte empfohlen. „Das Ägyptische Schwarzkümmelöl stimuliert das Immunsystem.“[42] Das Öl hat sich mit seiner vitalisierenden und das Immunsystem stärkenden Wirkung seit Jahrtausenden bewährt.

Lebens- und Heilmittel bei Herpes-Viren

Infektionen mit Herpes-simplex-Viren sind heute eine der häufigsten Viruserkrankungen. 90 % aller Erwachsenen haben die Erreger im Körper. Jeder fünfte Erwachsene hatte bereits eine Herpes-genitalis-Infektion. Zwar bilden fast alle Menschen Antikörper gegen das Herpesvirus, aber dennoch verbreitet sich das Virus und wird zu wenig ernst genommen. Das ist kein kosmetisches Problem, was nach ein paar Tagen wieder verschwindet. Nehmen Sie die Bläschen oder Pusteln dieser Infektion ernst! Die Erkrankung ist chronisch, kann bei Kleinkindern zu Komplikationen führen und ist ein *Signal schwacher Abwehrleistung* Ihres Immunsystems. Anhaltende bakterielle und virale Infektionen werden heute als *Entwicklungsstufe für Krebserkrankungen* gesehen und „Herpes simplex wird schon zu den Präkanzerosen gezählt (Herpes-simplex-Virus Typ I begünstigt Krebs im Bereich der Lippen und Nase und das Herpes-simplex-Virus Typ II Krebs im Bereich des Gebärmutterhalses, wo es zusammen mit Papillomaviren vermutlich eine der Hauptursachen darstellt)“.[160]

Die Infektion erfolgt häufig bereits im Kindesalter, wobei sich das Virus im Nervensystem einnistet. Wenn die zelluläre Immunität nicht stark genug ist, kommt es zu den bekannten infektiösen Bläschen und das zuzeiten, in denen das Immunsystem gefordert ist durch Infekte jeder Art, Stress, Ekel vor Essen, immunsuppressive Therapien bei Krebs, Vitaminmangel, Umweltgifte u. a. Alle Hautpartien können betroffen sein, besonders aber Übergänge zur Schleimhaut, wie Lippen, Nase, Genitalien, Anus, Augenbinde- und Mundschleimhaut. Die ersten Symptome sind Juckreiz, Brennen, Spannungsgefühl, Trockenheit der Haut und Unwohlsein.

An erster Stelle bei den Lebens- und Heilmitteln bei Herpes werden Mittel, die das Immunsystem stärken, das Allgemeinbefinden verbessern, Keime abtöten und Wunden heilen, empfohlen. Sie finden eine Vielzahl wiederum im Band II. Einige Beispiele vorab: Lebensmittel mit viel Vitamin A (hier auch Vitamintropfen direkt auf die Hautstellen), Lebensmittel mit viel Vitamin E, auch wegen der Wirkung als Antioxidans, und „Vitamin-C-Bomben", Zitrone, Zitrusfrüchte, Kiwi und verschiedene Beeren (z. B. Gojibeeren). Zitrone ist ein uraltes Heilmittel und hat neben dem hohen Vitamin-C-Gehalt auch noch 10 % Zitronensäure, die Antioxidanzien besser zur Wirkung bringt.

Pflanzliche Heilmittel mit Glykosiden und Saponinen werden als besonders wirksam empfohlen. Hier wieder einige Beispiele: *Melisse* (Sie können das *Blatt direkt auf die Bläschen legen*), *roter Sonnenhut/Echinacea, Schachtelhalm* (Flavonoide, wie Quercetin), *Johanniskraut* (auch antibiotisch und antiviral) und *Taigawurzel*, die russische „Wunderwaffe" bei Viren. Ebenfalls wirksam sind *Goldrute* (Saponine, Flavonoide) und *Eichenrinde.*

Grüner Tee wird als eines der besten Heilmittel bei Herpesbläschen beschrieben. Tränken Sie ein sauberes Tuch mit frisch aufgegossenem Tee und bedecken Sie nach kurzer Abkühlung damit die betroffenen Hautpartien. Die Rinde des Okoubaka-Baumes, Gänseblümchen und Dachwurz können Sie auch testen. „Prof. Dr. G. May untersuchte 1978 eine Reihe von Phytotherapeutika auf ihre Wirksamkeit bei Herpes-simplex-Infektionen. Die Versuche ergaben für einige weitere Pflanzenextrakte positive Ergebnisse, die in der Praxis bestätigt wurden, so z. B. für *Bärentraube, Brombeere, Eukalyptus, Himbeere, Indischen Nierentee, Mädesüß, Odermennig, Rosmarin, Salbei, Storchschnabel, Thymian, Tormentill, Wacholder und Weißdorn.*“[160] Heidelberger Forscher haben nachgewiesen, dass „Zitronenmelisse das Herpesvirus bekämpft – zumindest im Reagenzglas. Dort werde das Virus von dem Öl der Heilpflanze deutlich in Schach gehalten. Das Öl verringert die Infektion einer Zellkultur mit Herpes-Viren um mehr als 97 Prozent und blockiert die Viren vor dem Eindringen in die Zellen (Phytomedicine 15, 2008, 734). Es sei eine einfache äußerliche Anwendung denkbar, weil das Pflanzenöl gut von der Haut aufgenommen wird.“[161] Probieren Sie auch das Betupfen mit Ihrem eigenen Urin.

Lebens- und Heilmittel bei Depressionen (und zur Stimmungsaufhellung)

„In Deutschland verursachen Depressionen schon ¾ aller Krankheitstage.“[153] Fast alle Arten von Depressionen entstehen durch eine ständige Übersäuerung und einen einhergehenden Mangel an Mineralstoffen und Spurenelementen. Die Stoffwechselübersäuerung tritt bei älteren Menschen noch häufiger auf, auch weil dem Körper weniger Flüssigkeit zugeführt wird. So entsteht im mittleren und höheren Lebensalter auch eine Häufung depressiver Zustände. Prof. Bankhofer hat „Lebensmittel beschrieben, nach deren Genuss man sich großartig fühlt:

Ananas hat fast alle Vitamine, Mineralstoffe und Spurenelemente, ist Muntermacher und Energielieferant. *Avocado* ist eine Naturmedizin gegen schlechte Laune mit vielen Vitalstoffen. *Beeren* sind die Vitamin-C-Bomben. *Bohnen haben* wirksame Mittel bei Stress, mit vielen Ballaststoffen und hochwertigem pflanzlichem Eiweiß. *Datteln* liefern lang anhaltende Energie für Nerven und Gehirn. *Ingwer hat* pflanzliche Hormone, die unsere Zellen jung erhalten. *Papaya* aktiviert die Hormonproduktion, auch Sexualhormone, Liebeslust und Liebeskraft. *Spinat* enthält u. a. das „Anti-Stress-Mineral Magnesium und das Nerven-Vitamin B_1“.[71]

Das alles sind Lebensmittel, die basisch wirken. Es ist also durchaus denkbar, dass durch eine *basische Kost* Depressionen vermieden werden können.

Vermeiden Sie Transfette (z. B. in Margarine und Frittierfett) und auch gesättigte Fette (in Fleisch, Wurst, Butter und Mayonnaise). Bevorzugen Sie ungesättigte Fette, zu finden im Fisch und den vielen pflanzlichen Ölen, insbesondere die Omega-3-Fettsäuren, wie Lein- und Traubenkernöl.

Die Zunahme von Depressionen, besonders unter jungen Menschen, ist eine Folge falscher und industrieller Ernährung.

Probieren Sie auch ´mal *Ginseng* und die homöopathischen Mittel Pulsatilla und Datisca Cannabina D2 (unter Cannabis im Band II).

Lebens- und Heilmittel bei Kopfschmerzen

Empfohlen werden hier alle Lebensmittel, die auch bei Depressionen tauglich sind. Insbesondere sollten Sie Lebensmittel essen, die einer *Übersäuerung vorbeugen oder Säure bildende Nahrung kompensieren.* Meiden Sie unbedingt schlechte Fette, Kaffee, Schokolade, Süßigkeiten und Alkohol. Machen Sie regelmäßig Pausen an frischer Luft. Überfrachten Sie Ihren Körper besonders mittags nicht mit leeren Kalorien aus dem tot gekochten Kantinen-Matsch. Nur nebenbei: Ich war einmal im Berliner Abgeordnetenhaus u. a. auch zum Mittagessen. Ich hatte eine gesunde, abwechslungsreiche Küche erwartet. Zu meinem Erstaunen gab es dort vorrangig industriell vorgefertigte Kost und wenig frisches Obst und Gemüse, eben „Gutbürgerliches" als Kantinenessen. Da können die Politik nicht besser und der Schuldenberg natürlich nicht kleiner werden. Mit *Ananas, Bananen, frischen Früchten der Saison und Trockenobst* kämen auch die Politiker gesünder, energiereicher, vielleicht sogar kreativer über den Tag.

Wenn es in Ihrer Kantine Nudelauflauf gibt, denn essen Sie eben nur die Hälfte oder weniger. Trinken Sie dazu sehr viel *stilles Mineralwasser* und fordern Sie vom Kantinenchef mehr frisches Obst und Gemüse anstelle von Nudeln, Reis oder Kartoffeln. Verwenden Sie nur kalt gepresste Öle, wie *Leinöl* und *Traubenkernöl.* Machen Sie bei Anfälligkeit für Kopfschmerzen nur mäßig, jedoch regelmäßig *leichten Sport.* Laufen Sie langsam und fahren Sie Rad in schmerzfreien Zeiten. Vermeiden Sie unbedingt Fertigsoßen, auch Soßen beim Essen im China-Restaurant, Brühwürfel und ähnliche industrielle Produkte. Das enthaltene *Glutamat* (spielt eine wichtige Rolle im Eiweißstoffwechsel) wird auch als *ein Nervengift* bezeichnet und ist leider oft der Auslöser für Kopfschmerzen und Migräne (s. Glutamat in Band II). Vorgefertigte Suppen- und Soßenpulver werden in der heutigen Gastronomie säckeweise verarbeitet.

Probieren Sie folgende Heilmittel: *Pestwurz,* die wirksamen Inhaltsstoffe konnten zwar noch nicht vollständig bestimmt werden, *Johanniskraut,* zwei bis drei Tassen Tee verhindern Kopfschmerzen, *Silberweidenrinde,* enthält den gleichen Wirkstoff wie Aspirin. Auch Baldrian, Lavendel, Kamille, Frauenmantel, Holunder und Melisse sind wirksam. Einen guten Tee gibt es, wenn Sie Weidenrinde, Lavendelblüten, Rosmarin- und Melissenblätter mischen, mit kochendem Wasser brühen und zehn Minuten ziehen lassen.

Lebens- und Heilmittel bei Nervenschwäche

Wenn bestimmte Hormone nicht genügend vorhanden sind, liegen möglicherweise die Nerven blank. Nahrung zum Ausgleich von Dopamin- oder Serotoninmangel finden Sie unter 4.2. Weitere Empfehlungen sind: „Keine Milch, wenig raffinierten, industriellen Zucker, wenig industrielles Fleisch, wenig Eier aus industrieller Haltung, wenig Salz, kein harter Käse, kein Alkohol, keine Zigaretten, sehr wenig Kaffee und sehr wenig Kartoffeln“.[66] Diese Nahrung sorgt für Spannungszustände.

Empfehlungen zur Entspannung und Nervenstärkung:

Obst, insbes. tropische Früchte, wie Ananas (das gute Migräne-Mittel), *Banane,* aber auch *Apfel*, und *Gemüse* (besonders Brokkoli und Grünkohl), alle *Hülsenfrüchte* (B-Vitamine in Bohnen und Soja), *gebackene Äpfel, Gurken, Haferflocken, Hirse, Honig, Kichererbsen, Knoblauch*, *Kürbis, Mandeln, Möhren, Rettich, Sellerie, Zwiebeln, Fettfisch, grüner Tee, Mu-Tee, Ingwer, Nüsse,* (Walnüsse), *Safran*, *Trockenfrüchte, Vanille*, *alle Vollkornprodukte*, *Weizen- und Roggenkeime*. Als Heilmittel empfehlen sich seit Jahrhunderten *Baldrian, Ginseng*, *Hopfen, Jasmin*, *Johanniskraut, Melisse und Pfefferminze* – und das alles ohne Doppelblindstudien. Bei einigen Heilmitteln kann es zu Verzögerungen bei der ersten Wirkung kommen.

Lebens- und Heilmittel bei Gicht

Alles, was den Harnsäurespiegel fördert, müssen Sie vermeiden. Das sagt Ihnen jeder Arzt. Dazu gehören insbesondere die sauer machenden Lebensmittel: schlechte Fette, viel industrielles Fleisch, fette Wurst, Innereien, Hülsenfrüchte (purinhaltig), Spinat, Erdnüsse, weißes Mehl, Industriezucker und Milch. Auf frischen Fisch sollten Sie nicht verzichten und die entstehende Säure mit frischem *Obst und Gemüse* kompensieren. Geräucherter Fisch wird nicht empfohlen.

Entsäuern, entschlacken und entgiften Sie Ihren Körper. Schon immer ist das beste Mittel dazu *stilles Wasser* (sauberes Leitungswasser). Besondere Eigenschaften zum Abbau der Harnsäure werden *Apfel, Brunnenkresse, Cranberrys, Erdbeere, Granatapfel, Gurke, Möhre, Sellerie, Tomate, Weinlaub (Tee), Pflaume und Zwiebel bzw. Lauch zugesprochen.*

Zur Verbesserung der Harnsäureausscheidung helfen Ihnen: Akelei, Basilikum, *Brennnessel* (Brennnesselspitzen an den Salat und Tee), *Birke, Efeu, Ehrenpreis*, Färberginster, Fichte, Gänseblümchen, Goldrute, *Hauhechelkraut, Heidekraut*, *Kamille,* (kanadisches) Berufskraut, Kerbel, Klee, *Kohl, Löwenzahn*, *Majoran, Meerrettich*, Meisterwurz, *Melisse*, Mutterkraut, *Nachtkerze*, Salbei, Schafgarbe, Schlüsselblume, Süßholz, Thymian, Wacholderstrauch und Weide.

Gehen Sie regelmäßig in die Sauna.

Lebens- und Heilmittel bei Rheuma

Sprechen Ärzte von Rheuma, dann meinen sie in der Regel die rheumatoide Arthritis. Das ist keine Alterserscheinung, wie manche noch behaupten, sondern eine ernste Erkrankung, die heute alle Altersgruppen betreffen kann. Sie müssen nicht „mit den Schmerzen leben", wie mancher Arzt Ihnen sagt. „Rheumatische Beschwerden, wie starke, anhaltende Schmerzen, entstehen durch Entzündungen der Gelenke. Diese werden wiederum durch eine Fehlsteuerung des Immunsystems ausgelöst. Ohne die frühzeitige, richtige medikamentöse Therapie zerstört die Krankheit die Gelenke."[97] Das sagt die Schulmedizin. Aus eigener Rheuma-Erfahrung und dem Studium der umfangreichen Literatur erlaube ich mir, zu ergänzen: Schlechte Fette, fettes Fleisch, weißes Mehl, Milch und Milchprodukte und viel Zucker erzeugen im Körper Säure, die die entzündlichen Vorgänge beim Rheuma unterstützen können. Auf diese Nahrung, insbesondere auf Lebensmittel mit Arachidonsäure, sollten Sie möglichst verzichten. Besonders hoch ist die Säure in allen Fleischprodukten (Schweine- und Rindfleisch) enthalten.

Basisch wirkende Lebensmittel sind die beste Grundlage für eine Anti-Rheuma-Ernährung. Essen Sie *Obst und Gemüse, Nüsse und kalt gepresste pflanzliche Öle, Leinöl* und gelegentlich Sojaprodukte.
Fisch macht zwar etwas sauer und enthält auch wieder Arachidonsäure. Hochseefisch in seiner Wildform wirkt aber positiv durch die gesunden Omega-3-Fettsäuren: Besonders die Eicosapentaensäure (EPA) wirkt Entzündungen entgegen. Fischölkapseln können Sie einnehmen. Ein Hering tut es auch, um EPA zuzuführen. Er liefert hochwertiges Eiweiß und Jod dazu.
Trinken Sie viel *Wasser* und *fasten* Sie gelegentlich, so können Sie die Situation verbessern. Wenn Rheumakranke übergewichtig sind, gilt hier: *fünfmal am Tag Obst und Gemüse*, das sorgt für gute *Vitamin- und Mineralstoff-Versorgung.* Insbesondere *„Selen* sollte immer ausreichend zugeführt werden (durch Gemüse), sagt die Deutsche

Rheuma-Liga".[94] Ein sehr gutes Heilmittel zur äußeren Anwendung sind *Arnika*, *Beinwell* oder der Extrakt aus der *Teufelskralle* aus der Apotheke. Damit kann Ihr Immunsystem wieder in Gang kommen. Das Gewürz und Heilmittel *Kurkuma* soll die Freisetzung von Zytokinen hemmen, die die Hauptauslöser entzündlicher Erkrankungen sind. Hier empfehle ich erneut *Kurkuma-Extrakte aus der Apotheke*. Zur Entschlackung gibt es folgende Tees: Brennnessel, Birkenblätter, Schachtelhalmkraut, Salbei, Schafgarbe und Weide.

Lebens- und Heilmittel bei Arthritis und Arthrose

Hier gilt das Gleiche wie bei Rheuma. Ob akute bakterielle Arthritis oder chronisch verlaufende rheumatoide Arthritis, beide Erkrankungen können aufgehalten werden und zu degenerativen Veränderungen (Arthrosen) muss es nicht unbedingt kommen. Über elf Millionen Deutsche leiden aktuell unter Arthrose. Neben der *basischen Ernährung* und einer *Entschlackung* des Körpers möchte ich Ihnen auch hier *Kohl* ans Herz legen. Die heilenden Wirkstoffe im Kohl sind seit Jahrtausenden bekannt. Kohl enthält verschiedene Antioxidanzien (Vitamin A, C, E, Beta-Karotin), die das Immunsystem stärken und entzündungshemmend wirken können. Ebenso wichtig ist es, viel *Wasser* zu trinken und gelegentlich zu *fasten*. Erfahrungen belegen: Entzündungen werden dabei zurückgehen.

Die Erhöhung des Anteils an vegetarischer Ernährung kann auch eventuell vorhandenes Übergewicht abbauen, wenn die Kost kohlenhydratarm und fettarm ist. Essen Sie zweimal in der Woche Fisch für die wichtigen Omega-3-Fettsäuren (Hering, Lachs) und nehmen Sie täglich eine Fischöl- oder pflanzliche Omega-3-Fettsäuren-Kapsel, nicht mehr. Geben Sie kalt *gepresstes Leinöl* an den

Salat. Verzichten Sie auf Alkohol und meiden Sie Nikotin. Ihre Gelenke würden vor allem Obst und Gemüse kaufen!

Auch hier ist die *Teufelskralle* ein Mittel aus der 1. Reihe. Ruhe und Stillstand, einseitige Belastung sind Gift für die Gelenke, ebenso Überlastungen. Das Gewürz und Heilmittel *Kurkuma* wird auch hier empfohlen, so wie *Bockshornklee* als Kapseln aus der Apotheke.

Leichte Bewegungen, wie laufen, schwimmen, Rad fahren oder Gymnastik, sind unabdingbar, um die Gelenke gesund zu erhalten. Der Stoffwechsel des Knorpels und der Knochen funktioniert am besten bei Bewegung.

Lebens- und Heilmittel bei Blasenschwäche

Die Blasenschwäche ist die heimliche Volkskrankheit von etwa fünf Millionen Deutschen. Ehe Sie zu Medikamenten greifen, sollten Sie Beckenboden und Blase trainieren, Ihren Lebensstil umstellen (Stress- und Belastungsinkontinenz vermeiden) und eventuell Übergewicht reduzieren. Insbesondere sind alle Cholesterin senkenden Früchte und Gemüse und *Lebensmittel mit Omega-3-Fettsäuren* (Fisch, Leinsamen, Traubenkernöl) zu empfehlen. Hervorzuheben ist der *Kürbis,* der seit dem Altertum medizinisch bei Erkrankungen der Blase und der Harnwege genutzt wird. Kürbis ist ohne Nebenwirkungen. Kürbis sollten Sie wie Melone immer mit Kernen essen. Die Kerne enthalten wertvolle, mehrfach ungesättigte Fettsäuren, senken den Cholesterinspiegel, enthalten Antioxidanzien, wie Vitamin E und den Mineralstoff Selen. Weitere empfehlenswerte Heilmittel sind Quecke, Schafgarbe und Zinnkraut.

Lebens- und Heilmittel bei Hämorrhoiden

Wenn man von Hämorrhoiden spricht, meint man immer eine krankhafte Veränderung, mit Jucken, Brennen oder Blutungen am After. Das ist ebenfalls eine „Volkskrankheit", denn fast jeder zweite Deutsche über 30 Jahre hat sie schon einmal gehabt. Oft ist allerdings ein Gang zum Proktologen (Enddarm-Spezialist) notwendig, der diese behandelt. Diese quälenden Gebilde können von selbst wieder verschwinden, wenn Sie Nachfolgendes beachten: Essen Sie möglichst *viele Ballaststoffe*. Ihre Verdauung braucht Faser- und Ballaststoffe, die im Darm quellen, was auch die Nahrung besser bewegt. Sie wissen ja: Der industrielle Körper ernährt sich ballaststoffarm. Erkrankungen des Darms bis hin zum Darmkrebs können die Folge sein. Ballaststoffe sind enthalten in: *Haferflocken, Leinsamen, Hülsenfrüchten, grünem Blattgemüse, allen Obst- und Gemüsesorten mit Fasern,* und das sind die meisten. *Trinken* Sie täglich *mindestens 2 Liter Wasser* oder essen Sie viel wasserhaltiges Obst und Gemüse, Apfel, Gurke, Melone und Kürbis. Die Nahrung wird flüssiger und die Ballaststoffe können aufquellen.

Vermeiden Sie Kaffee und schwarzen Tee. Die Haut und die Nieren danken es Ihnen auch.

Noch ein paar allgemeine Hinweise: Entleeren Sie den Darm, wenn es drückt und nicht zu festen Zeiten, weil Sie es jetzt so wollen. Stuhlgang können Sie *nicht programmieren oder erzwingen.* Zwei- oder dreimal täglich ist ebenso normal wie dreimal wöchentlich. Machen Sie keine stundenlangen „Sitzungen". Unterdrücken Sie nicht den Toilettengang, was zu hartem Stuhl führt. *Bewegen Sie sich* oft. Das regt den Darm an. Laufen Sie, fahren Sie Rad, gehen Sie schwimmen oder mit dem Hund um´s Viertel. *Trainieren Sie den Schließmuskel.* Spannen Sie den Muskel an, halten Sie die Spannung für 10 Sekunden. *Reinigen* Sie Ihren Ausgang nach jedem Gang mit viel kaltem klarem Wasser. Das beugt der Ansiedlung von Bakterien und Pilzen vor und entfernt die Zellulosefasern des Toilettenpapiers, die Allergien hervorrufen können. So können Sie Ekzemen vorbeugen. Verwenden Sie keine Seife, chemische Intim- oder Reinigungslösungen und keine „Feuchttücher". Falls es doch mal etwas juckt, so wird ein Betupfen mit Teebaumöl empfohlen. Nehmen Sie die Beschwerden ernst, fragen Sie Ihren Arzt oder gehen Sie gleich zum Spezialisten, dem Proktologen. Folgende Heilmittel gebe ich Ihnen noch mit auf den Weg: Eichenrinde, Kamille, Quecke, Rosskastanie, Spitzwegerich und Schafgarbe als Sitzbäder zu verwenden.

Lebens- und Heilmittel bei Blasen- und Nierensteinen

Diese schmerzhaften Steine entstehen bei Störungen des Stoffwechsels. Diese Störungen hängen *fast immer mit einer Übersäuerung des Körpers zusammen.* Jeder Körper reagiert darauf verschieden, der eine bekommt eben Glatze und Thrombose und der andere Nieren- oder Blasensteine. An erster Stelle bei der Vermeidung sollte also eine gesunde, d. h. basische oder wenigstens neutrale, Ernährung angestrebt werden. Vermeiden Sie industriellen Zucker und entsprechende Produkte. Sie kennen auch weitere, wie: zu viel weißes Mehl, zu viel schlechtes Fett, auch Milch und Alkohol. Vermeiden Sie auch phosphat- oder proteinreiche Ernährung. Dazu zähle ich zu viel Fleisch, mehr als zwei Tassen Kaffee am Tag, viel schwarzen Tee, Rhabarber, Sauerampfer und Spinat. *Brokkoli* wird empfohlen und dunkelgrüne und gelbe Gemüse- und Obstsorten, wie Aprikosen, Karotten, Rosenkohl und Süßkartoffeln, auch weil diese mit dem *Vitamin A* die Schleimhäute der Harnwege schützen. Alle Lebens- und Heilmittel mit *Magnesium* werden benannt, um Nieren- und Gallensteine zu vermeiden. Vitamin B_6 soll die

Oxalsäure im Blut senken. Fisch, *Haferflocken, Hülsenfrüchte, wie Linsen, Naturreis und Soja, Sonnenblumenkerne, Walnüsse und Melonen* und etwas Huhn sind günstig. Vitamin C sollten Sie nur aus Obst und Gemüse und nicht als Nahrungsergänzung nutzen.

Täglich ein Esslöffel *Olivenöl* soll Nierensteine auflösen. Aus eigener Erfahrung kann ich Ihnen sagen, es funktionierte bei mir nicht, da ich nicht die Ernährung geändert hatte. Sie können auch homöopathische Mittel probieren, wie Berberis aquifolium, Coccus cacti, Lycopodium clavatum oder Solidago. Das Mittel muss aber zu Ihnen passen und auch hier gilt: *Vermeiden Sie zuerst die Übersäuerung,* sonst hilft nur das Skalpell oder ein feiner Iridiumlaser, mit dem man heute in der Chirurgie arbeitet. Trinken Sie Bier oder Schachtelhalm als Tee, beide erweitern die Gefäße des Urogenitaltraktes und treiben den Harn. *Safran ist zusammen mit Honig nicht nur eine Delikatesse, sondern auch ein altes Hausmittel bei Nieren- und Blasensteinen.* Auch das Gewürz *Kurkuma* kommt in Betracht. Bei dieser Substanz soll eine Wirkung bei Gallensteinen bereits bestätigt sein. Das Curcumin in Safran und Kurkuma steht dafür, die Gallenflüssigkeit zu lösen, die Ausscheidung der Steine zu unterstützen und Steinen vorzubeugen.

Lebens- und Heilmittel bei Blasenentzündung

Eine solche, oft von Bakterien verursachte Entzündung, sollten Sie ernst nehmen. Leider wirken schon viele Antibiotika bei den Bakterienstämmen nicht mehr, sodass Ihr Urologe sicherheitshalber erst einmal testen müsste, auf welche Antibiotika die Bakterien überhaupt noch „anschlagen“, ehe er Sie mit zwei oder drei chemischen Keulen nacheinander behandelt. Dann ist die Darmflora gleich mit futsch. Der Test dauert ein paar Tage und nur wenn Ihr Arzt viel Erfahrung und Sie viel Glück haben, bekommen Sie gleich das richtige Mittel. Bei Fieber müssen Sie unbedingt sofort zum Urologen. Manchmal erscheint ein Ziehen und der Schmerz beim Wasserlassen ist noch nicht zu spüren. Solche unkomplizierten Blasenentzündungen können Sie wie folgt angehen: *trinken, trinken, trinken,* am besten *Kräutertees* oder den alt bewährten *Blasen- und Nierentee* aus der Apotheke. Trinken Sie ca. ein bis zwei Liter Tee am Tag über mehrere Tage. Bestimmte Heilpflanzen, wie *Brennnessel* (Tee), Bärentraubenblätter, Goldrutenkraut, Hauhechel und Kamille, können hier gut wirken. Wacholderbeeren haben keimhemmende Pflanzenstoffe.

Lebens- und Heilmittel zur Vorbeugung von Augenerkrankungen, insbesondere der altersbedingten trockenen Makuladegeneration und des grauen Stars

Grund für die Degeneration der Macula lutea, des gelben Flecks der Netzhaut im Auge, ist nicht nur der Zellenabbau, sondern sind die Einlagerungen von Eiweißmaterial (sog. Drusen) hinter der Makula. Später gehen die Sinneszellen in der Netzhaut zugrunde (Atrophien bilden sich) und die Folge ist der Verlust des zentralen Gesichtsfeldes. Der Prozess kann durch Laserchirurgie und andere operative Verfahren nur im Anfangsstadium behandelt werden.

Sie haben möglicherweise Ihren Körper meist industriell ernährt, die Vorsorge durch regelmäßige Kontrollen vergessen oder die Hinweise Ihres Augenarztes zur herannahenden Makuladegeneration ignoriert. Falls Sie solche Hinweise erhalten, können Sie vorbeugend allerdings einiges tun: *Reduzieren Sie möglichst Ihr Gewicht auf normal.* Ernähren Sie sich *neutral, besser basisch*, sonst kommen die sekundären Pflanzenstoffe zur Vermeidung der Erkrankung nicht voll zur Wirkung und werden im sauren Körper zur Entsäuerung verbraucht. Beanspruchen Sie Ihre Augen nicht ständig übermäßig, *gönnen Sie sich Entspannungsphasen für Ihre Augen,* sehen Sie abwechselnd in unterschiedliche Weiten. *Gehen Sie ins Grüne* und schließen Sie gelegentlich die Augen. Wenn Sie einen Garten oder nahe liegenden Park haben, dann gehen Sie in den Garten oder in den Park und verbringen Sie nicht jeden Abend vor der „Glotze". Gerade häufiges und ununterbrochenes Arbeiten am Bildschirm, schlechte Bildschirme und viel Fernsehen sind gefährlich. Die empfindsamen Augen sind ein Barometer für Ihren Gesundheitszustand. Bei meinem industriellen Körper zeigten sich erste Anzeichen in einer Lichtüberempfindlichkeit und vermindertem Sehen bei Nacht. Beides hat sich wieder normalisiert.

Grauer Star ist die Trübung der Hornhaut. Sorgen Sie für eine *basische Ernährung* und *für ausreichend Antioxidanzien.* Das sind hier vor allem *Karotinoide, die* in Früchten, wie z. B. *Orangen, Papayas, Mangos und Aprikosen,* und in verschiedenen Gemüsen (z. B. *Brokkoli, Möhren, Rosenkohl, Tomaten, Wassermelonen*) vorkommen. Sie enthalten Lutein und Zeaxantin, Beta-Karotin, Violaxanthin und Neoxanthin. Diese Karotinoide können die freien Radikale im Auge neutralisieren, die durch Lichteinwirkung hervorgerufen werden. Wichtig sind auch die Anthrocyane, die für den Schutz der Kapillargefäße sorgen. Sie finden diese Helfer in *Himbeeren, schwarzen Johannisbeeren und Aroniabeeren.* Diese enthalten Rhodopsin (Sehpurpur), eine wichtige Substanz für das Sehen bei Nacht. Damit die Antioxidanzien im Auge richtig eingebaut werden, bedarf es einer guten Konzentration der Aminosäure Cystein, die Bestandteil der Proteine der Augenlinse ist. Sie wird in der Leber gebildet. Sie finden diese Aminosäuren im Gemüse, vor allem in *Erbsen, Spinat, Löwenzahn, Sellerie* und in der guten alten *Brennnessel,* die bei mir im Garten schon unter Naturschutz steht. Die Brennnessel hilft, die Antioxidanzien im Auge einzubauen.

Die Bedeutung der Augenlinse erkennen Sie spätestens, wenn Sie am grauen Star erkrankt sind. Natürlich können Sie irgendwelche Augenpillen nehmen, die nachgebildete Karotinoide und Anthrocyane enthalten. Es verhält sich hier ebenso wie mit dem industriellen Farbstoff Beta-Karotin für die Butter. Die Karotinoide sind in den Pflanzen an andere Stoffe gebunden, die *im Komplex wirken* und so die Aufnahme durch den Organismus ermöglichen. Das ist dann mehr als die orangegelbe Farbe des chemisch hergestellten Beta-Karotins in der Butter oder im Eigelb. Zur Blutverdünnung und Verbesserung der Fließeigenschaften bietet sich *Ginkgo-biloba* an. Blutverdünner dürfen Sie nur bis mittags nehmen, sonst kommt Ihr innerer Quatschi-Tratschi (gemeint ist der innere Monolog) nicht zur Ruhe und lässt die Gedanken die ganze Nacht kreisen. Daran habe ich gemerkt, dass das Mittel bei der Durchblutung der kleinsten Gefäße hilft. „Ananas liefert ein Enzym (Bromelin), welches Eiweißverkrustungen im Hautgewebe auflösen kann.“[24] Möglicherweise löst es Verkrustungen bei der beginnenden Degeneration unter der Makula wieder auf. Wie viel Ananas Sie allerdings dann essen müssen, dazu konnte ich keine Informationen finden.

4.2 Unterschiedliche Ernährung für Frauen und Männer

Lebens- und Heilmittel für Frauen und für Männer

Frauen und Männer sollten sich – mit Ausnahme von täglichen Portionen Obst und Gemüse (hier gibt es nur wenige Unterschiede) – etwas unterschiedlich ernähren. Das hängt mit der unterschiedlichen Hormonstruktur und dem täglichen Bedarf an Grundstoffen zusammen, die die Hormone bilden. Bestimmte Lebens-, Heil- und Nahrungsmittel verändern auch die Struktur und Intensität verschiedener Hormone. Es ist nachgewiesen:

Frauen leiden häufig unter Serotonin- und Männer unter Dopaminmangel, wenn sie sich einseitig oder industriell ernähren.

Bei einem solchen Mangel geraten die „Kuriere des Körpers" durcheinander und ein Verlust an körperlichem und seelischem Wohlbefinden und vorzeitige Alterung sind die Folgen. Ihr gesamtes Lebensgefühl und Ihr Glück können dadurch beeinträchtigt sein. Gerade bei Depressionen ist eine Familie oft sehr stark belastet und nicht selten geht eine gute, jahrelange Beziehung in die Brüche. Die richtige Ernährung spielt so bei der Einstellung eines gesunden und möglichst ausgeglichenen Hormonspiegels eine wesentliche Rolle. Alterungsprozesse können damit verlangsamt werden.

Warum ist für Frauen Serotoninmangel typisch?

Neben körperlicher Fitness und ausgeglichener, verständnisvoller Partnerschaft spielt eine ausgewogene Ernährung eine wesentliche Rolle, um die Aminosäuren zuzuführen, die den Serotoninspiegel den ganzen Tag hochhalten und noch ausreichend Serotonin für die Nacht zur Umwandlung in Melatonin (Schlafhormon) bereitstellen. Ein Mann sollte wissen, wie die Hormone einer Frau in etwa funktionieren, sonst läuft er immer wieder in die gleichen Fallen und zerstört womöglich sein Liebes- und Lebensglück noch selbst.

„Machos" haben leider oft überhaupt keine Ahnung, wie Frauen funktionieren, und verführen nur aufgrund Ihres (in der Regel) hohen Testosteronspiegels. Das reicht zwar für die Anziehung in der ersten Zeit, aber nicht für den Alltag in den Jahren danach. Große Bedeutung hat ein *ausgewogenes Frühstück*. Als Mann haben Sie einen wirklich guten Tag, wenn Sie etwas eher aufstehen und

Ihrer Liebsten ein gutes Frühstück machen. Leider lassen viele Frauen das Frühstück weg und puschen sich schnell mit ein paar Tassen Kaffee munter. Das lässt das Serotonin weiter sinken und den Körper zudem sauer werden.

Das Ergebnis ist, dass der wichtige *Neurotransmitter im Gehirn fehlt.* So werden Zufriedenheit, Geborgenheit und Glück versagt und Entspannung misslingt. Stattdessen entstehen negative Gefühle, wie Besorgtheit, negatives Denken und Angst, Bedauern, Unruhe, Überforderung, Gereiztheit, Schuld- und übertriebene Pflichtgefühle und Unnachgiebigkeit. Die Überempfindliche fängt beim ersten Wort an zu heulen und die junge Mutter hat ständig Angst, dass den lieben Kindern etwas passieren könnte. Sogar Neid, Hass, Erschöpfung und Apathie bestimmen den Tag. Aus schönen Frauen werden unzufriedene, nörgelige Zicken, die nicht auszuhalten sind, die keiner mag, irgendwann alleine leben und sich sogar mit ihren besten Freundinnen zerstritten haben. Serotoninmangel ist schlimmer als Knoblauchgeruch und kann leider ebenso einsam machen.

Männer sollten unbedingt wissen:

> *Diskutieren Sie nie mit einer Frau, die Sie lieben, wenn sie Hunger hat.*

Wenn Sie diese Frau wirklich lieben, besorgen Sie ihr etwas zu essen, am besten einen Cocktail mit frischen Früchten. Ich habe mir angewöhnt, meiner hungrigen Frau vor dem Essengehen Obst zu schälen oder einfach eine Banane in die Hand zu geben. Wenn Sie kein Obst zu Hause haben, dann seien Sie einfach nur still, egal was sie sagt. Diese Frau meint es nicht so. Sie wird Ihnen später dankbar sein, dass Sie auf Ihre Worte nicht eingestiegen sind. Drücken Sie die Liebste nach dem Essen. Es geht ihr jetzt gut und dann ist alles vergessen. Sie wissen ja, warum das so ist. Die richtige Ernährung spielt eine absolute Schlüsselrolle.

Frauen sollten dazu wissen, dass sich der Serotoninspiegel umso besser verändert, je langsamer Sie kauen. „Wenn Sie sich auf jedem Happen freuen, ihn genießen, sich auf den Geschmack konzentrieren, essen Sie automatisch weniger und haben so mehr Serotonin zur Verfügung.“[106]

Wenn Sie eine Frau sind, dann denken Sie jetzt mal fünf Minuten nach, und wenn Sie ein Mann sind, dann tun Sie das ebenso, nur bitte eine Minute länger.

Drei Grundregeln für die Serotoninproduktion bei Frauen

- Machen Sie *niemals Schlankheitskuren*, wenn Sie abnehmen möchten. Stellen Sie Ihre Ernährung langsam um. Sie lesen im Band III, wie das geht. Generell gilt: weniger Zucker und andere leere Kohlenhydrate und weniger schlechte Fette, mehr Obst und Gemüse, Samen, Nüsse und Körner (Sesam, Leinsamen und Hirse). Trinken Sie viel Wasser. Essen Sie nur, wenn Sie Hunger haben, und nicht zu festen Zeiten.
- Bringen Sie täglich nach dem Aufwachen Ihren Körper mit 10 bis 30 Minuten *Frühsport* in Schwung. Verbinden Sie diesen mit Atemübungen und zwischenzeitlicher Entspannung.
- Genießen Sie ein „kalorienarmes, nährstoffreiches *Frühstück,* was Sie lange mit Kohlenhydraten, Vitaminen und Spurenelementen versorgt und Ballaststoffe hat“.[6]

Lebens- und Heilmittel für Frauen

Frühstücks-Beispiel: 1 Glas Wasser mit ½ Zitrone, 1 Teelöffel Honig, 1 Teelöffel Aloe-vera-Saft, *Früchtecocktail mit frischem Obst*: Birne (immer geschält), Kaki (hier auch Jod), *rote Weintrauben mit Kernen* (keine kastrierten kernlosen Trauben), wenn vorhanden: Ananas, Aprikosen, Datteln usw. und Vollkornbrötchen. Wählen Sie immer nur zwei Sorten Obst für das Frühstück aus. Wenn Sie dazu noch etwas *Leinsamen, gemahlene Braunhirse und Sesam* essen, sind Sie richtig gut drauf und tun etwas für Ihr Wohlbefinden, für schöne Haut und schöne Haare.

Sie brauchen auch tagsüber Lebensmittel, die die *Aminosäure Tryptophan* enthalten. Diese Aminosäure ist die Grundlage für die Serotoninproduktion. Das sind: *Banane,* etwas *Butter,* etwas Emmentaler (leider macht zu viel Fett sauer), *Erdbeere, Feige, Grapefruit,* Kartoffel, *Kirsche, Kohlrübe, Kürbis, Mandarine, Mango, Meeresfrüchte, Molke, Möhre, Nüsse* (Cashew, Walnüsse), *Orange*, Papaya, Petersilie, Pflaume, Pilze (Champignons, Steinpilze, Pfifferlinge, Shiitake), *Rosenkohl, Sellerie, Senf, Spirulinaalgen, Steckrübe, Süßkartoffel, Thunfisch, Trockenobst, Tomatenmark, Schokolade, Zwiebel, Vanilleeiscreme und Wassermelone.* Suchen Sie sich hier etwas aus, und vermeiden Sie Lebensmittel mit hoher glykämischer Last (Zucker, weißes Mehl und Produkte daraus, wie Kuchen, Pizza und Nudeln). Trinken Sie *wenig Kaffee, keine Limonaden und keine Cola, keinen schwarzen Tee* und rauchen Sie nicht.

Warum ist für Männer Dopaminmangel typisch?

Durch den Mangel an Dopamin leiden überwiegend Jungen, an ADS und ADHS. Das ist das Syndrom des Dopaminmangels in jungen Jahren. Natürlich spielen bei Männern verschiedene Faktoren bei der Hormonbildung mit.

Der Mangel an Dopamin zeigt sich beim erwachsenen Mann in *Energielosigkeit* zu Hause. Im Job wird „gepowert“, was die Dopaminausschüttung fördert. Dort besteht ja schließlich Konkurrenz mit den Kollegen oder dem Chef. Nach der Arbeit nehmen Leidenschaft und Interesse, auch gegenüber der Partnerin, ab. Die Folgen sind Unaufmerksamkeit und Ungeduld im Straßenverkehr und vor allem dann, wenn er Ihr ´mal zuhören soll. Dieser Mann ist sprunghaft und vergesslich. Nachdenken ist Luxus, ohne ausreichend Dopamin im Blut. Er vergisst sie sogar anzurufen, nach einer schönen Nacht. Der Dopaminspiegel ist eben am Boden. Ihr Lieben und Schönen, bitte denkt daran, es liegt am Dopaminspiegel.

Ein Mann mit Mangel an Dopamin *arbeitet in hektischer Lösungssuche.* Wenn dem Mann ein Problem benannt wird, dann will er sofort eine Lösung. „Sie“ will aber nichts weiter, als nur reden und erst einmal nur verstanden werden. Dieser Mann ist in diesem Moment emotional abwesend, hat ein Bedürfnis nach Freiraum und Abstand. Der Mann muss erst einmal „in die eigene Höhle“ oder mit dem Motorrad „rumgondeln“. Die Gedanken sind im „Tunnelblick“ und Randprobleme werden einfach übersehen. Er ist unbeständig, wechselhaft, hat Langeweile und ist möglicherweise sogar in *Suchtgefahr*. Eigene Erfahrung langweilt ihn ohnehin. Dieser Mann braucht einen Kick, manchmal wird daraus eine Sucht nach Zucker (Schokolade), Alkohol, Koffein, Nikotin und mehr. Letztlich verliert dieser Mann schnell an Attraktivität und an erotischer Ausstrahlung. Leider haben auch viele Frauen, sogar die selbstbewussten, keine Ahnung, wie Männer „gestrickt“ sind. Eine Frau sollte immer darauf achten, dass ihr Mann gefordert wird, dass er etwas für sie tun kann. Zusammen mit gesunder Ernährung und nachfolgenden Grundregeln stimmt der Dopaminspiegel und der Mann fühlt sich wohl. Er hat eine positive Ausstrahlung, hat Tatendrang und ist ein liebenswürdiger Partner.

Grundregeln für die Dopaminproduktion bei Männern

- Treiben Sie *regelmäßig Sport*, täglich oder mindestens dreimal in der Woche.
- Suchen Sie sich immer *Ziele und kämpfen Sie dafür*, stürzen Sie sich in eine Sache. Es wird Ihnen gut tun, etwas für Ihre Frau zu tun, es hilft Ihnen, den Dopaminspiegel hochzuhalten.
- Halten Sie das *Feuer der Liebe am Lodern. W*enn Ihr Dopamin sinkt, „sinkt leider auch Ihr Testosteronspiegel, es werden Enzyme frei, die Endorphine abbauen“.[6] Pech für Sie.

Damit Dopamin (und nachfolgend Testosteron) nicht sinkt, braucht ein Mann die richtige Ernährung und das ist leider *nicht der Stramme Max mit 3 Bieren* in der Eckkneipe, auch wenn der Name viel mehr verspricht.

Lebens- und Heilmittel für Männer

Essen Sie wenig Zucker, trinken Sie wenig Alkohol, essen Sie keine tierischen und gehärteten Fette (z. B. Speck, Margarine, Pommes, Donuts, Pfannkuchen, Fertigpizza und Chips). Eier mit Schinken sind nicht zu empfehlen. Nur Eier aus Freilandhaltung (ohne Schinken) sind empfehlenswert. Sie brauchen eine gute Versorgung mit Eiweiß, und guten Fette, aber immer etwas weniger als Frauen. Gesättigte Fette hemmen die Dopaminproduktion.

NADH ist die *Vorstufe von Dopamin* und ein exzellentes *Antioxidans.*

NADH regt aber nicht nur die Dopaminbildung an, sondern auch die Bildung von Noradrenalin und Serotonin. Der Körper kann NADH selber bilden. Das setzt eine ausreichende Vitaminzufuhr (auch B_3, Niacin) voraus. Hühnerei zusammen mit Kartoffeln ist zwar gut und erhöht die Proteinverfügbarkeit aus dem Ei, aber bitte nicht die fettige Bratkartoffel mit der braunen oder schwarzen Kruste und dem Schadstoff Acrylamid. Achten Sie auf Ihren Stoffwechseltyp (siehe unter 4.6).

Einige Beispiele für ausgewogene Ernährung:
„Apfel, Banane, Beerenobst, Bohnen, Brokkoli, Curry, mageres Huhn oder Ente, Fenchel, Lamm, Fisch, Gerste, grüner Tee, Hafer, Hühnerei, fettarmer Joghurt, Kaviar, Kurkuma, Kürbiskerne, Linsen, Mais, Meeresfrüchte, Molke, Nüsse, Olivenöl, Paprika, Roggen, 1 Glas Rotwein gelegentlich pro Tag, Salat, Tomatenmark, Truthahn, Vollkornbrot“ [6], *Walnüsse und Zitrone.* Besonders empfehlen möchte ich Lammfleisch, weil dieses Fleisch sehr viel Aminosäure Arginin und L-Carnitin enthält, eine vitaminähnliche Substanz, die auch Fettmoleküle zur Verbrennung in die Muskeln transportiert und NADH bildet. Ein weit verbreiteter Irrglaube ist, dass Bier einen Mann männlich macht. Das Gegenteil ist der Fall. Bier enthält Hopfen und der enthält wiederum Phytoöstrogene und das ist etwas für Frauen. Der zweite Irrglaube ist, dass Salat nur etwas für Frauen ist. Das ist natürlich genau so falsch.

4.3 Lebens- und Heilmittel für besseres Wohlbefinden

Und damit beide etwas davon haben, folgen nun die Lebens- und Heilmittel für besseres Wohlbefinden, mehr und bessere Liebe und für knisternde Erotik.

Reinigende Lebens- und Heilmittel

Tun Sie sich etwas Gutes und reinigen Sie Ihren Körper von Umweltgiften und Schadstoffen. Ich habe 10 Lebens- und Heilmittel ausgewählt, die gute reinigende Eigenschaften haben sollen. Diese Lebens- und Heilmittel haben natürliche Enzyme und diese aktivieren in der Leber Enzyme, die zur Entgiftung beitragen. Sie enthalten auch viele Ballaststoffe, die die Verdauung regulieren und Schadstoffe abtransportieren. Zwischen den Mahlzeiten trinken Sie immer viel reines Wasser, um die Giftstoffe aus dem Körper auszuschwemmen:

Grünes Blattgemüse, wie Spinat und Mangold gekocht oder Kopfsalat roh verarbeitet. Das Chlorophyll hilft, Gifte zu lösen, und schützt die Leber.
Zitrone, zusammen mit viel Wasser. Das enthaltene Vitamin C ist das Entgiftungsvitamin schlechthin.
Brunnenkresse, selbst gezogen in einem Sprossenglas, treibt den Harn und unterstützt so die Entgiftung.
Brennnessel kann über die gesamte Vegetationsperiode, besonders im Frühjahr zur Verbesserung der Entschlackung und Ausscheidung verwendet werden. Wenn die Pflanzen zu groß geworden sind, verwenden Sie nur die obersten Spitzen. Die Pflanze verzweigt sich und Sie können erneut Spitzen abknipsen.
Knoblauch kann immer gegessen werden, zu Salat, Soßen, Fleisch und Gemüse. Die guten Wirkungen für Herz und Kreislauf sind allgemein bekannt. Knoblauch aktiviert auch die Leberenzyme, was zur Ausscheidung von Giftstoffen führt.
Leinsamen hat viele Ballaststoffe und dadurch eine leicht abführende Wirkung. Leinsamen hat wertvolle Vitamine, Mineralstoffe und die lebenswichtigen Omega-3-Fettsäuren.
Grüner Tee enthält Antioxidanzien, besonders Katechine.

Sesamsamen bewahrt die Leberzellen vor dem schädlichen Einfluss von Alkohol.
Früchte aller Art enthalten viele wichtige Substanzen: Vitamine, Ballaststoffe, Antioxidanzien und sekundäre Pflanzenstoffe. Lassen Sie unreife Früchte noch ein paar Tage an der Sonne reifen.
Brokkoli, frisch und knackig oder max. 15 Minuten gedünstet. Brokkoli kann das Krebsrisiko reduzieren, unsere Zellen schützen und heilen. Einmal in der Woche sollten Sie Brokkoli essen.
Kraut und Kohl sind dafür bekannt, die Leber über mehrere Enzyme zu entgiften. Wenn möglich, sollten Sie Kohl roh essen oder mit einem Entsafter Kohlsaft selbst herstellen.

Kühlende Lebensmittel

Die meisten Lebensmittel mit bitteren Stoffen und Zitronensäure, Zitrus- und Südfrüchte wirken kühlend auf den Körper. Diese Früchte wachsen meist in tropischen Regionen und sind von ihrer Zusammensetzung so, dass sie beim Verzehr durch den Menschen abkühlend wirken. Diese Früchte sind damit nicht unbedingt für die kalte Jahreszeit geeignet. Auch Tomate, Gurke und rohes Obst aus unseren Breiten wirken ähnlich.

Kühlend und erfrischend wirken einheimische Gemüsesorten, wie Möhren und Fenchel, Pfefferminze und grüner Tee. Hinzu kommen Rettich, Radis, Gurke und Wassermelone. In arabischen Ländern trinkt man auch starken schwarzen Tee mit Kardamom.

Wärmende Lebensmittel

Wenn Sie frieren, kalte Gliedmaßen haben, sollten Sie Ihre Ernährung auf basische Kost (90 %) umstellen, so erhält Ihr Körper genug Brennstoff. Einige Früchte und Gemüsearten wärmen gut durch, wie Ingwer, Durian-Früchte, Knoblauch, Meerrettich, Lauch und Zwiebel. Zu den wärmenden Lebensmitteln gehören auch fast alle Kräuter und Gewürze, die meisten Fische, Huhn, Wild- und Lammfleisch, Karotten, Kürbis, Fenchel, Kohl, Bohnen, andere Hülsenfrüchte, Nüsse, Süßkartoffeln und Rotwein.

Schweißtreibende Lebensmittel

Um den Schweiß (auch im Sommer) zu treiben, sollten Sie alle fetten, kohlenhydratreichen und sauer machenden Lebensmittel, wie Fleisch, Kaffee, schwarzen Tee, oder auch Eiscreme essen. Das verstehen Sie bitte nicht falsch, denn neutrale die basische Ernährung ist ein Mittel, um Schweiß (auch die unangenehmen Schweißfüße) zu vermeiden. Natürlich gibt es verschiedene Tees, die den Schweiß treiben, wie z. B. Holunderblüten- und Lindenblütentee. Klette, Himbeere, Linde und Weide wirken ebenfalls schweißtreibend.

Lebens- und Heilmittel bei Verdauungsproblemen

Wenn Sie täglich fünfmal Obst und Gemüse mit etwas Fisch oder wenig magerem Fleisch kombinieren, haben Sie in der Regel keine Verdauungsprobleme. Diese Kost hat *viele Ballaststoffe*. Sie können solche Mahlzeiten mit etwas Vollkornprodukten, Trockenobst und probiotischen Lebensmitteln ergänzen. Das beste probiotische Lebensmittel ist allerdings Bio-Naturjoghurt. Bestimmte Krankheiten (z. B. Diabetes) und die Einnahme von Antibiotika können zur Verstopfung führen. Ehe Sie zu chemischen Abführmitteln greifen, versuchen Sie es mit einem höheren Ballaststoffanteil und verwenden Sie quellende Körner, wie *Leinsamen, Kleieprodukte und*

Flohsamenschalen. Auf jeden Fall kann *mehr bewegen und mehr trinken* helfen. Ein *Apfel* am Abend ist ein sicherer, alter Tipp für Bewegung im Darm und guten Stuhlgang am Morgen. Ein Apfel bringt Ihnen reichlich Pektin, welches im Magen quillt und Fett bindet, und er enthält viele Ballaststoffe.

Lebens- und Heilmittel bei Haarausfall

Haarausfall und besonders Glatze sind für den selbstbewussten Mann äußerst unangenehm, führen zu psychischen Problemen und sozialer Einschränkung. US-Amerikaner geben für bessere Haare jährlich mehr als sieben Milliarden $ aus. Natürlich gibt es eine hormonelle Veranlagung, wo Kalzium im Bedarfsfall abgebaut wird, gibt es hormonelle Störungen und Autoimmunkrankheiten und das leidige Thema der Chemotherapie, bei der durch die Vergiftung der Zellen ein zeitweiliger Haarverlust eintreten kann. Ob *Veranlagung, Hormonstörungen, fehlende Aminosäuren oder Stress*, es liegt in den meisten Fällen ursächlich am Lebensstil und insbesondere an der Ernährung. Der Körper versucht, Säuren zu neutralisieren und Gifte abzuwehren. „Die Feuerwehr, die zur Giftneutralisierung herangezogen wird, ist immer der Haarboden mit seiner Fülle von Spurenelementen und Mineralstoffen.“[114] Wenn Sie Ihren Körper immer oder über längere Zeiträume hinweg mit zu wenig Eiweiß und Mineralstoffen oder stets nur mit Säure bildenden Nahrungsmitteln versorgen, so ist vorbestimmt, dass diese Kalziumdepots für die Kompensierung der Säuren aufgebraucht werden. Bei dem einen geht es an die Knochen, beim anderen an die Zähne und beim Dritten an die Haarwurzel. So entsteht der Haarausfall.

Bei Frauen können nach den Wechseljahren auch die Haare dünn werden.

Ernähren Sie sich *basisch oder wenigstens neutral.* Essen Sie hochwertiges Eiweiß (Eier aus Freilandhaltung, Biofleisch, Wildfisch, auch Kombinationen aus Kartoffeln und Ei, Kartoffeln und Quark, Ei und Soja) und immer *viel Obst und Gemüse.* Meiden Sie schlechte Fette, übermäßig viele Kohlenhydrate, meiden Sie industriell hergestelltes Fleisch, Industriezucker und zu viel Milch. Natürlich gibt es einige Lebensmittel, die das Haarwachstum fördern. Die helfen aber nur, wenn Sie sich durchgängig mindestens neutral ernähren.

Essen Sie natürliche *Lebensmittel mit Zink* (im Fleisch, Fisch und in Kürbiskernen). Zink bildet Keratin, die Hornsubstanz und ein Hauptbestandteil der Haare. Essen Sie weiterhin *Biotin,* was am Eiweißstoffwechsel beteiligt ist (in Lachs, Soja, Spinat, Blumenkohl, Haferflocken, Eigelb), und *Folsäure* (z. B. in Spinat, Brokkoli, Getreide und Fisch). Essen Sie *geschälte, gemahlene Hirse,* die kleinen Kraftpakete enthalten hochwertiges Eiweiß, haben den höchsten ernährungsphysiologischen Wert und geben Ihnen dazu Magnesium, Kalium, Kalzium und Eisen (Eisenmangel macht die Haare brüchig). Wenn Sie nur Hirsekörner verfügbar haben, zerkleinern Sie diese gut in einem Mixer. Hirse hat auch etwas Fluor für gesunde Zähne, Silizium in Form von Kieselsäure (für gesunde Haut, Nägel, Haare) und eben zahlreiche Aminosäuren.

Das Wachstum der Haare können Sie mit *Birkensaft, Brennnessel- und Distelöl* anregen. Diese Heilpflanzen dienen nicht nur der Entschlackung und Entgiftung, sie regen den gesamten Stoffwechsel an. Um Haarausfall weiterhin zu vermeiden, sollten Sie Ihr Haar ausschließlich mit *neutralen oder basischen Waschmitteln* pflegen, denn die Hautschuppen lösen sich schlecht von allein. Eine Wäsche alle zwei bis drei Tage ist schon erforderlich. Bürsten fördert die Durchblutung und föhnen Sie immer mit und nicht gegen die Wuchsrichtung.

Food for Love – Männer-Lebensmittel für die Liebe

Bei regelmäßigem Genuss nachfolgender Lebens- und Heilmittel bleiben Sie gesund und brauchen keine chemischen Präparate zur Erektion.

Solche Lebens- und Heilmittel sind *„Auster, Chili, Erdbeere, Feige, Granatapfel, Haselnuss, Mandel und Lammfleisch"*.[92] Welches Hormon Lamm aktiviert, wissen Sie bereits. Hilfreich sind auch *„Ingwer, Kaviar, Kürbiskerne, Papaya, Petersilie, Safran, dunkle Schokolade, Sellerie* (seit der Antike bekannt für die Erhöhung der Manneskraft), *Spargel, Tomate mit Mozzarella* und Basilikum"[92] und „*Vanille*"[47].

Nicht vergessen möchte ich die argininhaltigen Lebensmittel, wie Nüsse, Vollkornprodukte, wie *Haferflocken* (am besten *wilder Hafer*), *Getreidekeime,* Fisch und Fleisch (aber in Maßen). Ich ergänze noch: *Ginseng, Ginkgo-biloba und Sesam.* Kombinieren Sie mal *Ginseng* (2 Kapseln am Tag) *mit Ginkgo-biloba* (Gingium). Nehmen Sie diese beiden Extrakte bitte nur morgens und mittags, sonst lassen Ihnen Ihre inneren Gedanken, Ihr „Quatschi-Tratschi" keine Ruhe. Natürlich muss dabei die Liebe stimmen. Auf chemische Mittel können Sie dann weitgehend verzichten.

Es gibt noch etwas zu beachten: Eine ganze Reihe von Nahrungsmitteln, wie Milch und Milchprodukte, Käse, Soja und zahlreiche Lebens- und Heilmittel, haben *östrogene Wirkungen*, z. B. Basilikum, Beifuß, Ginseng (nur der wilde), Granatapfel, Hopfen (Bier), Hülsenfrüchte, auch Kürbiskerne, Pulsatilla, Lakritze, Melisse, Mönchspfeffer, Rosmarin, Salbei, Schafgabe, Sonnenblume, Sägepalme (Sabalfrucht) und Yamswurzel.

Ab dem 50. Lebensjahr wird bei vielen Männern eine gutartige Prostatavergrößerung (Prostatahyperplasie) festgestellt. Prostatahyperplasie und Prostatakrebs haben ein erhöhtes Risiko bei hohem Fleisch- und Milchkonsum (s. im Anhang unter 2). Aus meiner Sicht ist es wie eine Waage bei der Erhaltung der „Manneskraft“, dass Sie einerseits mit natürlichen Heilmitteln einer Prostatavergrößerung entgegenwirken und andererseits den Einfluss der östrogenen Lebens- und Heilmittel hinnehmen und regulierend eingreifen. Reduzieren Sie daher zuerst Fett und rotes Fleisch und essen Sie reichlich Obst, Gemüse und Eiweiß aus mageren Quellen. Trinken Sie ab und an ein Glas Rotwein. Was für das Herz gut ist, ist ebenso gut für die Gesunderhaltung der Prostata. Ich empfehle daher, sowohl die oben genannten anregenden Heilmittel anzuwenden als auch tageweise beispielsweise Kürbiskerne zu kauen oder den Extrakt aus der Sabalfrucht zu nutzen.

Ich warne vor Testosteroninjektionen, die auch als männliche Antibabypille zurzeit diskutiert werden. Sie legen die körpereigene Testosteronproduktion und die Samenproduktion lahm. Damit würden Sie gravierend in den Hormonbildungsprozess Ihrer Körper-Apotheke eingreifen und ob diese dann wieder richtig anspringt, wenn Sie die männliche Antibabypille absetzen, ist nicht sicher. Wenn Ihnen 500 mg Testosteron in den Gesäßmuskel gespritzt werden, bringt das vielleicht die gesamte Hormonproduktion durcheinander. Sie wissen ja, Testosteron steht auch für typisch männliche Eigenschaften. Möglicherweise können Sie dann im Job nicht mehr die richtigen Entscheidungen treffen, bekommen Haarausfall oder Hodenkrebs. Vielleicht bekommen Sie sogar beides zusammen. Beachten Sie bitte auch: Eine ausbleibende Erektion ist ein Anzeichen für mangelnde Durchblutung der feinen Kapillaren und ein *Vorbote für Herzinfarkt und Schlaganfall.*

„Das sind *Avocado, Bananen, Bienenpollen*"[92], *Curry, Entenbrust, Feigen, Fenchel, Früchte als Salat, Kaninchenfleisch, Krabben, Lammfleisch, Mangold, Orangen, Paprika, Rote Bete, Scampi, Schokolade, Spanische Fliege*".[92] Die zerriebene „Spanische Fliege" gibt es als Tropfen in entsprechenden Fachgeschäften. Dazu gehören auch „*Vanilleeis und Walnüsse*".[48] Wenn diese Lebensmittel nach Ihrem Stoffwechseltyp zu Ihnen passen, dann ist Power angesagt und nicht nur in der Liebe. Vanilleeis ist natürlich auch gut für Ihre Frau. Echte Vanille ist ein Stoff, der die Serotonin-Produktion unterstützt und daraus entsteht dann das Glückshormon Oxytocin.

4.4 Lebens- und Heilmittel für mehr Leistung

Lebensmittel für Sportler

Jeder Sportler wünscht sich mehr Leistung. Eine ausgewogene Ernährung kann für Sportler die optimale Leistung freisetzen. Sie setzt sich etwa so zusammen (Abweichungen werden durch die Sportart bestimmt):

Flüssigkeit: viel Flüssigkeit, mindestens 2,5 l/Tag, stilles Mineralwasser, ungesüßte Tees oder frisch gepresste Säfte. Beim Sport können Sie auch kohlenhydrathaltige Getränke aufnehmen (Fruchtschorlen), die Sie zusätzlich leicht salzen, um Natriumverlust auszugleichen.

Kohlenhydrate: liefern die Hälfte des täglichen Energiebedarfs. Drei bis vier Stunden vor dem Training können noch größere, kohlenhydratreiche Mahlzeiten, Vollkornbrot, Nudeln und vor allem Gemüse gegessen werden. Kleinere Einheiten, wie eine Banane, können noch bis 60 min vor dem Training oder Wettkampf verzehrt werden. Nach dem Training oder Wettkampf müssen die Kohlenhydratspeicher wieder aufgefüllt werden für die Regeneration. Das heißt: Getreideprodukte, Ballaststoffe, Eiweiße und Vitamine. Kartoffeln, besonders Reis, Nudeln und Weißmehlprodukte sollten mit frischem Gemüse ergänzt und kompensiert werden. Ohne frisches Obst und Gemüse fördert der Sportler die Säurebildung, da beim Stoffwechsel in den Muskeln schon Milchsäure entsteht, gibt es einen sehr ungünstigen Effekt. Den Kohlenhydraten kommt besonders im Ausdauersport eine große Bedeutung zu, überschüssige werden allerdings in Fett umgewandelt.

Eiweiße sind der Lieferant für den Baustoffwechsel, diese werden über hochwertiges Fleisch, Ei und Fisch, auch über Getreideprodukte und Hülsenfrüchte aufgenommen. Sie haben eine anabole, Muskelzellen aufbauende Funktion. Kraftsportler und Ausdauersportler haben hier einen hohen Bedarf. Bei Milchprodukten sollten Sie bis auf Quark zurückhaltend sein. Obst und Gemüse gehören dazu, Kartoffeln, unbedingt grünes Blattgemüse (eventuell Gemüsesaft aus Grünkohl, Sellerie und Gurke), süße Früchte, Hülsenfrüchte, Nüsse (liefern Eiweiß und pflanzliche Fette, die lange Energie liefern und den Körper „aufladen“) und Getreideprodukte (Weizen- oder Gerstenkeime oder Brei daraus). Es wird empfohlen, über Fleisch nicht mehr als 50 % der Proteine aufzunehmen.

Die Deutsche Gesellschaft für Ernährung orientiert auf eine „tägliche Aufnahme von 0,8 g Protein pro kg Körpergewicht (incl. Sicherheitszuschlag). Für Hobbysportler werden 1,4 bis 1,8 g/kg Körpergewicht empfohlen“.[156] „Für Kraftsportler werden von Sportmedizinern gelegentlich höhere Werte, von 1,5 g bis 2,5 g“[156] angegeben. Ein höherer Proteinstoffwechsel kann die Leber und die Nieren (mehr Harnsäure) belasten. Günstig ist die Aufnahme von Proteinen bis maximal eine Stunde vor oder unmittelbar nach dem Sport.

Fette: Bei Fetten ist sparsamer Umgang angeraten. Allerdings sollte auf ausreichend gesunde Fette geachtet werden. Fleisch mit hohem Fettanteil dürfen Sie nicht überbewerten, d. h. nicht öfter als zwei- bis dreimal in der Woche essen. Ungesättigte Fettsäuren findet der Sportler in Nüssen und Pflanzensamen (z. B. Leinsamen).

Vitamine und Mineralstoffe: Zwei bis drei Portionen Obst und Gemüse pro Tag decken den Grundbedarf an Vitaminen und Mineralstoffen. Besser sind natürlich fünf bis sechs kleine Obst- und Gemüseportionen. Sportler haben durch den aktiveren Stoffwechsel einen etwas höheren Vitaminbedarf (besonders B-Vitamine), der durch eine ausgewogene Kost und gelegentlich Fleisch und zweimal Fisch pro Woche abgedeckt werden kann. Wenn Sie sich nicht ausgewogen, insbesondere basisch, ernähren, kann es eher zu einem Mangel an einigen Mineralstoffen kommen. Bevor Sie irgendwelche Mineralstoffpillen zu sich nehmen, lassen Sie immer den Status durch ein Blutbild prüfen. Gelegentlich kann Zink fehlen, was ausgeglichen werden sollte.

Ballaststoffe: Ballaststoffe aus Obst, Gemüse und Getreideprodukten sind für den Stoffwechsel sehr wichtig. Nahrung mit Ballaststoffen gibt Kohlenhydrate nur langsam ab und sorgt so für gute und permanente Energiezufuhr.

Nahrungsergänzungsmittel: Ausgewogene Nahrung liefert alle Nährstoffe. Der höhere Nährstoffbedarf wird durch höhere Energiezufuhr geregelt. Mit Nahrungsergänzungsmitteln können Sie Ihre Leistung nicht steigern. Für den Kohlenhydratumsatz ist Thiamin mit verantwortlich. Sie finden es in Nüssen, Kernen (Sonnenblume und Kürbis), Samen und Hülsenfrüchten. Der naturgemäße Stoff kann immer besser im Körper umgesetzt werden als synthetische Nahrungsergänzungsmittel. Zwei Empfehlungen habe ich noch: Kokoswasser ist eine gute Elektrolytquelle und liefert Natrium (was beim Schwitzen verloren wird) und Basenbad.

Lebensmittel für Denksportler

Beim Denksportler und Kopfarbeiter helfen auch die oben bereits genannten Lebensmittel für gute Nerven, auch zum Ausgleich von Dopamin- oder Serotoninmangel. Schlechte Fette, Milch, Fleisch, Kaffee, Salziges, Alkohol und Zigaretten gehören auch hier nicht auf Ihren Speiseplan. Starke Nerven erhalten Sie durch *tropische Früchte, wie Ananas, Banane, Mango, vielfältiges Gemüse und Hülsenfrüchte. Honig* bringt Ihnen einen schnellen Zuckerschub für mehr Nervenleistung. Mandeln und Nüsse sorgen für eine langsame Dopamingabe. *Ginseng* steigert nicht nur die Manneskraft, die „Wurzel des Lebens“ versorgt den Körper mit Energie und Konzentrationskraft. Gedächtnis und Kombinationsgabe werden erhöht. Beruhigende Heilmittel, wie Baldrian, Hopfen, Melisse und Johanniskraut, sollten Sie vor geistigen Höhepunkten nicht einnehmen, es sei denn, Sie sind so aufgeregt, dass Sie alles durcheinanderbringen.

Für die Energie brauchen Sie schnell resorbierbaren Zucker (am besten aus Früchten), für das Gedächtnis *etwas Eiweiß* aus Hähnchen oder Putenbrust. Eiweiß können Sie auch aus Hülsenfrüchten und Gemüse beziehen. „Das Gedächtnis verbessert sich übrigens bei täglichem Sport mehr als bei Gedächtnistraining mit Ratespielen.“[139]

Wenn Ihnen nichts Gescheites mehr einfällt, knabbern Sie *Studen-*

tenfutter aus dem Biomarkt, auch wenn Sie kein Student sind. Das Energiefutter enthält Sultaninen, Cashewkerne, Paranüsse, Mandeln, Haselnüsse und Walnüsse aus kontrolliertem biologischem Anbau. Holen Sie sich eine paar Datteln, Trauben, Kakifrüchte, Banane oder Mango und essen Sie diesen Früchtecocktail.

Wesentlicher Bestandteil unseres Gehirns ist eine *Omega-3-Fettsäure*. Mehrfach ungesättigte Fettsäuren machen die Zellmembranen elastisch und sind so ein gutes „Schmieröl". Außerdem kann die Omega-3-Fettsäure Entzündungsprozesse im Gehirn hemmen und den Tod von Nervenzellen aufhalten. Die „Weisheit wird mit Löffeln gegessen". Essen Sie fettreiche Seefische und verwenden Sie Lein-, Erdnuss- und Traubenkernöl, Walnüsse und Linsen. Wenn ich allgemein gegen Nahrungsergänzungsmittel bin, so sehe ich hier eine Ausnahme: die tägliche Einnahme von ein bis zwei gereinigten *Fischölkapseln* oder Kapseln Omega-3-Fettsäuren aus Perilla-Pflanzen. So bleibt Ihr „Grips" gut versorgt und Oxide, die bei Ihren Gehirnstoffwechselvorgängen entstehen, können abgebaut und abtransportiert werden. Viel *Wasser* trinken ist eine Grundvoraussetzung für einen erhöhten Stoffwechsel.

Für gute Gehirnfunktionen ist hohe und permanente *Sauerstoffzufuhr* notwendig. Es gibt hierfür nur einen kleinen Speicher, das Blut. Wenn Sie geistig angestrengt arbeiten, Klausur schreiben oder Denksport betreiben, machen Sie unbedingt die Fenster weit auf.
Der Transport von Sauerstoff wird durch gute *Eisenwerte* beeinflusst. Eisen ist der Kern im Hämoglobin, dem Eiweiß im Blut, das den Sauerstoff transportiert. Gute Eisenwerte bedeuten: hohe Konzentrations-, Lern- und Gedächtnisfähigkeit und Ausdauer. Eisen erhalten Sie durch Obst und Gemüse und durch mageres Fleisch. Das Vitamin C der Pflanzen verbessert die Aufnahme des

pflanzlichen Eisens. Pflanzen wie *Spinat, Salat, Paprika, Gurke und Kräuter* können durch den damit erhöhten Sauerstoffspiegel im Blut die Gehirnleistung steigern.
Bei Gehirnarbeit können Sie auf *Magnesium* nicht verzichten. Es aktiviert und unterstützt fast alle Enzyme. Bei Mangel ermüden Sie, haben keine Lust mehr, können sich nicht mehr gut konzentrieren und werden nervös.
Weil der Stoffwechsel der Nervenzellen nicht ohne die *Vitamine* B_1, B_6 *und* B_{12} funktioniert, sind das die Nervenvitamine schlechthin. Vitamin B_1 sorgt für den Glukose-Stoffwechsel. Vitamin B_6 ist für Botenstoffe aus Aminosäuren „zuständig" und B_{12} trägt die Verantwortung für den Eiweißstoffwechsel. Nur eine ausgewogene Ernährung liefert Ihnen ausreichend diese Vitamine.
Mit einem weiteren Irrglauben möchte ich aufräumen. Trauben- und Haushaltszucker aus Süßigkeiten, Kuchen, zuckerreichen Getränken, wie Eistee, Limonade und Cola, gehen schnell ins Blut über. Der Blutzuckerspiegel steigt sofort an und fällt aufgrund der Insulinwirkung schnell wieder ab. Ein niedriger Blutzuckerspiegel verursacht dann Heißhunger. Müdigkeit und Konzentrationsmangel sind die Folge.

Lebens- und Heilmitteln bei Stressbelastung

Generell gilt bei Stress: weniger tierisches Fett und keine Transfette, etwas weniger Eiweiß, kein Industrie-Zucker, keine Schokolade, auch keine künstlichen Süßstoffe. Reduzieren Sie etwas die Kalorienzufuhr und verzichten Sie auf Kaffee und schwarzen Tee. Eine Ernährung mit frischem *Blattgemüse und anderen frischen Salaten, Haferflocken, etwas Seefisch und Nüssen, Obst, wie Banane, Datteln, Mango, Kiwi, Feigen, Zitronen u. a. Zitrusfrüchten,* ist sinnvoll. Viel Vitamin C und die Zitronensäure aus Südfrüchten helfen Ihren Nebennieren, Anti-Stress-Hormone bereitzustellen. Vergessen Sie nicht die Entspannung und die richtige „Work-Live-Balance“.

Was der Schmied verträgt, zerreißt den Schneider.

4.5 Ernährung nach Abstammung und Blutgruppe

Alle Menschen auf dieser Erde haben eine Abstammung und durch diese Abstammung und ihre Entwicklung eine biochemische Identität, einen „biochemischen Fingerabdruck“, der sich zum Teil in der Blutgruppe widerspiegelt. Wenn es irgendwann gelingt, das Stoffwechselgeschehen anhand eines „biochemischen Fingerabdrucks“ im Blut oder in anderen Körperzellen zu analysieren, wird sich die Früherkennung und Diagnostik von Krankheiten entscheidend verbessern. Möglicherweise sind dann viele der heutigen Arzneimittel Sondermüll oder erlangen eine neue Bedeutung, auch in Kombination mit geeigneten Lebens- und Heilmitteln. Ein Test, ob Sie ein verordnetes Arzneimittel gut vertragen, ist schon mit dem Bioresonanzverfahren möglich. Meine Empfehlungen für die richtigen Lebens- und Heilmittel wären nicht vollständig, wenn ich nicht etwas zur Abhängigkeit der Ernährung von der Abstammung und darüber hinaus von den Blutgruppen schreiben würde.

In allen Körperzellen (natürlich auch in Ihren) befinden sich u. a. „Antigene“. Diese Antigene sind ein wesentlicher Bestandteil des „biochemischen Fingerabdrucks“. Das stärkste Antigen ist das Antigen, welches unsere Blutgruppe festgelegt hat. So werden die Antigene nach der Blutgruppe bezeichnet, Blutgruppe A besitzt das Antigen A usw. Die Blutgruppe AB besitzt beide Antigene.

Nur bei der Blutgruppe 0 findet man keine Antigene. Die Antigene sind mitentscheidend für die richtige Ernährung.

Die Blutgruppen enthalten noch zusätzlich Antikörper: A Anti-B, B Anti-A und 0 Anti-A und Anti-B. Agglutination von Blut (sog. Hämagglutination) entsteht, wenn eine Person mit der Blutgruppe A eine Bluttransfusion mit der Blutgruppe B erhält. Hier „heftet" sich der Antikörper B des Empfängerblutes an das Antigen B des Spenderblutes, was zu einer Verklebung oder Verklumpung der Erythrozyten führt.
In der Medizin spricht man auch von Agglutination, wenn sich Abwehrzellen, also Antikörper, mit Antigenen, wie z. B. Krankheitserregern, zusammenballen und sie so unschädlich machen.

Die von P. J. D´Adamo hergeleitete Blutgruppendiät ist wissenschaftlich umstritten. Die DGE betrachtet die Ratschläge „auf den ersten Blick als verblüffend einsichtig, jedoch als wissenschaftlich nicht hinterlegt".[148] Andere Wissenschaftler sehen die Nichtbeachtung der Blutgruppen bei der Ernährung inzwischen als Ursache für Unpässlichkeiten, Leistungsdefizite und Krankheiten in unterschiedlichster Form. Möglicherweise gibt es einen direkten Zusammenhang mit Unverträglichkeiten und Allergien.

Um zu verstehen, warum unsere Abstammung mit Verträglichkeiten von Nahrungs- und Heilmitteln korreliert und wie darüber hinaus ein Zusammenhang mit den verschiedenen Blutgruppen hergeleitet werden kann, ist ein kurzer Ausflug in die menschliche Entstehungsgeschichte notwendig.
Die Ernährungsgewohnheiten unserer Vorfahren haben sich seit vielen Jahrtausenden (wenn auch nur sehr langsam) verändert. Den Veränderungen war auch das Blut unterworfen, d. h., es musste sich anpassen. Diese Veränderung erfolgte über sehr lange Zeiträume.

Vor ca. 40.000 Jahren gelangte im Laufe der Evolution der Mensch an die Spitze der Nahrungskette. Er wurde das gefährlichste Raubtier und hat den Status bis heute nicht verloren, auch wenn das heute vielfach von Maschinen erledigt wird. Fleisch wurde zu einem Hauptnahrungsmittel und unsere Urahnen mit der damaligen einzigen Blutgruppe 0 konnten eine solche Nahrung gut verwerten. Es wurde alles verspeist, was die Natur bot, und das Verdauungssystem des 0-Typs war Jahrtausende daran angepasst. Das ist heute noch so.

Blutgruppe 0

Menschen mit der Blutgruppe 0 (41 % in Deutschland) *haben viele Magensäfte und Verdauungsenzyme. In der frühen Phase seiner Entwicklung waren dem Menschen Fisch und Fleisch, Blätter, Wurzeln, wildes Getreide* und andere zu sammelnde Pflanzen verfügbar, aber noch *keine Milch und Milchprodukte* und so hat sich in der relativ kurzen Zeit der Verfügbarkeit bis heute die Verdauung an dieses Nahrungsmittel nicht angepasst. Das ist auch gut so, da Milch für den Menschen kein geeignetes Getränk ist. Es ist schließlich die Drüsenflüssigkeit der Kuh für das Kalb und enthält andere Hormone als die Milch der Mutter für den menschlichen Säugling. *Allergien, die durch Milch ausgelöst werden und die Unfähigkeit zur Verdauung von Gluten* (in Weizen, Roggen, Hafer und Gerste und deren Produkten, die erst viel später Nahrung wurden) sind heute bei dem 0-Typ sehr häufig anzutreffen.
Der 0-Typ ist der *Steak-Salat-Typ. Er ist ausdauernd, sportlich aktiv*, ein guter Jogger, der mehrmals in der Woche laufen sollte.

Blutgruppe A

Als die Menschen vor ca. 25.000-15.000 Jahren nach dem Schmelzen der Eisschicht in Richtung Norden wanderten, wurden neue Nahrungsmittel genutzt. *Pflanzen, Gräser und Samen* wurden in die Ernährung einbezogen. *Landwirtschaft und Viehzucht* entwickelte sich und erste Siedlungen entstanden. Das Verdauungs- und Abwehrsystem passte sich dem Entwicklungsstand an. Wie daraus eine Mutation der Blutgruppe entstand, ist noch nicht erforscht. Träger der Blutgruppe A (die aus der Blutgruppe 0 entstanden war und heute in Deutschland mit 43 % verbreitet ist) vertrugen pflanzliche Nahrung am besten. Man muss nicht darüber nachdenken, ob das Nahrungsangebot zur Mutation der Blutgruppe führte oder ob es eine klimatische oder andere Veränderung gab. Die Blutgruppe A ist heute noch am widerstandsfähigsten gegenüber Krankheiten, die sich besonders in Ansiedlungen, auch in den größeren Ballungsräumen ausbreiten.

Der A-Typ ist „*der angepasste Vegetarier, der alle Produkte des Ackerbaus gut verträgt, Fisch, Huhn und Pute essen kann. Rotes Fleisch und Milchprodukte werden ihm nicht empfohlen*".[149] Der A-Typ hat öfter Verdauungsprobleme bis hin zu Magen- und Darmkrankheiten. Sein *Immunsystem ist empfindlich*, was häufig zu Nahrungsmittelunverträglichkeiten führen kann. Körperlich ist er nicht so aktiv wie der 0-Typ. Für ihn sind *leichter Sport*, Gymnastik, Schwimmen, Radfahren und Entspannungsübungen günstig. Stress kann ihn leicht überlasten und seine Konzentration mindern.

Die Blutgruppe A enthält 2 Untertypen:
Menschen mit A_1 sind oft nicht in der Lage, Pepsin (Enzym der Eiweißverdauung) zu bilden, haben aber andere Enzyme, die bei der Verdauung von Kohlenhydraten helfen. Bei Fleisch, Milchprodukten und Bohnen haben A_1-Menschen Schwierigkeiten. Es

geht dem A_1-Typ am besten, wenn er viel Gemüse, Obst, Nüsse, Samen und Eier isst.
Menschen mit der Untergruppe A_2 haben etwas mehr Magensäure und können Fleisch und Fisch besser vertragen.

Blutgruppe B

Die Blutgruppe B (11 % in Deutschland) ist ebenso eine Mutation aus der Blutgruppe 0. Sie ist wohl nicht wegen geänderter Nahrungsgewohnheiten, sondern eher aufgrund des Klimawechsels entstanden. Diese Gruppe entstand vor 15.000-10.000 Jahren vermutlich im Gebiet des Himalaya-Hochlandes, in Indien und der Ural-Region als Blutgruppe der Steppenbewohner Eurasiens. So hatten die Mongoliden typischerweise die Blutgruppe B, die für *ausgewogene, balancierte Nahrung mit Kohlenhydraten, tierischen Eiweißen in Form von Fleisch und Milchprodukten* steht. Heute verfügen noch ca. 90 % aller Mongoliden über Laktase im Blut. Das ist das Enzym zur Spaltung von Laktose (Milchzucker). Nur 50 % der Afrikaner und lediglich 10 % der Europäer verfügen über dieses Enzym. Europäer sollten schon deshalb Milch und Milchprodukte meiden, auch ist die Laktaseproduktion der Europäer altersabhängig. Ab dem 5. Lebensjahr nimmt sie kontinuierlich ab und die Milchverdauung wird für viele Menschen mit zunehmendem Alter schwieriger (s. Milch im Band II).

Die Völker mit der Blutgruppe B verbreiteten sich auf zwei Wegen. Im Süden und Osten entwickelten sich sesshafte, landwirtschaftlich orientierte Menschen und im Norden und Westen kriegerische Nomaden, die weit nach Europa vordrangen. Demzufolge ist die Blutgruppe B in Osteuropa verbreitet. Auch in Indien, China und Korea ist die Blutgruppe B stark vertreten, hingegen ist die Blutgruppe A dort recht selten anzutreffen.

Blutgruppe AB

Die Blutgruppe AB entstand erst ca. 1000 v. Chr. durch die Vermischung der Europiden mit der Blutgruppe A und der Mongoliden mit der Blutgruppe B. Nur ca. 5 % der Bevölkerung (auch in Deutschland) haben diese Blutgruppe. Durch die Vermischung entstand eine „moderne“ Blutgruppe für Menschen mit einem hoch entwickelten Immunsystem zur Infektabwehr. Allergien und Autoimmunkrankheiten sind bei Menschen mit dieser Blutgruppe kaum bekannt. Die Blutgruppe AB ist sehr tolerant gegenüber Fremdstoffen, was die Träger dieser Gruppe anfälliger macht.

Je nachdem, zu welcher Blutgruppe Sie als AB-Typ tendieren, ist die Verträglichkeit bei Fleisch und Fisch, Milch und Getreide gut (A-Typ) oder entsprechend schlechter (B-Typ).

Aus der Entwicklung ergeben sich einige wichtige Hinweise für die Ernährungsempfehlungen nach den Blutgruppen:

Lebensmittel für Blutgruppe 0

Menschen mit Blutgruppe O können sich fast universell ernähren. Sie vertragen *Fleisch und Fisch (auch roh und halbroh), allerdings keine Milch und Milchprodukte, keinen Weizen, keine weizenhaltigen Produkte, keinen Mais, keine Linsen und wenig Bohnen*. Der O-Typ kann *viel Obst und Gemüse* essen, sollte sich jedoch bei Orange und Erdbeere zurückhalten. Da er Kaffee und schwarzen Tee schlecht verträgt, ist es ratsam, auf Früchte-, Kräutertees und *grünen Tee* ausweichen. Er „verträgt Nüsse (jedoch keine Erdnüsse) und sehr *wenig Kartoffel, aber Trockenobst*“.[49]

Lebensmittel für Blutgruppe A

Der A-Typ ist gut beraten, wenn er *wenig Fleisch, vor allem kein rotes Fleisch, dafür Huhn und Pute zwei bis dreimal in der Woche isst. Milch und Milchprodukte führen bei ihm zur Säure- bzw. Schleimbildung. Bohnen (mit pflanzlichem Eiweiß) können seine Nahrung gut ergänzen*, jedoch keine Kidney- oder Limabohnen. Auch sollte er Getreide nicht überbewerten und wenig Weizen und Mais in der Nahrung verwenden. Bei weniger Kartoffeln sind *Obst und Gemüse* gut verträglich. Kürbis, Karotte, Spinat und Brokkoli sollten Aubergine, Tomate, China-, Rot- und Weißkohl und Banane vorgezogen werden. *Nüsse und Samen* sind für den A-Menschen gut verträglich. Bitte beachten Sie, dass es insbesondere bei Haselnüssen zu Unverträglichkeiten kommen kann.

Lebensmittel für Blutgruppe B

Diese Menschen vertragen rotes *Fleisch, Fisch, Milch und Milchprodukte, weniger Huhn, Mais und Buchweizen, weniger Linsen, keine Erdnüsse, kein Sesam und keine Tomate. Gerste und Hafer. Obst und Gemüse* gehören auf ihren Speiseplan.

Lebensmittel für Blutgruppe AB

Auch bei dieser Blutgruppe gilt: *wenig Fleisch, kein Huhn, dafür Fisch und andere Meeresfrüchte, wenig Milch und Milchprodukte. Obst und Gemüse, besonders Karotten, Spinat, Brokkoli, sollten bevorzugt werden, jedoch kein Mais, kein Buchweizen, keine Lima- und keine Kidneybohnen.*[49]

Sie sehen: Obst und Gemüse vertragen die Blutgruppen gleich

gut, das ist abstammungsgemäß auch die absolut richtige Ernährungsempfehlung. Sie finden unendlich viele Listen zu „Blutgruppendiäten“ im Internet. Diese Informationen sollten Sie allerdings filtern.

4.6 Ernährung nach Stoffwechselprofil

Bereits im Punkt 2.1 bin ich kurz auf die Ernährung *nach dem persönlichen Stoffwechselprofil* eingegangen. Die Beachtung des persönlichen Stoffwechselprofils ist eine weitere Voraussetzung für einen gesunden Organismus. Sie ist in Ihren biologischen Prozessen begründet. Eine solche Ernährung unterstützt die Entschlackung und Ihr Idealgewicht werden Sie so fast automatisch erreichen.

Das persönliche Stoffwechselprofil können Sie im Rahmen einer Kur oder bei einem ganzheitlich behandelnden Arzt oder Heilpraktiker feststellen lassen (zahlt beides nicht die Kasse). Sie können eine Haaranalyse durchführen lassen oder selbst in einem Test mittels Fragebogen Hand anlegen.

Stoffwechselanalysen (metabolic typing), sind von Vertretern sogenannter Stoffwechselprogramme begründet. Die These besagt, dass sich jeder Mensch nach seinem Stoffwechseltyp anders ernähren sollte. Das ist allerdings noch wissenschaftlich umstritten.

Die Verbraucherzentrale Bayern warnt in der Pressemitteilung vom 31.07.2007 vor Stoffwechselprogrammen samt metabolic typing eindringlich. Hier heißt es:

Gesünder und schlanker mit dem persönlichen Stoffwechselprogramm?
Die Verbraucherzentrale Bayern sieht die Methode sehr kritisch und rät von einer Teilnahme ab. „Bislang gibt es keinen wissenschaftlichen Nachweis für die Existenz bestimmter Stoffwechsel-

Typen und Rückschlüsse auf die Ernährung“, erklärt Dr. Martin Hofmeister, Ernährungsexperte bei der Verbraucherzentrale. Bei dem Stoffwechselprogramm der sog. Metabolic-Balance-Methode wird zum Beispiel anhand einer Blutentnahme der Stoffwechsel untersucht und per Computerprogramm ein individueller Ernährungsplan erstellt. „Nach welchen Kriterien die Lebensmittel für jeden einzelnen Patienten ausgesucht werden, ist ebenso wenig nachvollziehbar wie die hohen Preise“. Quelle: www.verbraucherzentrale-bayern.de

Aus eigener Erfahrung sage ich: Alle industriellen Körper haben mit Nahrungsmittelunverträglichkeiten, Nahrungsmittelallergien und damit zu kämpfen, dass sie sich nicht entsprechend der Abstammung ernähren. Ernähren Sie sich mit unverträglicher Nahrung, wird ständig das Immunsystem geschwächt, werden Verdauungsprobleme, Unwohlsein und viele andere Symptome entstehen, die ich bereits beschrieben habe. In welchem Umfang Ernährung mit chronischen Erkrankungen zu tun hat, ist wirklich ein sehr weites Feld. Bei vielen Erkrankungen ist allerdings die Ernährung eine ganz entscheidende Komponente.

Ich bin davon überzeugt, dass jeder Mensch sein persönliches Stoffwechselprofil hat. Wenn Sie nach diesem persönlichen Stoffwechselprofil leben, dann ist das Präventionsmedizin (Gesundheitsvorsorge) und diese schafft eine bessere Lebensqualität.

In einer „Studie zur Evaluation des Stoffwechselprogramms metabolic balance®“ wurde im Auftrag der metabolic balance®-GmbH vom Hochrhein-Institut für Rehabilitationsforschung in Kooperation mit der Abteilung Qualitätsmanagement und Sozialmedizin am Universitätsklinikum Freiburg festgestellt: „Zusammenfassend kann in Bezug auf die kurz- und mittelfristige Ergebnismessung geschlussfolgert werden, dass die Teilnahme an dem Stoffwechselprogramm metabolic balance® zu nachweisbaren Verbesserungen der gesundheitsbezogenen Lebensqualität und des Gesundheitsstatus der Studienklienten führt und – im Hinblick auf diejenigen Klienten, deren erklärtes Ziel eine Gewichtsabnahme ist – wesentlich zu einer Reduktion des Körpergewichtes beiträgt.“[174]

In der Literatur[149] finden Sie einen einfachen Fragebogen zur Feststellung des persönlichen Stoffwechselprofils. Danach gibt es drei Profile, nach denen Sie Ihre Ernährung ausrichten können. Diese interessante Literatur empfehle ich Ihnen. Sie können aus dem reichen Erfahrungsschatz der Autorin schöpfen oder sich auf den Seiten des Freiburger Instituts informieren.

Wenn Sie die vielen anderen Hinweise zu Lebens-, Heil- und Nahrungsmitteln (unter 2.1), auch zu Säurebildung, schlechten Fetten, Zucker, zu Unterschieden für Männer und Frauen, zur Abstammung, Blutgruppe und zu Nahrungsmittelunverträglichkeiten beachten, dann können Sie auf diesem Wege zu einem ausgewogenen persönlichen Ernährungskonzept kommen.

Ich persönlich habe das Stoffwechselprofil I und ohne Kenntnis der verschiedenen Profile hatte ich bereits ein eigenes Profil in den letzten zwei Jahren entwickelt. Die schon vor dem Test bestehenden Übereinstimmungen habe ich zum Vergleich kursiv gekennzeichnet.

Die besten Lebensmittel für Stoffwechselprofil I

Gemüse: Blattsalat, Brokkoli, Erbse, Bohne, Gurke, Grünkohl, Karotte, Kartoffel, Knoblauch, Kohl, Kohlrabi, Kohlrübe, Kürbis, Lauch, Linse, Mais,

Meerrettich, Paprika, Pastinake, Petersilie, Rosenkohl, Rote Bete, Sellerie, Sojasprosse, Süßkartoffel, Tomate, Wirsing, Zucchini und Zwiebel.
Obst: Ananas, Apfel, Aprikose, Banane, alle Beeren, Birne, Dattel, Feige, Grapefruit, Kirsche, Kiwi, Limone, Mandarine, Mango, Melone, Nektarine, Orange, Papaya, Pfirsich, Pflaume, Traube und Zitrone.
Getreide und Ähnliches: Amaranth, Buchweizen, *Dinkel*, *Gerste*, *Hafer*, *Hirse*, Kamut, *Mais*, *Reis*, Roggen, Quinoa, Tapioka, Teff und *Weizen*. Die heutigen Getreide-Kulturformen sind erst in der jüngeren Zeit auf den Speiseplan getreten. Sie sollten nicht in der täglichen Ernährung dominieren. Auf industriell gebackenes Brot verzichte ich daher weitgehend.
Milchprodukte: Hier gehen unsere Meinungen allerdings weit auseinander. *Kuhmilch meide ich.* Kuhmilch ist ein risikoerhöhendes Nahrungsmittel bei Krebs (s. Anlage 2) und keine Nahrung für Menschen. Hüttenkäse, Joghurt, Kefir *und Weichkäse esse ich gelegentlich.*
Fleisch und Geflügel: Hühnerbrust, Putenbrust, gelegentlich mageres Kalbs- und Rindfleisch und *Hühnereier* (konsequent nur *Eier von Hühnern aus Freilandhaltung).*
Meeresfrüchte: Flunder, *Flussbarsch*, Kabeljau, Schellfisch, *Seezunge*, *Steinbutt* und *Thunfisch*.
Nüsse und Samen: Cashewkern, Erdnuss, *Kürbiskern*, Pistazie, *Sesam* und *Sonnenblumenkern*. *Walnuss* kommt bei mir hinzu.
Fette und Öle: Leinöl, Erdnussöl, Maiskeimöl, *Olivenöl*, Sesamöl und Sonnenblumenöl. Einige Öle haben einen hohen Omega-6-Fettsäure-Anteil, was Sie bei der Verwendung beachten sollten.
Getränke: Wasser, Gemüse- und Obstsäfte und Getreidekaffee[149].

Schlussfolgernd kann man annehmen, dass die Auswahl der Lebensmittel nach dem Stoffwechselprofil mit den o. g. Kriterien zu Abstammung und Blutgruppe zu vielen Übereinstimmungen führt.

Nachwort

Ihren Lebens- und Ernährungsstil umzustellen, wird Sie viel Willenskraft kosten. Gehen Sie diesen Weg. Sie stärken so Ihre Gesundheit und Ihren Willen. Mit der schrittweisen Erreichung des Ziels wächst Ihr Selbstbewusstsein enorm und Sie werden ausgeglichener und zufriedener.

Die Anstrengungen auf diesem Weg werden Sie verändern und Ihr Gang wird aufrechter werden. Die Anstrengungen geben Ihnen die wertvolle Erfahrung, sich selbst zu bestimmen. So prägen sich neue Gewohnheiten heraus, die Ihnen helfen, auch andere, wichtige Ziele leichter und schneller zu erreichen. Sie verändern auch Ihr Unterbewusstsein und Ihre Gedanken damit. Wichtiges wird größer und Unwichtiges wird kleiner werden und Sie lernen zu unterscheiden. Sie kommen Schritt für Schritt heraus aus Ihrer bisherigen Lebensweise, die Sie abhängig gemacht und schon einen Teil Ihrer Lebenszeit gekostet hat. Mit der Umstellung des Lebens- und Ernährungsstils machen Sie für sich selbst den größten Traum der Menschheit wahr, möglichst lange und gesund zu leben.

Summa summarum: Sie müssen so oder so einen hohen Preis bezahlen. Die Wahl habe ich Ihnen erleichtert, entscheiden müssen Sie nun selbst.

Nicht den Tod sollte man fürchten, sondern dass man nie beginnen wird zu leben.
Marc Aurel.

Auszug aus der Pressemitteilung vom 04.07.2008 | 16:59

Bundesrat
Länderbeteiligung bei Aktionsplan gegen Fehlernährung gefordert.

Der Bundesrat hat in einer heute gefassten Entschließung seine Erwartungen an den von der Bundesregierung angekündigten Nationalen Aktionsplan gegen ernährungsbedingte Erkrankungen dargelegt. Er fordert insbesondere, die Länder bei der Entwicklung und Umsetzung der Ziele des Plans zu beteiligen. Nur im Zusammenwirken von Bund, Ländern, Kommunen, Selbstverwaltung, Wissenschaft, Wirtschaft und Zivilgesellschaft könnten die angestrebten Ziele erreicht werden.
Der Bundesrat bekennt sich zur Verantwortung der Länder, die Rahmenbedingungen für gesundheitsförderliche Lebensstile und Lebenswelten zu verbessern, um die Eigenverantwortlichkeit eines jeden Bürgers für seine Gesundheit zu unterstützen. Er spricht sich für die rasche Einführung aussagekräftiger und verständlicher Nährwertkennzeichnungen aus. Der Bundesrat zeigt Möglichkeiten für zielgerichtetes Handeln auf, zu dem unter anderem die Bewegungsförderung und ein ausgewogenes Verpflegungsangebot in Kindertageseinrichtungen und Schulen gehören.
Entschließung des Bundesrates zum Nationalen Aktionsplan zur Prävention von Fehlernährung, Bewegungsmangel, Übergewicht und damit zusammenhängenden Krankheiten.

Pressemitteilung vom 18.09.2009 (T-Online):

Der Bundesrat hat grünes Licht für die Verteilung von kostenlosem Obst und Gemüse an Schulen gegeben. Das Schulobstprogramm kostet die Länder 12,5 Millionen Euro.
Der Bund hatte sich geweigert, sich finanziell daran zu beteiligen. Die Europäische Union stellt 90 Millionen Euro für Schulobst bereit. Davon können 12,5 Millionen an Deutschland gehen, wenn national in etwa die gleiche Summe beigesteuert wird.
40 Euro im Jahr pro Kind
Auch wenn der Bundesrat jetzt zugestimmt hat, kann jedes Bundesland entscheiden, ob es sich an dem Schulobstprogramm beteiligen will oder nicht.

Anhang

1 Body-Mass-Index und andere Indizes

Der *Body-Mass-Index (BMI)* wird heute fast weltweit verwendet. Bei Menschen unter 1,50 und über 1,90 m ist er etwas ungenau. Menschen mit schlankem Körperbau werden unterbewertet und untersetzte Typen als zu dick eingestuft.

Der BMI berechnet sich nach der Formel:

BMI = Körpergewicht : Körpergröße^2 Einheit kg/m^2].

So hat eine Person mit 160 cm und einem Gewicht von 60 kg einen BMI 23,4. Der Normal-BMI ändert sich etwas mit dem Alter. Folgende Werte werden dabei für die Altersgruppen angenommen:

19-24 Jahre	19-24
25-34 Jahre	20-25
35-44 Jahre	21-26
45-54 Jahre	22-27
55-64 Jahre	23-28
>64 Jahre	24-29

Die Deutsche Gesellschaft für Ernährung hat folgende Klassifikation vorgenommen:

	Männer	Frauen
Untergewicht	<20	<19
Normalgewicht	20-25	19-24
Übergewicht	25-30	24-30 (auch leicht übergewichtig)

Fettsucht	30-40	30-40 (auch stark übergewichtig)
massive Fettsucht	>40	>40 (auch extrem übergewichtig).

Beachten Sie bitte: Der BMI sagt noch nichts über den Gesundheitszustand aus. Sie können durchaus einen BMI von 30 haben. Wenn Sie regelmäßig Sport treiben und einen gesunden Lebensstil leben, können Sie dabei absolut gesund sein.

Gelegentlich wird der *Broca-Index* angewendet. Hier geht man von einer *Körpergröße in cm minus 100 = Normalgewicht in kg* aus. 10 % darüber oder darunter sind akzeptabel. Später wurde mit dem Faktor 0,9 bei Männern und 0,85 bei Frauen multipliziert, um ein sog. Idealgewicht zu bestimmen, von dem man inzwischen wieder abgegangen ist. Eine Frau mit 169 cm Größe hätte demnach ein Idealgewicht von 69 x 0,85 = 58,65 kg.

Ein gutes Maß ist der *Bauchumfang,* wobei über 80 (maximal 88) cm bei Frauen und über 94 (maximal 102) cm bei Männern als ein deutliches Herz-Kreislauf-Risiko gelten.

Der *Taille-Hüft-Quotient* soll bei Frauen kleiner als 0,8 und bei Männern kleiner als 1 sein (sonst Risiko bei Herz-Kreislauf-Erkrankungen). Hier werden die Taille zwischen dem unteren Rippenbogen und der Oberkante des Hüftknochens und der Hüftumfang an der breitesten Stelle gemessen.

Models und Schauspieler nutzen auch die „*Body-Frame-Regel*, um ideales Laufsteggewicht darzustellen. Für die ersten 1,52 m Größe sind 100 Pfund, also 50 kg erlaubt. Für je weitere 2,5 cm 2,5 kg. Je nach Körperbau können einige kg abgezogen oder zugezählt werden“.[90]

2 Risiko erhöhende und Risiko senkende Faktoren bei Krebs

Krebs-Lokalisation	**Risikosenkung**	**Risikoerhöhung**
Mundhöhle, Rachen	Gemüse, Obst, Vitamin C*	Alkohol, Rauchen
Nasen-Rachen-Raum	Salz, Salzkonservierung	
Kehlkopf	Gemüse, Obst	Alkohol, Rauchen
Speiseröhre	Gemüse, Obst, Vitamin C*, Karotinoide*	Alkohol, Rauchen
Lunge	Gemüse, Obst, Vitamin C*, Karotinoide*, Mineralstoffe/ Selen*	Alkohol, Rauchen, Fette, Cholesterin
Magen	Gemüse, Obst, Vitamin C*, Karotinoide, Vollkorn, grüner Tee, Kühllagerung der Lebensmittel	Salz, Salzkonservierung, Grillen, Braten, Stärke
Bauchspeicheldrüse	Gemüse, Obst, Vitamin C*, Ballaststoffe	Rauchen, Fleisch, Cholesterin
Gallenblase		Fettleibigkeit
Leber	Gemüse	Alkohol, Toxine, Kontamination
Dick- und Mastdarm	Gemüse, Karotinoide*, Ballaststoffe, Bewegung (Mastdarm)	Alkohol, Fleisch, Fett, Stärke, Eier, Rauchen, Fettleibigkeit, Zucker, Grillen, große Menschen
Brustdrüse	Gemüse, Obst, Karotinoide*, Ballaststoffe, Bewegung	Körpergröße/ schnelles Wachstum im Kindesalter, Alkohol, Fleisch, Fett, Fettleibigkeit, Cholesterin, frühe Periode
Eierstock	Gemüse, Obst	

Gebärmutter	Gemüse, Obst	Fettleibigkeit, tierische Fette
Gebärmutterhals	Gemüse, Obst, Karotinoide*, Vitamin C*	Rauchen
Prostata	Gemüse	Fleisch, tierische Fette, Milch, Milchprodukte
Schilddrüse	Gemüse, Obst, Jod	
Niere	Gemüse	Fettleibigkeit, Rauchen, Fleisch, Milch, Milchprodukte
Blase	Gemüse, Obst	Rauchen, Kaffee

*in Lebensmitteln (nicht durch zusätzliche Gaben!)

Diese Zusammenfassung ist aus der Originalgrafik der Literatur[41] entstanden, die ich erstmalig zu den wissenschaftlichen Tagen der Charité 2008 gesehen habe. Das ist eine sehr empfehlenswerte Literatur. Es handelt sich um eine Veröffentlichung des Weltkrebsfonds, die vom Deutschen Institut für Ernährungsforschung in Potsdam-Rehbrücke, Arthur-Scheunert-Allee 114-116, 14558 Bergholz-Rehbrücke, http://www.dife.de herausgegeben wurde. Gemüse und Obst haben zur Risikosenkung bei fast allen Krebsarten eine überragende Rolle. Bei den Krebs fördernden Faktoren sind Rauchen, Alkohol und Übergewicht von übergreifender Bedeutung. Alkoholkonsum wirkt in Bezug auf die Karzinome des oberen Verdauungstraktes synergetisch mit dem Tabakrauchen.

3 Übersicht gebräuchlicher homöopathischer Mittel

Zur Selbstmedikation werden homöopathische Mittel in der Potenzierung D6 und D12 (meist Globuli), selten in D3-Potenzierung empfohlen. C3-Potenzierungen u. a. Medikationen sollten einem erfahrenen Therapeuten vorbehalten sein. In akuten Phasen können Sie 3 bis 6 x 5 Globuli auf der Zunge zergehen lassen und wenn Sie die Wirkung verspüren, später weniger nehmen. Bei Kindern bis 12 Jahre sind meist 3 Globuli ausreichend. Nehmen Sie nie homöopathische Mittel oder Schüssler-Salze zusammen mit Kaffee, schwarzem Tee, Menthol (in Zahnpasta), Kampfer oder Pfefferminze ein. Diese heben die Wirkung homöopathischer Mittel und vieler Heilpflanzen wieder auf. Anis, Salbei und Knoblauch können aufgrund ihrer hohen Wirksamkeit einzelne Mittel schwächen. Homöopathische Mittel wirken am besten, wenn Sie sich auch sonst gesund, d. h. möglichst basisch mit ausreichend Vitaminen, Mineralstoffen und sekundären Pflanzenstoffen ernähren und auf Alkohol verzichten. Bei Übersäuerung sollte zuerst eine Entsäuerung vorgenommen werden. Die am häufigsten gebrauchten Mittel sind fett gedruckt. Die Aufnahme in Ihre Hausapotheke sollte je nach Anfälligkeit erfolgen.

Die nachfolgende Zusammenfassung ist geordnet nach:

Homöopathischem Mittel (besonders bewährte Mittel sind **fett** gedruckt), darunter Ursprung/Heilpflanze; Stoff hat sich bewährt bei:

Abies nigra
Schwarzfichte; Verstopfung, Gastritis, Darmentzündungen

Abrotanum
Eberraute; Appetitlosigkeit, Schwäche, Lymphknotenschwellung, Erfrierungen/Unterkühlung, Metastasen

Acalypha indica
Indisches Brennkraut; Bronchitis

Acaticum acid.
Ameisensäure; Ohnmacht, Blutarmut

Acidum benzoicum
Benzoesäure; Gicht- und Rheumamittel, bei akutem Gelenkrheumatismus mit Herzsymptomen, chronischer Gicht mit Nieren- und Kreuzschmerzen, Sehnenscheiden-, Achillessehnenentzündung, Gichtknoten, Steifigkeit, Stechen und Deformation in den kleinen Gelenken, juckenden, brennenden Hautausschlägen, Herzentzündungen

Acidum formicicum
Aktivierte Ameisensäure; gilt als wichtiges Umstimmungsmittel und wird deshalb bei chronischen Erkrankungen aller Art eingesetzt, vorbeugend bei Allergien, zur Heuschnupfenprophylaxe, Asthma, Arthrose

Acidum hydrofluoricum
Flusssäure; Hämorrhoiden, Hautjucken, übermäßigem Schwitzen, Sehnenscheidenentzündungen

Acidum nitricum
Salpetersäure; Geschwüren und Entzündungen

Acidum oxalicum
Oxalsäure; Rückenschmerzen

Acidum phosphoricum
Phosphorsäure; Kummer, Antriebsschwäche, Frieren, niedrigem Blutdruck, Burnout-Syndrom, Haarausfall, Kreislaufproblemen

Acidum icrinicum
Pikrinsäure; psychischen Erkrankungen

Acidum sulfuricum
Schwefelsäure; Sodbrennen, Blutergüssen, Magenschmerzen, Aphten, Hitzewallungen

Aconitum
Blauer Eisenhut; Schmerzen, Erkältungen, Grippe, plötzlicher Erkältung, starken Ohrenschmerzen, Masern, Nervenschmerzen, Bluthochdruck, Schlafstörungen

Actea spicata
Christophskraut; Arthritis, Arthrose, geschwollenen Gelenken, Gicht, Zahnschmerzen

Adlumia fungosa
Erdrauch; Leber- und Stoffwechselerkrankungen[70], erhöhtem Harnsäurespiegel

Adonis vernalis
Adonisröschen; Kreislaufschwäche, Herz beruhigend, (Verwendung von D1 nach Rücksprache mit dem Therapeuten)

Aesculus
Rosskastanie; geschwollenen Füßen, Krampfadern, Hämorrhoiden, Venenschwäche, Osteoporoseschmerzen, Wachstums- und Wirbelsäulenschmerzen

Agaricus muscarius
Fliegenpilz; Erfrierungen, Nervosität, Unruhe, Hitze- und kältebedingten Notfällen

Agnus castus
Mönchspfeffer; Depressionen, Wechseljahresbeschwerden, Beschwerden während der Periode, ADS, Morbus Parkinson

Agraphis
Hasenglöckchen; vergrößerten Mandeln

Aldumia fungosa
Erdrauch; Stoffwechselstörungen

Allium cepa
Zwiebel; Schnupfen bei Kindern, Heuschnupfen, Schmerzen, Bindehautentzündung, Allergien

Allium sativum
Knoblauch; wie Allium cepa

Allium ursinum
Bärlauch; Verdauungsstörungen

Aloe
Aloe vera; Blähungen, Durchfall und Verstopfung, Hämorrhoiden

Alumina
Aluminiumoxid; Kieferschmerzen, Zahnfleischbluten, Neurodermitis, Schlaganfall, Verstopfung

Ambra
Pottwal-Sekret; Vergesslichkeit, Schlaflosigkeit, Nervosität

Ammonium bromatum
Ammoniumbromid; Erkrankungen der oberen Atemwege[70]

Ammonium carbonicum
Ammoniumkarbonat (auch Hirschhornsalz); Schmerzen beim Kauen, Zahnschmerzen, Herzschmerzen, chronischer Bronchitis, Masern, Schwächegefühl in der Herzgegend

Anacardium occidentale
Cashew-Nuss; Magenleiden, Erbrechen, schwachem Gedächtnis, Aufstoßen

Anagalis arvensis
Ackergauchheil; Geschwüren, Hautausschlägen, juckender Haut, Psoriasis, Nervenleiden und Lebererkrankung

Antimonium crudum
Schwarzer Spießglanz; Hautausschlag, Völlegefühl, Gastritis, Brechdurchfall

Antimonium tartaricum
Brechweinstein; Schläfrigkeit, Husten, Beschwerden beim Atmen, Asthma

Apis mellifica
Honigbiene; Halsentzündung, Schwellungen, Gichtanfall, Hautausschlag, Eierstockzyste, Mittelohrentzündung, Scharlach, Mandelentzündung

Argentum nitricum
Silbernitrat; auch Höllenstein; Verdauungsbeschwerden, Angst (Höhen-Tiefen-Angst), emotionalem Herzklopfen

Arnica montana
Arnika, Bergwohlverleih; jeder Art von Verletzungen, Stress, Überanstrengung, Arnika + Apis bei heißen Schwellungen, Schnittwunden, Zahnschmerzen, Verstauchung, Einblutungen in die Gewebe innerer Organe oder in die Haut nach Verletzungen. Weiterhin ist Arnika bewährt bei hohem Blutdruck, Angina pectoris, Herzstechen, Herzinfarkt, Beklemmtheit, Verdruss nach schwerer Krankheit, Bewusstlosigkeit, nach geistiger Überanstrengung oder Schock, Zerstreutheit, spannender Kopfhaut, Dumpfheit des Gehörs nach Gehirnerschütterung, Ohrgeräuschen, Schmerzen nach Zahnziehen, Herpes im Gesicht, Magenkrämpfen, Blähungen, Durchfall (auch mit Krämpfen), wunden Brustwarzen, Schmerz in Rücken und Kreuz, Gelenkschmerzen, Gliederreißen, Jucken am ganzen Körper, schwarzen, blauen, gelb-grünen Flecken der Haut nach Prellungen oder durch Krankheit, Wundliegen, kleinen Furunkeln, Schlaf mit Fantasieren. Das ist nur ein kurzer, zusammengefasster Überblick.

Arsenicum album
Weißes Arsenik; Angst, Magenentzündungen, Fieber, Atemnot, drückendem Herzschmerz mit Angst und Todesfurcht, schnellem, unregelmäßigem Puls, fahlem Aussehen, Verlangen nach frischer Luft, Darmviren, Salmonellen, Lebensmittelallergien mit Schüttelfrost, Krämpfen und Übelkeit

Arum triphyllum
Zehrwurzel; Schnupfen, Angina, Schleimhautentzündung, Heiserkeit, Heuschnupfen, Kehlkopfentzündung

Arundo
Pfahlrohr; Heuschnupfen

Asarum europaeum
Haselwurz; Herzangst, aussetzender Herzaktion, Herzklopfen, Verschlimmerung durch Wetteränderung

Aurum metallicum
Gold; hohem Blutdruck, Depressionen, Schlafstörung, Kopfschmerzen, Angina pectoris

Avena sativa
Hafer; Rekonvaleszenz, Schwäche, Schlaflosigkeit

Barium carbonicum
Bariumkarbonat; vergrößerten Mandeln, Arteriosklerose, Herzschwäche

Barium jodatum
Bariumjodid; Mandelentzündung, Bluthochdruck, Altersherz, vergrößerten Rachenmandeln

Belladonna
Tollkirsche; Fiebermittel bei ca. 39-40°C, allen Kinderkrankheiten, Krämpfen, Angina, Sonnenbrand, Verbrennungen, scharlachartigem Ausschlag, Lymphknotenschwellung, Blutungen, Blasenentzündungen, Periodenschmerzen, Kopfschmerzen und Grippe. Die Anwendung bei Krebs wird diskutiert.

Bellis perennis
Gänseblume; Bronchitis, Wunden, Verletzungen, Quetschungen

Berberis vulgaris
Berberitze; Gicht, Blasenentzündung, Gallensteinen, Nierenbeschwerden und -entzündungen

Bismutum subnitricum
Wismutnitrat; Magen- und Darmerkrankungen[70]

Borax
Natriumborat; Angst, Schwindel, Ausfluss, Entzündungen der Mundschleimhaut, weißen Bläschen mit rötlichem Hof, Brennen, Aphthen, Hautpilz

Bovista
Bovist; Periodenstörungen, Zwischenblutungen, Schmerzen beim Eisprung

Bryonia alba
Zaunrübe; Husten, Grippe, Entzündungen der Gelenke, Entzündungen der Galle und der Magenschleimhaut, Stress, Ärger, Überforderung, Rückenschmerzen, Muskelverspannung

Cactus
Königin der Nacht; Angina pectoris, Stichen im Herzen

Caladium
Schweigohr; sexueller Schwäche, Raucherentwöhnung

Calcium carbonicum, Calcium subnitricum,
Austernschalenkalk; Mittelohrentzündung, Gelenkschmerzen, Menstruationsbeschwerden, Hüftdysplasie

Calcium fluoratum
Kalziumfluorid; Schwellungen der Lymphknoten, Krampfadern, schwachem Bindegewebe (auch für straffe und geschmeidige Haut); ein Schüssler-Salz

Calcium phosphoricum
Kalziumphosphat; Zahnschmerzen, Knochenschmerzen, schwacher Verdauung, ein Schüssler-Salz.
Ein Mangel zeigt sich auf physischer Ebene durch Störungen der Muskelfunktionen oder im Stoffwechsel der Knochen. Nerven- und Beruhigungsmittel, Zellgeneration und Aufbau der Zellstrukturen nach schweren Krankheiten, zur Mineralisation der Knochen und der Zähne, zur Förderung der Blutbildung (Anwendung bei Blutarmut, nach der Schwangerschaft) und Wundheilung, Entspannung der Muskulatur und der Nerven, bei Allergien und Ekzemen.

Calcium sulfuricum
Kalziumsulfat; Schüssler-Salz der Gelenke und des Knorpels, Leber und Galle stärkend, Arthrose und rheumatischen Gelenksentzündungen, eitriger Angina, Nebenhöhlenvereiterungen, eitriger Bronchitis, Furunkel, Abszessen (Salbe), Gesichtslähmungen.

Calendula
Ringelblume; Blutungen, Entzündungen, Schnitt- und Bisswunden, Geschwüren

Camphora
Kampfer, Erkältungen und Krämpfen, Ohnmacht, Kollaps, Erfrierungen, Blässe, dunklem Urin ohne Fieber

Cantharis vesicatoria
Spanische Fliege; Verbrennungen (Blasen), Wundschmerz der Haut, der Genitalien, der Harnwege, des Halses, der Augen

Capsicum
Spanischer Pfeffer; Ohrenschmerzen, Heimweh, Übergewicht, Entzündungen im Hals

Carbo vegetabilis
Holzkohle; (von Birken und Buchenholz), Verdauungsschwäche (saugt Giftstoffe aus dem Darm auf (als Aktivkohletabletten), Erschöpfung, Venenschwäche, Schwächezuständen bis zum Kollaps, Kreislauf- und Antriebsschwäche, Heiserkeit, Hämorrhoiden und Wundliegen

Carboneum sulfuricum
Schmerzen durch Ischiasneuralgie

Cardiospermum
Herzsame, Ballonpflanze; Jucken, Ausschlägen, Gelenksentzündungen, Nesselsucht, Ekzemen, auch als Salbe

Carduus marianus
Mariendistel; Übelkeit, Appetitlosigkeit, Gallenbeschwerden, Leberbeschwerden

Caulophyllum
Frauenwurzel; Prämenstruellem Syndrom (PMS), Gelenkschmerzen, Rheuma, Wetterfühligkeit

Causticum
Gebrannter Marmorkalk; Heiserkeit, Blasenschwäche, Warzen, Rheuma, Verbrennungen, trockener Haut

Chamomilla
Kamille; Schmerzen beim Zahnen, Magenschmerzen, Sodbrennen, Durchfall, Magen-Darm-Infekt, Husten, Ohrenschmerzen, Stress, Ärger, Überforderung

Chelidonium
Schöllkraut; Leber- und Gallenbeschwerden, Leberschwäche, Gallenschwäche

Chimaphila umbellata
Wintergrün; erneuter Blasen- und Harnwegsentzündung

China officinalis
Chinarinde: Kopfschmerzen, Erschöpfung, Fieber, Blähungen, Durchfall, Schwäche nach Flüssigkeitsverlust

Cimicifuga racemosa
Traubensilberkerze; Depressionen, Wechseljahresbeschwerden, Menstruationsbeschwerden

Cinnabaris
Zinnober; Kopfschmerzen in der Stirn, Schnupfen, Nebenhöhlenentzündungen

Cistus can
Ziströschen; rissiger Haut, geschwollenen Händen

Cittrullus colocynthis
Koloquinte; Kopfschmerzen, Koliken, Neuralgien

Clematis erecta
Waldrebe; Herpes-simplex-Pusteln, Herpes genitalis, Windeldermatitis

Cocculus
Kockelskörner; Schlafmangel, Schwindel, Reisekrankheit oder Jetlag, Seekrankheit, Krämpfen, insbesondere Magenkrämpfen, Ohrgeräuschen, Überarbeitung, Schwindel durch Schlafmangel[69]

Coccus cacti
Rote Schildlaus; Nierensteinen, Husten, Keuchhusten, akuter Bronchitis, Mukoviszidose

Coffea arabica
Kaffeebohne; Unruhe, Schlaflosigkeit, Zahnschmerzen, Nervosität und Unruhe, auch bei Jetlag, besonderer Empfindlichkeit bei Schmerzen, Geräuschen und anderen äußeren Einflüssen

Colchicum
Herbstzeitlose; Übelkeit, Durchfall, Magenschmerzen, Wetterfühligkeit, Gelenksbeschwerden

Collinsonia
Grieswurzel; Verstopfungen, Hämorrhoiden in der Schwangerschaft

Colocynthis
Bittergurke; schmerzhafter Periode, Bauchschmerzen, Ischias, Blähungen, Blasenentzündung, Gallenkolik, Magenschleimhautentzündungen, Nierenbeckenentzündung

Conium maculatum
Gefleckter Schierling; Schwindel, Muskelschwäche, Schwellungen der Lymphknoten, Prostatavergrößerung, Harninkontinenz

Convallaria majalis
Maiglöckchen; nervösen Herzbeschwerden, Gefühl, dass das Herz aufhören würde zu schlagen, Flattern am Herzen, Müdigkeit

Copavia
Nesselsucht

Crataegus
Weißdorn; Herz-Kreislauf-Beschwerden, Altersherz, beginnender Herzinsuffizienz, Beklemmung bei geringer körperlicher Anstrengung, krampfartigem Schmerz in der Herzgegend, Verschlimmerung im Warmen, Besserung an frischer Luft

Cuprum metallicum
Kupfer; Wadenkrämpfen, Atemnot, Erschöpfung, Nahrungsmittelallergien, Zähneknirschen

Cyclamen
Alpenveilchen; Migräne, prämenstruellem Syndrom (PMS)

Datisca cannabina
Gelbhanf; als D2, bei Depressionen und Stoffwechselstörungen, Ergänzungsmittel bei Diabetes Typ II

Datura stramonium
Stechapfel; Hyperaktivität, Epilepsie, Krämpfen

Delphinium
Rittersporn; Reizmagen, Gereiztheit, Beschwerden bei der Menstruation

Dioscorea villosa
Yamswurzel; Menstruationsbeschwerden, Gallenkoliken, krampfartigen Bauchschmerzen, Brechdurchfall

Drosera rotundifolia
Sonnentau; Schmerzen, Husten, Heiserkeit, akuter Bronchitis

Dulcamara
Bittersüß; Durchfall, Entzündungen der Blase, Erkältung, Hautausschlägen, rheumatischen Beschwerden

Equisetum
Ackerschachtelhalm; Reizblase, Harninkontinenz

Erigeron canadensis
Kanadisches Berufskraut; seelischer Verstimmung, Erkrankungen der Blutgefäße[70]

Espeletia
Herz-Kreislauf-Erkrankungen, Angina pectoris, Durchblutungsstörungen, Nervenschmerzen

Eucalyptus
Eukalyptus; Grippe, Erkältung, Schnupfen

Eupatorium perfoliatum
Wasserhanf; Grippe, Übelkeit, Gliederschmerzen, Grippe mit stark schmerzenden Gliedern

Euphrasia officialis
Augentrost; Bindehautentzündung, grippalen Infekten, Schnupfen, Heuschnupfen, Augenproblemen, tränenden Augenentzündungen und Wassereinlagerungen in den Augenlidern. Die

Tropfen enthalten eine Silberkonservierung, welche in der Regel problemlos vertragen wird. Kontaktlinsen sollten vor der Applikation von Augentropfen immer herausgenommen werden.

Fabiana imbricata
Pichi-Pichi; Erkrankungen der Gallen- und Harnwege

Ferrum metallicum
Eisen; seelischen Beschwerden, Erkrankungen des Herz- und Kreislaufsystems, der Atemwege, des Magen- und Darm-Trakts, der weiblichen Geschlechtsorgane, Rheuma, Eisenmangel in der Schwangerschaft, Erschöpfung nach der Entbindung

Ferrum phosphoricum
Phosphorsaures Eisen; Schüssler-Salz; bei Husten, Fieber, Erkältungen, Mittelohrentzündung, Ohrenschmerzen, Röteln, Masern, Nasennebenhöhlenentzündung, blasser, stumpfer Haut

Flor de Piedra
Steinblüte; Leberleiden, Schilddrüsenunterfunktion und -vergrößerung

Fragaria
Walderdbeere; Nesselsucht nach dem Verzehr von Erdbeeren

Gelsemium
Gelber Jasmin; Lampenfieber, Angst bei Prüfungen, Grippe, Fieber, Migräne, Nackenschmerzen, Kopfschmerzen, Zerschlagenheit

Ginseng
Ginseng; Impotenz, mangelndem sexuellem Interesse

Glonoinum
Nitroglycerin; Kopfschmerzen, Migräne, Schlaganfall, Sonnenstich, hohem Blutdruck, Hitzewallungen, Angina pectoris

Gnaphalium
Ruhrkraut; chronischen Rückenschmerzen, Schmerzen durch Ischias, Bandscheibenvorfall, Hexenschuss

Graphites
Reißblei; Schnupfen, Ekzemen, Geschwüren, Hautausschlägen, Nagelbettentzündung

Guajacum
Guajakharz; chronischem Rheuma, Mandelentzündung bei Kindern

Hamamelis
Zaubernuss; Krampfadern, Hämorrhoiden, Entzündungen der Eierstöcke, Depressionen

Haplopappus
Baylahuenkraut; Herz-, Kreislaufbeschwerden, niedrigem Blutdruck, Kreislaufproblemen

Harpagophytum
Teufelskralle; Gelenkschmerzen, Rheuma, Erkrankung des Magen-Darm-Traktes[70]

Hedera helix
Efeu; Schilddrüsenfehlfunktion, Atemwegsinfekten, Erkrankungen des Magen-Darm-Traktes, Schmerzen im Bewegungsapparat, Sehnenscheidenentzündung, Schulter-Arm-Schmerz[70]

Helonias dioica
Einhornwurzel; psychisch wirksames Mittel bei Hormonumstellung und bei Burnout-Syndrom

Hepar sulfuris
Kalkschwefelleber; bei Abwehrschwäche, Atemwegsentzündung, Akne, Hautentzündungen, Eiterungen, Geschwüren, Ohrenschmerzen, Halsschmerzen, Nagelpilz, Nasennebenhöhlenentzündungen, Abszessen, Gerstenkorn, Lippenherpes

Hyoscyamus niger
Bilsenkraut; seelischen Beschwerden[70], Atemwegsinfekten, trockenem, kitzeligem Husten, Krampfhusten, Bronchitis, Epilepsie, Muskelkrämpfen, Morbus Alzheimer

Hypericum perforatum
Johanniskraut; eines der bekanntesten Mittel bei Verletzungen von Nerven, Herpes zoster (Gürtelrose), Stauchungen, Prellungen, Gehirnerschütterung, Depressionen, Schmerzen, Neuralgien, Ischias, bei Tierbissen, zusammen mit Arnica, nach operativen Eingriffen[70]

Iberis amara
Schleifenblume; Erkrankungen des Herz-Kreislauf-Systems und des Magen-Darm-Traktes, Herzbeschwerden[70], Angina pectoris, funktionellen Herzstörungen

Ignatia
Ignatiusbohne; seelischen Beschwerden mit psychosomatischen Auswirkungen auf Atemwege und Herz- und Kreislaufsystem[70], Schlaflosigkeit, Kopfschmerzen, Migräne, Depressionen, Heimweh, Appetitlosigkeit, Bettnässen, Ohrgeräuschen

Ipecacuanha
Brechwurzel; Übelkeit und Erbrechen, Blutungen, Husten, Magen-Darm-Grippe, Salmonellen

Iris versicolor
Schwertlilie; Hormonstörungen, Durchfall, Sodbrennen in der Schwangerschaft, Erbrechen, Kopfschmerz und Migräne

Jodum
Jod; Schnupfen, Schilddrüsenüberfunktion, Angst, Abmagerung, Heiserkeit

Juglans regia
Walnuss; Leberleiden, Hautausschlägen, Akne, unreiner Haut, Pickeln[70]

Kalium bichromicum
Kaliumdichromat; Atemwegsentzündung, Magen- und Darmerkrankungen, Schmerzen durch Ischias, Hautproblemen, Nesseln, Bindehautentzündung, Migräne, Nasennebenhöhlenentzündung[70]; ein Schüssler-Salz

Kalium bromatum
Kaliumbromid; seelischen Beschwerden, chronischen Hautausschlägen, Akne, unreiner Haut, Pickeln[70]

Kalium carbonicum
Pottasche; seelischen Beschwerden, Atemnot, Herzschwäche, Ödemen, Schwellungen, Asthma, Magen- und Darmerkrankungen, vorzeitigen Wehen, Arthrose

Kalium chloratum=Kalium muraticum
Entzündungen der Schleimhäute, Schuppen, Schwerhörigkeit,

Aphten, Ekzemen, Schleimbeutelentzündungen; ein Schüssler-Salz

Kalium iodatum
Jodkali; Heuschnupfen, Schnupfen, Erkältungen, Husten

Kalium phosphoricum
Kaliumphosphat; seelischen Beschwerden, Erschöpfung, Burn-out-Syndrom, Kopfschmerzen, damit verbunden Durchfall und nervösem Magen, Konzentrationsstörungen; ein Schüssler-Salz

Kalmia latifolia
Berglorbeer; Herzschwäche und Herzfehlern, Kurzatmigkeit, (breitblättriger) Erstickungsnot, Todesangst, körperlicher Unruhe und flacher Atmung, chronischer Bronchitis

Kreosotum
Buchenholzteer; Entzündungen der Atemwege und im Magen und Darm, Bettnässen, Ausfluss (Entzündungen der weiblichen Geschlechtsorgane), Scheidenpilzen, Karies, Herpes genitalis, Hämorrhoiden

Lac caninum
Hundemilch; Abwehrschwäche, Infekten im Hals und Rachen, Brustdrüsenentzündungen, Milchstau, PMS[70]

Lachesis
Buschmeisterschlange; seelischen Problemen, PMS, Eifersucht, Wechseljahresbeschwerden, Entzündungen, Herz- und Kreislaufbeschwerden, Wunden, Furunkeln, Dekubitus, Parodontitis, Blutvergiftung, Venenschwäche, Krampfadern

Lachnanthes
Rotwurzel; Schmerzen im Bewegungsapparat, Sehnenscheidenentzündung, Tennisarm, Schulter-Arm-Schmerz[70]

Ledum palustre
Sumpfporst; Bluterguss am Auge, Juckreiz, Schmerzen im Bewegungsapparat[70], Rheuma, Stich- und Bisswunden, Insektenstichen, Gesichtsekzemen, Borreliose, Läusebefall

Leonurus cardiaca
Herzgespann; Schilddrüsenfehlfunktion, Herz-Kreislauf-Beschwerden[70]

Leptandra
Ehrenpreis; Erkrankungen der Verdauungsorgane, Gallenblasenbeschwerden[70]

Lilium tigrinum
Tigerlilie; Erkrankungen der weiblichen Geschlechtsorgane (Ausfluss, Scheidenpilz)[70], nervösen Herzbeschwerden, Hitzewallungen, hastiger Unruhe

Luffa
Kürbisschwämmchen; Schnupfen, Erkältungen, grippalen Infekten, Nasennebenhöhlenentzündungen, vorbeugend bei Allergien und Heuschnupfen

Lycopodium clavatum
Bärlapp; Haarausfall, Blähungen, Reizbarkeit, schlechtem Gedächtnis, Gicht, Erkrankungen des Herz-Kreislauf-Systems, Gallensteinen

Lycosa tarentula
Wolfsspinne; Kopfschmerzen, Migräne, Entzündungen der Eierstöcke, nervösen Herzbeschwerden

Magnesium carbonicum
Magnesium carbonat; seelischen Beschwerden, Abwehrschwäche, Erkrankungen des Herz-Kreislauf-Systems, der Atemwege und des Verdauungstraktes[70], PMS, Rheuma an der rechten Schulter

Magnesium muraticum=Magnesium chloratum
Magnesiumchlorid; Alkoholkrankheit, Sucht, Migräne, Hexenschuss

Magnesium phosphoricum
Magnesiumphosphat; Bauchkrämpfen, Nervenschmerzen[70], Muskelkrämpfen, Menstruationsbeschwerden, Blähungen, Schlafstörungen; ein Schüssler-Salz

Mandragora
Alraune; Schmerzen, Erkrankungen des Verdauungstraktes, Gallenbeschwerden[70]

Manganum sulfuricum
Mangansulfat; Ekzemen, gut für Blutgefäße, Nervenschwäche ein ergänzendes Schüssler-Salz

Marum verum
Katzengamander; Atemwegserkrankungen, Nasenpolypen, Nasennebenhöhlenerkrankungen

Medicago sativa
Alfalfa; seelischen Beschwerden, Ernährungsproblemen, Appetitlosigkeit bei Kindern

Medorrhinum
chronischen Krankheiten, Ausfluss, Windeldermatitis

Mercurius corrosivus
Quecksilber (II)-Chlorid; Blasenentzündung, Durchfall, Darmkrämpfen, Entzündungen der Atemwege[70]

Mercurius solubilis
Quecksilbermischung; Mundgeschwüren, Schmerzen der Zahnwurzel, Mundgeruch, Entzündungen des Zahnfleisches, Halsentzündungen, Lippenherpes, Mumps, Abwehrschwäche[70]

Mezereum
Seidelbast; Neuralgien, Gürtelrose, Ausschlägen, Herpes, Entzündungen der Haut, Juckreiz

Millefolium
Schafgarbe; hellroten Blutungen aus Wunden und Schleimhäuten, Beschwerden bei der Menstruation

Myrrhis odorata
Anisdolde; Schleimhautentzündung, Venen- und Hämorrhoidalleiden[70]

Myrtillocactus
Heidebeerkaktus; koronaren Durchblutungsstörungen, Angina pectoris, Nachbehandlung des Herzinfarktes

Natrium chloratum=Natrium muratikum
Kochsalz; Erkältungen, Sonnenallergien, Entzündungen des Zahnfleisches, Rückenschmerzen, Migräne, allergischen Hautreaktionen, Analfissuren, Angst, Harninkontinenz, Herzrasen, mangelnder sexueller Erlebnisfähigkeit der Frau, eingerissenen Mundwinkeln; ein Schüssler-Salz

Natrium choleinicum
Natriumcholeinat; Stoffwechselerkrankungen[70], Verstopfungen, Blähungen

Natrium phosphoricum
Natriumphosphat; normalisiert den Stoffwechsel; ein Schüssle Salz

Natrium sulfuricum
Glaubersalz; Asthma, Husten, Durchfall, seelischen Beschwerden, Hautfalten, Cellulitis[70]; ein Schüssler-Salz

Nux vomica
Brechnuss; Vergiftung durch zu viel Tabak, Alkohol, Kaffee und Medikamente, „Kater", Erkältung, Gastritis, Reisekrankheit, Stress, Ärger, Kopfschmerzen, Verstopfung, Hörsturz

Okoubaka
Afrikan. Rindenbaum; Abwehrschwäche, Darmsanierung, Erkrankungen des Verdauungstraktes, zur Entgiftung bei Krebs

Oleander
Oleander; Ekzemen im Ohr, Ausschlag hinter dem Ohr, digitalisähnliche Wirkung, bei Angina pectoris, stechenden Schmerzen am Herzen, Beklemmung und Angst, unregelmäßigem Puls, Milchschorf, Neurodermitis

Opium
Schlafmohn; seelischen Beschwerden[70], Verstopfung ohne Stuhldrang, Erkrankungen des Magen- und Darmtraktes, Bewusstlosigkeit

Paeonia
Pfingstrose; Hämorrhoiden, Hautausschlägen, Analfissuren[70]

Paloondo
Larrea mexicana, Kreosotbusch; Erkrankungen des Bewegungsapparates, Osteoporoseschmerzen, Wirkelsäulenbeschwerden[70]

Pareira brava
Grießwurz; Erkrankungen der Harn- und Geschlechtsorgane, Prostatabeschwerden[70]

Paris quadrifolia
Einbeere; Neuralgien, Augenkrankheiten, grüner Star, Störung des Geruchssinns

Perilla ocymoides
Schwarznessel; Stoffwechselerkrankungen, erhöhter Harnsäurespiegel

Petroleum
Steinöl; seelischen Beschwerden, Entzündungen der Atemwege, des Magens und des Darms, Ekzemen, Reisekrankheit, Blasen- und Harnröhrenentzündung, Schwindelgefühl, Hautproblemen

Petroselinum
Petersilie; Harnwegsleiden

Phosphorus
Gelber Phosphor; seelischen Beschwerden, Erschöpfung[70], Angst, schwachem Magen, Entzündungen des Kehlkopfes, der Augen und Ohren, der Harn- und Geschlechtsorgane, Hörsturz, Netzhautablösung, Husten, Heiserkeit, Sodbrennen, Erbrechen

Phytolacca
Kermesbeere; Abwehrschwäche, Gelenkschmerzen[70], Rheuma,

entzündeten Mandeln, geschwollenen Lymphknoten, entzündeter Brust, grippalem Infekt

Picrorhiza
Katuka; Erkrankungen der Verdauungsorgane, Hepatitis, Leberleiden und Entgiftung der Leber

Piper methysticum
Rauschpfeffer; Angst, Spannung, psychischer Erregung, depressiven Stimmungen, Reizbarkeit, spannungsbedingten Kopfschmerzen, Schwindelgefühlen, Erschöpfung und Stress

Plantago major
Breitwegerich; Zahnbeschwerden, Zahnungsbeschwerden, Raucherentwöhnung, Bettnässen

Platinum metallicum
Platin; seelischen Beschwerden, Harmoniestörung bei Frauen, Migräne, Periodenschmerzen, starker Regelblutung, Erkrankungen des Magen- und Darm-Traktes und der weiblichen Geschlechtsorgane[70]

Plumbum metallicum
Blei; seelischen Beschwerden, Erkrankungen des Herz-, Kreislauf-Systems, chronischen Verdauungsstörungen[70]

Psorinum
Kretzenosode; Ekzemen

Podophyllum
Maiapfel; Durchfall, Blähungen

Populus
Espe; Erkrankungen der männlichen Geschlechtsorgane[70]

Pulsatilla pratensis
Wiesenküchenschelle; seelischen Beschwerden, Erkältung, Migräne Menstruationsbeschwerden, Blasenbeschwerden, Schnupfen, Husten, Mittelohrentzündung, Entzündungen der Augen und Ohren, rheumatischen Beschwerden, Verdauungsstörungen, Blähungen, Wechseljahresbeschwerden, Hautausschlägen[70], Kopfschmerzen, Bindehautentzündung, Akne, Gerstenkorn, verstopftem Schnupfen, Durchfall, Magenschmerzen, Gastritis, Brechreiz, Übelkeit, verdorbenem Magen, Aufstoßen, Blasen- und Nieren-Entzündung[70], Reizblase, Harninkontinenz, Menstruationsstörungen, prämenstruellem Syndrom (PMS), Wechseljahresbeschwerden, Venenleiden, Hautunreinheiten, Psoriasis, Einschlafstörungen, Stimmungsschwankungen. Pulsatilla zählt zu den wichtigsten Frauenheilpflanzen der Homöopathie. Die Progesteronwirkung ist nachgewiesen. Pulsatilla-Frauen sind blond, blauäugig, leiden häufig an Stimmungsschwankungen, sind anlehnungsbedürftig, manchmal aufgeschwemmt, leiden gelegentlich sogar unter Heißhungeranfällen und sind leicht zu Tränen geneigt[162]. Pulsatilla weckt bei Frauen den Mutterinstinkt und in Männern den Beschützerinstinkt.

Ranunculus bulbosus
Hahnenfuß; Rheuma, Nervenschmerzen, Hautausschlägen, Gürtelrose, Augenbindehautentzündung

Rhododendron
Alpenrose; Rheuma, Neuralgien, Wetterfühligkeit, Erkrankungen der männlichen Geschlechtsorgane[70], Hodenquetschungen

Rhus toxicodendron
Giftsumach; Juckreiz, Verstauchungen, Schmerzen, Zerrungen,

Gelenksentzündungen, Verrenkungen, Hexenschuss, Überdehnungen, Ischias, rheumatischen Gelenksbeschwerden, Unruhe

Robinia pseudacacia
Falsche Akazie; Migräne, Erbrechen, Sodbrennen, Magenübersäuerung (basisch essen!)

Rumex
Krauser Ampfer; kitzelndem Husten, Entzündungen des Halses, akuter Bronchitis

Ruta graveolens
Weinraute, Gartenraute; Prellungen und Verstauchungen, Entzündungen der Gelenke, Knochenprellungen, Muskel- und Sehnenerkrankungen, Überanstrengung der Augen

Sabadilla
Läusesamen; seelischen Problemen, Kopfschmerzen, Heuschnupfen, allergischen Entzündungen, Erkrankungen des Magen-Darm-Traktes und des Bewegungsapparates[70]

Sabal
Sägepalme; Erkrankungen der männlichen Geschlechtsorgane, Prostatabeschwerden[70]

Sabdariffa
Malve/Hibiskus; Venenleiden, Lymphstauungen, auch nach Operationen

Sambucus nigra
Schwarzer Holunder; Schnupfen und Fieber, Gelenksentzündungen, trockenem Säuglingsschnupfen, Bronchitis

Sanguinaria can.

Blutwurz; seelischen Beschwerden, Hormonstörungen, Kopfschmerzen, Erbrechen, allergischen und entzündlichen Atemwegserkrankungen, Stockschnupfen, Hitzewallungen, Wechseljahresbeschwerden

Sanicula
Waldklette; rissiger Haut, Ekzemen an der Hand

Scutellaria
Helmkraut; Ein- und Durchschlafstörungen, Kopfschmerzen, Albträumen

Secale cornutum
Mutterkorn; Herz-Kreislauf-Erkrankungen, Hörsturz, Durchblutungsstörungen, Gebärmutterblutungen, Periodenstörungen[70]

Selenium
Selen; Kopf- und Nervenschmerzen, Akne, Haarausfall, Prostatabeschwerden, Impotenz

Sepia officinalis
Tintenfisch; seelischen Beschwerden, hormonellen Störungen[70], Erschöpfung, Bronchitis, Menstruations- und Wechseljahresbeschwerden, Kopfschmerzen, Bänderschwäche, Hautausschlägen, Lippenherpes

Silicea terra
Kieselsäure; Migräne, Hautproblemen, Knochenproblemen, sich langsam entwickelnden Eiterungen, Nagelstörungen, Kopfschmerzen, Verstopfungen, Venenentzündungen, Schlafstörungen, Nasennebenhöhlenentzündungen, Entzündungen der Augen und Ohren, Osteoporose und Wirbelsäulenbeschwerden, Narbenschmerzen; ein Schüssler-Salz

Sinapis niger
Schwarzer Senf; (allergischen) Atemwegserkrankungen, Heuschnupfen, Allergien[70]

Solidago
Goldrute; Harnwegserkrankungen

Spigelia anthelmia
Wurmkraut; Kopf- und Nervenschmerzen, Herz-Kreislauf-Erkrankungen, Angina pectoris, Angst, Beklemmung, schnellem Puls, Verschlimmerung durch Kälte, feuchtem Wetter

Spongia
Meerschwamm; Schilddrüsenfehlfunktion[70], Husten, Atemnot, Heiserkeit, Herz-, Kreislaufbeschwerden[70]

Staphisagria
Stephanskraut, Rittersporn; seelischen Beschwerden, Ausschlägen auf der Haut, Schnittverletzungen, Entzündungen der Blase, des Auges, Gerstenkorn, Magen- und Darmbeschwerden

Sticta
Lungenflechte; schleimigem Husten, Schleimbeutelentzündungen

Stramonium
Stechapfel; Albträumen, Aggressivität, Asthma, Bronchitis, Hyperaktivität, Verhaltensstörungen, Demenz

Strychnos, Nux vomica
Brechnuss; Übelkeit, Reisekrankheit, Erkältungen, Kater

Sulfur
Schwefel; seelischen Problemen, Ekzemen, Durchfall, Weißfluss,

Epilepsie, Krampfanfällen, Alkoholismus, Verstopfungen, Schlafstörungen, Hämorrhoiden, Hautausschlägen, Akne, Bindehautentzündung, Ohrenschmerzen[70]

Sulfur jodatum
Jodschwefel; Entzündungen der Atemwege und der Haut[70], ein Reinigungsmittel für die Haut, Schleimhaut, Darm und Leber

Sulfuricum acidum
Schwefelsäure; alten Blutergüssen

Symphytum
Beinwell; Sportverletzungen, Knochenbrüchen, blauem Auge, umgeknickten Knöcheln

Syzygium jambolanum
Jambulbaum; Stoffwechselerkrankungen, Diabetes Typ II

Tabacum
Tabak; Reiseübelkeit, Schwindel, schwachem Kreislauf, Erbrechen, Herz- und Kreislaufbeschwerden, Raucherentwöhnung, Ohrenschmerzen, Schwindel, Kopf- und Nervenschmerzen[70]

Taraxacum
Löwenzahn; Rheuma, Erkrankungen der Verdauungsorgane und der Harnwege[70]

Taxus baccata
Eibe; Herz-, Leber- und Magenleiden

Thuja occidentalis
Lebensbaum; seelischen Beschwerden, Schmerzzuständen, Abwehrschwäche, Entzündungen der Augen und Ohren[70], Warzen,

Schnupfen, Kopfschmerzen, Polypen, Nagelstörungen, Impfbeschwerden

Trogoncephalus lachesis
Buschmeisterschlange; schwachem Kreislauf, Wunden, Wechseljahresbeschwerden

Tuberculinum
Husten, Knirschen mit den Zähnen, geschwächter Abwehr

Urtica urens
Brennnessel; Stoffwechselerkrankungen[70], Ausschlägen, Jucken und allergischen Hautreaktionen, Nesselsucht, Gelenksentzündungen, Verbrennungen

Ustilago maydis
Maisbrand; Erkrankungen der Geschlechtsorgane, der Haut, Haare und Nägel[70]

Veratum album
Weißer Germer; schwachem Kreislauf, akuten Entzündungen, seelischen Leiden, Bronchitis, Bauchschmerzen, Erschöpfung, Durchfall, Erkrankung der Atemwege und des Magen-Darm-Traktes[70]

Verbascum
Königskerze; Nervenschmerzen, Erkrankungen der Atem- und Harnwege[70]

Viburnum
Schneeball; Periodenschmerzen[70], ein Frauenmittel

Vipera berus
Kreuzotter; akuten Herz-Kreislauf-Beschwerden, Entzündungen

der Venen und der Haut, Angina pectoris, Herzinfarkt, starkem Schwächegefühl, Stechen im Herzen, kaltem Schweiß, schnellem, schwachem und unregelmäßigem Puls

Viscum album
Mistel; Erkrankungen des Herz-Kreislauf-Systems, hohem und niedrigem Blutdruck

Zincum metallicum
Zink; seelischen Beschwerden, Nervosität, Übelkeit, Neuralgien, Schlaflosigkeit, Zähneknirschen, Restless-legs-Syndrom, Unruhe, blasser, stumpfer Haut, Schlaganfall

4 Inhaltsstoffe der Lebens- und Heilmittel und Fachbegriffe

Adstringierend: zusammenziehend, straffend
Allicin: Das ist ein Antioxidans der Allium-Familie, in *Zwiebeln, Lauch und Knoblauch* enthalten. Es wirkt *antikanzerogen (hindert Krebszellen am Wachstum).* Allicin ist ein Abbauprodukt der Aminosäure Allinin, das bei der Beschädigung der Knoblauchzehe entsteht und streng riecht.
Alpha-Liponsäure: Alpha-Liponsäure wird nur in geringen Mengen über die Nahrung aufgenommen, z. B. durch *Spinat und Kartoffel* (allerdings auch durch *rotes Fleisch* und Leber). Bei gesunder Ernährung und ausreichender Bewegung wird die Säure in den Muskeln selbst hergestellt. Sie hemmt eine Ausbreitung freier Radikale und schützt die Zellen vor Schäden. Die Alpha-Liponsäure schützt speziell die Zell-Membranen und die Mitochondrien (Zellkraftwerke). Möglicherweise verlangsamen sich dadurch Altersprozesse, da Schäden an der DNS verringert werden können. Die antikanzerogene Wirkung wird darauf zurückgeführt. Sie unterstützt

das Immunsystem, verringert die Belastung durch Schwermetalle, hilft Nährstoffe zu verwerten, regeneriert das Koenzym Q 10 und hemmt Entzündungen. Alpha-Liponsäure erhält die Funktion der Augen und beugt Augenkrankheiten vor. Sie wird als Lotion oder Salbe bei Hautkrankheiten eingesetzt. Hier kann sie vergrößerte Poren wieder verkleinern und bei Akne heilen (Voraussetzung: gesunde Ernährung). Die Säure kann andere Antioxidanzien regenerieren.

Antibakteriell/antibiotisch: Bakterien abtötend oder wachstumshemmend

Antibiotika: Antibiotika im Schweinefleisch, das kennt jeder. Stressanfällige Tiere, wie Schweine, werden bei der Massentierhaltung mit diesen Medikamenten behandelt, die dann im Fleisch zu uns auf dem Tisch oder nach den Ausscheidungen zusammen mit den anderen Medikamentenrückständen der Tiere und Menschen irgendwann im Grundwasser und später im Trinkwasser landen. Viele Bakterien sind dagegen bereits resistent. So wurde untersucht, dass sich in Fleisch Bakterienstämme befinden, die schon gegen acht Medikamente resistent sind. Durch die Nahrungsaufnahme und durch häufige und leichtfertige Verschreibung haben viele Menschen heute eigene Antibiotika-Resistenzen aufgebaut, was im Krankheitsfall problematisch werden kann.

Antibiotika sind Mittel „gegen das Leben (der Mikroorganismen)". Ich frage aber: Ist es der Sinn der Antibiotika, das Leben in uns zu zerstören? So stelle ich Ihnen eine weitere Frage: Haben Mikroorganismen denn keinen Sinn? Nach der massenhaften Einführung der Antibiotika (seit 1940) und der extensiven Verwendung in Medizin und Tiermedizin wird heute klar, dass dieser Weg absolut ein Irrweg ist. Sie wissen ja bereits, dass die Antibiotika aus der Tiermedizin über die Gülle in den Boden und dann in das Gemüse gelangen. In den USA ist Gülledüngung deshalb verboten, was wohl seinen Grund hat im Land der unbegrenzten Möglichkeiten. Es tauchen heute immer mehr alte Krankheitsbilder auf, die mit

den heute angewendeten Antibiotika nicht mehr geheilt werden können. Es ist bekannt, dass das *Krebsrisiko durch unbedachten Einsatz steigt*. Klar, Ihr Immunsystem wird ja zeitweilig, sogar über Jahre geschwächt. Viele Jahre lang wurden Antibiotika zu oft, sehr leichtfertig und häufig bei Erkrankungen verschrieben, wo sie keinen Nutzen erbrachten, wie bei einer normalen Erkältungskrankheit. Dafür gibt es eine Menge natürlicher, antibakteriell wirkender Stoffe. Deren Einsatz ist sinnvoll, sollte immer zuerst in Erwägung gezogen und zunehmend in Therapien einbezogen werden. Verwenden Sie immer erst natürliche Heilmittel mit viel Vitamin C.
Altbekannte natürliche Antíbiotika sind: *Basilikum, Brunnenkresse, Cayennepfeffer, Dill, Estragon, Fenchel, Ginseng, Grapefruit, Grapefruitsamenextrakt oder Olivenblattextrakt, Ingwer, Kardamom, Knoblauch/Bärlauch, Koriander, Kreuzkümmel, Kümmel, Lauch, Lorbeerblätter, Majoran, Minze, Muskatnuss, Nelke, Nelkenpfeffer, Oregano, Petersilie, Pfeffer, Rettich, Rosmarin, Salbei, Senf, spanischer Pfeffer, Thymian, Teebaumöl, Wacholder, Wermut, Zimt, Zitrone, Zitronengras, Zwiebel, Ölbaumblätter und relativ unbekannte wie: Hanf, Selleriesamen, Anissamen, Aloe, Bienen-Propolis, schwarze Johannisbeere, Moosbeere, Engelwurz, Reishi- und andere Pilze.*
Die Feinde Ihrer Darmbakterien sind neben Analgetika und Aspirin eben auch Antibiotika, weiterhin Antidepressiva, Antipyretika (Fiebersenker), Entzündungshemmer, Lipidsenker (Arznei, um Blutfettwerte zu senken), Zytostatika (Arznei, die das Zellwachstum bei Krebs beeinflusst), Lebensmittelzusatzstoffe, wie z. B. Farbstoffe und Stabilisatoren, Kortison u. a. Stresshormone. „Antibiotika und viele andere Medikamente zerstören die Darmflora, was sich wiederum ungünstig auf das Immunsystem auswirkt.“[68] Der körpereigene Schutz kann nur aus dem Immunsystem kommen. Sie finden Hinweise bei Risiken und Nebenwirkungen. Viele Ärzte vergessen es einfach, bei sinnvoller Antibiotika-Verschreibung ein Mittel zur „Reparatur“ der Darmflora mit aufzuschreiben. Fordern

Sie das von Ihrem Arzt, auch bei knappen Arzneimittelbudgets oder wenn es die Kasse nicht bezahlt!

Antidepressiv: Depressionen entgegenwirkend

Antikanzerogen: krebspräventive und krebsheilende Wirkung

Antimykotisch: Pilze abtötend

Antinutritiv: Entfaltung gesundheitsschädlicher Wirkungen, unverdaulich, nicht resorbierbar

Antiphlogistisch: entzündungshemmend

Antiseptisch: Keime abtötend (in Wunden)

Antiviral: Viren abtötend

Arachidonsäure: Arachidonsäure wird im tierischen Organismus aus Omega-6-Fettsäure, Linolsäure über die Zwischenstufen synthetisiert oder über die Nahrung aufgenommen. Besonders viel davon entsteht bei industrieller Mast, während bei Weidehaltung Omega-3-Fettsäuren im ausgewogenen Verhältnis vorkommen. Bei Entzündungsprozessen und der Entstehung von Schmerzsignalen ist sie die Vorläuferin von Hormonen (Eicosanoiden), die die Entzündungsprozesse verstärken. Diese Säure sollte so wenig wie möglich aufgenommen werden. Gerade bei entzündlichen Autoimmunerkrankungen (multipler Sklerose und Autoimmunthyreopathie, einer chronisch-entzündlichen Schilddrüsenerkrankung) und bei Rheuma, ist die Umstellung der Ernährung sehr zu empfehlen. D. h., es ist eine Ernährung wichtig, die arm ist an Arachidonsäure. Medikamente mit Acetylsalicylsäure und Rheumamedikamente beruhen darauf, die Entstehung der Eicosanoide aus der Arachidonsäure zu unterbinden. Dabei müssen Sie allerdings mit Nebenwirkungen rechnen. Arachidonsäure kann zu Entzündungsprozessen vor allem bei Gelenkserkrankungen führen. Diese Säure befindet sich *in tierischen und industriell verarbeiteten Nahrungsmitteln, die Sie vermeiden sollten, wie: Schweineschmalz (1700 mg/100 g, sehr hoch), Schweineleber (870 mg/100 g), Schweinefleisch (ca. 700 mg/100 g), aber auch Eigelb (297 mg/100 g), Thunfisch (280 mg/100 g) und Leberwurst (230 mg/100 g)*. Darüber hinaus kann es bei zuckerreicher Ernährung zur verstärkten hormonell gesteuerten Einschleusung in die Zellen kommen. Linolsäurehaltige Pflanzenöle und davon abgeleitete Produkte enthalten kaum Arachidonsäure, allerdings tragen die Baustoffe zur Bildung bei und unterdrücken die kompensierenden Omega-3-Fettsäuren.

Arginin (L-Arginin): Diese Aminosäure ist für die Bildung von Wachstumshormonen wichtig. Aktuelle Erkenntnisse besagen: Sie dient der Vorbeugung von Herz-Kreislauf-Erkrankungen, entspannt die Gefäße (durch die entstehende Stickstoffverbindung), erhält die Zellenergie, stärkt das Immunsystem und kann Erektionen beim Mann verstärken. Arginin hilft bei der Wundheilung. Arginin finden Sie in *Nüssen, Vollkornprodukten, wie Haferflocken (besonders wilder Hafer enthält viel Arginin), Getreidekeimen, Walnüssen, in Fisch und Fleisch.* Öl behindert allerdings die Eiweißaufnahme. So ist Thunfisch in Öl keine gute Kombination von Lebensmitteln. Fisch und Fleisch sind nicht gleich Eiweiß, wie gelegentlich noch angenommen wird, und in Obst und Gemüse ist der Eiweißgehalt vergleichsweise niedrig. Die Ausnahmen sind Hülsenfrüchte mit 20-25 % (Bohnen, Linsen, Erbsen), ähnlich wie bei Fleisch mit 20 %. Der Eiweißanteil von Hähnchenfleisch ist höher als der von Rind- und der wiederum höher als der von Schweinefleisch. Eine sehr gute Kombination, die Potenz des Mannes zu steigern, ist auch Ginseng (s. Band II) zusammen mit argininhaltigen Lebensmitteln.

Bioverfügbarkeit: Das ist ein pharmakologisches Maß für den Anteil eines Stoffes, der unverändert im systemischen Kreislauf (speziell im Blutkreislauf) zur Verfügung steht. Sie gibt an, wie schnell und in welchem Umfang der Stoff (meistens Arzneistoff) resorbiert wird und zum Wirkort gelangt. Die Pharmakologen betrachten ein Arzneimittel, welches intravenös verabreicht wird, als zu 100 % bioverfügbar. Inwieweit Lebens- und Heilmittel, auch Vitamine, sekundäre Pflanzenstoffe, Mineralien und Spurenelemente, der einzelnen Zelle zur Verfügung stehen, wird damit nicht erfasst. Grundsätzlich gilt, dass Stoffe in kolloidaler Form (Teilchen oder Tröpfchen, die in einem anderen Medium, Feststoff, Gas oder Flüssigkeit, dem Dispersionsmedium, fein verteilt sind) besser bioverfügbar sind. So haben z. B. gelöste Mineralsalze in natürlicher, organischer Form (in Obst und Gemüse, Mineralwasser oder Korallen) eine höhere Bioverfügbarkeit als anorganische Mineralien.

Bor: Bor ist eine vielfach noch unterschätzte Substanz im Zusammenwirken mit anderen Mineralstoffen und Vitaminen zur Vorbeugung von Osteoporose und zur Leistungssteigerung des Gehirns. *Getrocknete Aprikosen* enthalten beispielsweise viel Bor.

Chrom: Das Spurenelement ist für den Zuckerstoffwechsel wichtig. Chrommangel entsteht durch den Verzehr von raffiniertem Zucker. Es wird heute vermutet, dass chromarme Nahrung zu Diabetes Typ II führen kann. Hochgezüchtete und industriell verarbeitete Produkte erledigen den Rest. Chrom ist das Spurenelement für gute Nerven und geistige Frische. *Frischgemüse aus Bioanbau ist eine Lösung: Getreide, Spargel, Samen, Naturreis und Nüsse.*

Cystein (auch E 920): Cystein ist eine schwefelhaltige Aminosäure, die der Körper für seine vielfältigen Funktionen braucht. Die Aminosäure kann Schwermetallionen kompensieren und wird therapeutisch bei Silbervergiftungen und zur Vorbeugung von Strahlenschäden eingesetzt. Als Lebensmittelzusatzstoff (E 920) beschleunigt Cystein die Mehlreifung bei industriellen Backprozessen (Kekse). Cystein finden Sie in Diätlebensmitteln, Futtermitteln, Arzneimitteln und Kosmetika. Mit Cystein werden sogar Aromen für Fleischprodukte beeinflusst.

DHEA: Dehydroepiandosteron ist ein Prohormon und eine körpereigene Substanz. Sie wird in der Nebennierenrinde produziert und der Körper baut daraus in seiner eigenen Apotheke Hormone. Das ist *die Hormonvorstufe für Testosteron und Östrogen.* Heute weiß man: DHEA ist der Aufbaustoff für die Haut, ein Schutz gegen Alterung, Krebs, Bluthochdruck, Diabetes und Parkinson. DHEA verhindert Schädigungen der Zellen, daher wird die Substanz z. B. auch in Cremes in Schönheitsstudios verwendet. Die Produktion im Körper verringert sich leider Jahr für Jahr. DHEA gibt es als Tabletten „für die Erhöhung der Funktion der Nervenzellen".[8] Ich warne davor: Tun Sie Ihrem Körper etwas Gutes, *machen Sie täglich Sport* und stellen Sie Ihre Ernährung um. *Lassen Sie DHEA-Sulfat, HGH, Testosteron und Östrogen im Blut testen und suchen Sie sich die Lebens- und Heilmittel, aus die die Hormone von Natur aus positiv beeinflussen.* Ich bin davon überzeugt, dass die Hormone zwar entscheidend, aber nicht nur allein von der Ernährung abhängig sind und verweise auf die Literatur von Vivienne Parry, Der Tanz der Hormone[4], und John Gray, Die Mars & Venus-Diät[6].

Dopamin: Dopamin ist wie Serotonin ein *Superhormon.* Es wird im Nebennierenmark und in der Hypophyse gebildet. Der *Neurotransmitter* ist wichtig für den gesamten Hormonhaushalt. „Es verschafft Ihnen Energie und Motivation, steuert zusammen mit Serotonin alle Aktivitäten der anderen Neurotransmitter und bildet die Sexualhormone."[4] „Dopamin fördert Interesse beim Mann, erhöht Bereitschaft zu Herausforderung und Risiko."[6] Dopamin kann die Gedanken beflügeln und die Kreativität zu Höhenflügen veranlassen. „Bei Morbus Parkinson ist Dopamin knapp."[153] Dopamin wird auch als Schlankheitshormon bezeichnet. Leider leiden Männer oft unter Dopaminmangel, was man am Blutbild, vielleicht auch an den dicken Bäuchen erkennt. Wie Sie Mangel an Serotonin und Dopamin beheben können, finden Sie unter Lebens- und Heilmittel für Männer und Frauen. Bei Frauen führt Dopaminmangel oft zu innerer Unruhe bis hin zu Unruhe in den Beinen.

Eisen: Das Metall ist für die Blutbildung, das Immunsystem und die CO_2-Ausscheidung wichtig. Bei rein vegetarischer Kost kann ein Mangel entstehen. Eisen ist enthalten in *„Fleisch, Wild, Amarant, Sardinen, Pflaumen, getrockneten Aprikosen"*[12]*, grünem Blattgemüse, Sauerkraut, Weintrauben, Kürbiskernen, Pilzen und Vollkornprodukten.* „Eisenmangel kann zur chronischen Bronchitis führen, fanden italienische Forscher heraus".[26] Eisenmangel „führt zu Konzentrationsschwäche, Blutarmut und verminderter Blutzufuhr zum Gehirn".[66] „Eisenmangel schadet dem Gehirn."[153] Wenn Sie Fleisch essen, dann essen Sie möglichst nur Biofleisch. Während der Schwangerschaft besteht ein etwas erhöhter Eisenbedarf.

Ellagsäure: Wie bei den anderen Polyphenolen konnte für die Ellagsäure eine *antikanzerogene*, das heißt krebsvorbeugende Wirkung (in Tierversuchen und menschlichen Zellkulturen) nachgewiesen werden. Einen guten Gehalt an Ellagsäure haben *Brombeere, Himbeere, Erdbeere und Granatapfel (hier Blätter und Samen), Kirsche, Walnuss und andere Früchte und Nüsse*. Ellagsäure im *Rotwein* stammt meist aus den Holzphenolen des Eichenholzes. So ein Eichenfass und Eichenspäne haben eben auch ihren Sinn.

Enzyme: Enzyme sind Katalysatoren für den Stoffwechsel. Sobald man Lebensmittel kocht oder erhitzt, werden die natürlichen Enzyme darin zum überwiegenden Teil abgetötet. Enzyme ermöglichen die Verdauung der Nahrungsmittel und spalten sie auf, sodass diese durch die Darmzotten ins Blut aufgenommen werden können. Ob natürliche Enzyme für die Verdauung ausreichen, darüber ist sich die Wissenschaft nicht so recht einig. Es wird auch behauptet: „Wenn die Mahlzeiten keine Enzyme mehr enthalten, muss die Bauchspeicheldrüse die zur Verdauung erforderlichen Enzyme bilden. Dazu muss die Bauchspeicheldrüse aber eine wichtige Funktion abschalten, die Stoffwechselenzyme für die Produktion gesunder chemischer Substanzen für das Gehirn auszuschütten. Das bedeutet, dass der Körper mit der Bildung wichtiger neurochemischer Substanzen aufhört, um eine enzymarme Nahrung zu verdauen".[6] Der industrielle Körper ernährt sich heute zu über 90 % mit gekochter, gebackener und gebratener, konservierter und präparierter Nahrung. Die natürlichen Enzyme sterben aber bei Temperaturen über 40°C ab. Sie stehen dann für die Verdauung nicht mehr zur Verfügung, obwohl heute damit gerechnet wird, dass natürliche (pflanzliche) Enzyme den überwiegenden Teil der Verdauungsarbeit leisten müssen. Daher empfehle ich immer: frisches Obst und Gemüse zu essen. Extrem gefordert wird die Enzymproduktion Ihres Körpers bei solchen Kombinationen, wie schlechtes Fett, industrieller Zucker und weißes Mehl, z. B. den Pfannkuchen, auch wenn diese so lecker sind. Enzyme der Bauchspeicheldrüse, wie Pankreatin, Lipase, Protease und Amylase, können auch von außen zugeführt werden.

Flavonoide: Die Flavonoide gehören zur Gruppe der Polyphenole und wurden früher als Vitamin P bezeichnet. Die *antikanzerogen* wirkenden Flavonoide haben in der Natur auch Wirkungen gegen Pilze (*antimykotisch*) und Parasiten und eine Schutzwirkung für den menschlichen Körper. Diese sog. Bitterstoffe der *grünen Pflanzen* werden leider aus Unkenntnis oft gemieden. Was aber nicht süß schmeckt, ist oft sehr gesund. Flavonoide unterstützen und ergänzen die biologische Aktivität der Vitamine. Flavonoide hemmen Entzündungen, bekämpfen Allergien und bieten Schutz vor Krebs und freien Radikalen.

Fluor (ein Gift): *Verwenden Sie keine Zahncreme mit Fluoriden.* Fluor ist ein „Nervenzellen abtötendes Abfallprodukt der Aluminiumgewinnung und gehört nicht in solcher Form in den Körper. Es lähmt und zerstört im Gehirn die Bereiche, die für freien Willen, Vorstellungskraft und Kreativität verantwortlich sind“[3]. Etwas Fluor kommt in Hirse vor und sorgt in der Kombination mit Silizium für gesunde Zähne.

Ghrelin: Ghrelin ist eine Abkürzung für growth hormone release inducing, d. h. Wachstumshormon freisetzend, ein *appetitanregender Stoff,* welcher im Magen produziert wird. Neben der Appetitanregung kann Ghrelin u. a. die Aufmerksamkeit und die Abgabe von Wachstumshormon in der Hypophyse steuern. Wenn Sie *fasten oder Dinner-Cancelling machen*, wird die Freisetzung vom Wachstumshormon STH angeregt.

Glutathion (GSH): Das ist ein *wichtiges Antioxidans*, welches in allen Zellen synthetisiert wird, wo es den Kampf gegen die freien

Radikale anführt. Alle Zellen des menschlichen Körpers besitzen die Fähigkeit, GSH zu synthetisieren. Gleichzeitig dient GSH zur Entgiftung der Leber. Das Peptid schützt besonders die Erythrozytenmembran vor oxidierenden Substanzen.

Glykoside: Glykoside sind eine Gruppe von Pflanzeninhaltsstoffen, die sich aus einem Kohlenhydrat- und einem Nichtkohlenhydratbestandteil (Aglycon) zusammensetzen. Der Kohlenhydratbestandteil bindet sich über ein Sauerstoffatom an das Aglycon. Einige Pflanzen speichern in den Glykosiden giftige Abwehrstoffe, die bei Bedarf sofort freigesetzt werden können, beispielsweise die Blausäureglykogene in den *bitteren Mandeln und Apfelkernen, den Kerninhalten von Kirschen und Mirabellen.* Die toxische Wirkung verhindert, dass Tiere und Menschen diese Samen verwerten, und sichert damit die Art. Auch *Hülsenfrüchte, Süßkartoffeln oder Yamswurzeln enthalten giftige Glykogene.* Diese lassen sich aber durch Kochen neutralisieren. Es gibt flüchtige Stoffe, die in ätherische Öle übergehen, z. B. die Senfölglykogene im Meerrettich. Glykoside (z. B. Anthocyane) bestimmen z. T. die Farbgebung der Pflanze, z. B. bei *Heidelbeeren, Blutorangen, Sauerkirschen, Johannisbeeren, roten Trauben und bei Rotkohl.*

Glukosinolate: Das sind Stoffe, die zu den Glykosiden gehören. Die Stoffe wirken *antibakteriell, antikanzerogen, antioxidativ und antimykotisch.* Glukosinolate hemmen allerdings die Aufnahme von Jod in der Schilddrüse. Jod sollte daher ergänzt werden, natürlich nur bei Menschen, die viel *Kohl oder Brokkoli* (roh) essen. Glukosinolate sind in den Schalen von Korn enthalten (Kleie). Durch den scharfen Geruch wehren die Pflanzen Fressfeinde ab. Die pflanzlichen Inhaltsstoffe sind nützlich für den Menschen. Glukosinolate finden Sie auch in *Rettich und Radieschen.*

Glykämische Belastung/Glykämischer Index (Glyx): Dieses wichtige *Maß dient der Einteilung der Kohlenhydrate* nach der Geschwindigkeit ihrer Verdauung und ihrer Abgabe als Zucker in das Blut. Der Glyx bzw. GI (Glykämischer Index) bezeichnet also die

Blutzuckerreaktion nach dem Essen und damit indirekt auch die Insulinreaktion des Körpers. Eine hohe glykämische Belastung sollten Sie vermeiden bzw. wenig Nahrung essen, die einen hohen Glyx hat.

HGH (Human growth hormone, Somatropin): HGH ist ein *Wachstumshormon.* Die wesentliche natürliche Form zur Bildung von HGH ist *aktive Muskelarbeit* (z. B. durch Hantelstemmen). Hier werden langkettige Aminosäuren in den Muskeln verbraucht und *Tryptophan,* eine kleine Aminosäure, die in den Muskeln nicht abgebaut wird, kann die Blut-Hirn-Schranke passieren. Tryptophan kann HGH in der Hypophyse bilden. HGH verbessert Haut, Haare und Nägel, beeinflusst die Blutfettwerte und das schützende HDL-Cholesterin und die Knochendichte positiv. HGH wird auch gebildet, wenn Sie nachts mit leerem Magen schlafen. Bei einem *guten HGH-Spiegel sehen Sie 10-20 Jahre jünger aus.* Chinesen und Japaner haben mehr HGH im Blut, so kann man oft das Alter schwer schätzen. Nehmen Sie keine künstlichen Wachstumshormone. Fremde Wachstumshormone lassen unter ungünstigen Umständen Ihre Krebszellen so richtig wachsen.

Histamin: Dieser Naturstoff, der im Organismus als Gewebshormon und Neurotransmitter vorkommt, ist bei Pflanzen und Bakterien verbreitet. Beim Menschen u. a. Säugetieren steuert Histamin auch allergische Reaktionen und das Immunsystem, so z. B. die Regulierung der Magensäureproduktion, den Appetit und den Schlaf-Wach-Rhythmus. Der Stoff ist an der Abwehr körperfremder Stoffe und an der Symptomatik von Allergien und Asthma beteiligt. Histamin ist auch *Entzündungsmediator*, leitet eine Entzündung ein und hält sie aufrecht. Sie spüren Histamin durch Jucken, Schmerz und Kontraktion der Muskulatur (Husten). Histamin wird z. B. in der Brennnessel (Brennhaare) als Abwehrsubstanz gebildet und auch die Berührung mit Bienengift kann Histaminreaktionen auslösen. Sie kennen die unangenehmen Quaddeln, Hautrötungen und den Juckreiz, manchmal entstehen auch Übelkeit, Erbrechen,

Durchfall, Magenkrämpfe, Herzrasen, Schwindel, Empfindungsstörungen der Haut, rinnende Nase, Asthma, Kopfschmerzen und Migräne. Solche allergischen Reaktionen können durch Lebensmittel (auch deren Zusatzstoffe und bei Obst und Gemüse durch deren Spritzmittel) hervorgerufen werden.

Insulin: Insulin ist das lebenswichtige Hormon, welches in den β-Zellen der Bauchspeicheldrüse gebildet wird. Die spezialisierten Zellen befinden sich nur in den Langerhans-Inseln. Die Ausschüttung erfolgt in kurzen Zeitintervallen bei steigendem Blutzuckerspiegel. Es dient zur Aufnahme von Glukose in den Zellen. Hormone und weitere Substanzen werden bereits bei der Information, der *Geschmacksidentifizierung* im Mund angeregt. *Insulinresistenz* ist ein reduziertes Ansprechen der Körperzellen auf das Hormon. Muskelzellen, Leber und Fettgewebe reagieren unempfindlicher, da sie die vorhandene Glukose noch nicht verbraucht haben. Eine Insulinresistenz ist die Hauptursache für den Diabetes Typ-II. Ob eine genetische Veranlagung dazu führt oder ob es die „vererbten" Essgewohnheiten sind, sei dahin gestellt und das Wissen darum nützt Ihnen wenig. Fest steht heute, dass Übergewicht und Fettleibigkeit (Adipositas) und körperliche Passivität zu Diabetes Typ II führen können.

Iridoide: Die Iridoide gehören zu den Terpenen. Das sind sekundäre Pflanzenstoffe, wie Lipstosid und Verbascosid, mit *antibakteriellen* Wirkungen. Iridoide finden Sie im *Tee, in Oliven, aber auch im Spitzwegerich, in Bitterklee, in Baldrian und in der Teufelskralle.*

Jod: Jod braucht der Körper für die Schilddrüsenfunktion und Hormonbildung. Schilddrüsenhormone sind entscheidend für den inneren Antrieb und für die Leistungsfähigkeit. Ihre Unter- oder Überproduktion führen zu weitgehenden und schwerwiegenden Stoffwechsel- und Entwicklungsstörungen. Der Jodgehalt der Lebensmittel ist sehr unterschiedlich, hier einige Beispiele (Jodgehalt in µg pro 100 g): *Aal 4,0; Apfel 1,6; Alge 120; Auster 58,0; Bückling 53,0; Garnele 130; Hering 39,0; Hummer 100; Kabeljau 170; Kiwi*

80; Meeräsche 330; Molkenpulver bis zu 2000; Seelachs 200 (aus www.jodkrank.de). Jod können Sie auch aus angereichertem Speisesalz dem Körper zuführen. Während der Schwangerschaft besteht ein erhöhter Jodbedarf.

Kalium: Kalium ist wichtig für die Zellflüssigkeit. Es stellt die Spannung in den Zellwänden her. Es kommt in allen Pflanzen vor, besonders in *Trockenfrüchten, Bananen und Zitrusfrüchten.*

Kalzium: Kalzium ist das Mineral, das im Körper am häufigsten vorkommt, es sorgt für *Stabilität der Knochen und der Zähne* und es ist für den gesamten Stoffwechsel wichtig und neutralisiert Säuren. Jährlich werden ca. 20 % des Knochenkalziums ersetzt. „Bei ausrechendem Verzehr von kalziumreichen Früchten kann man auf Blutdruck-Senker verzichten“.[11] Kalzium stärkt die Nerven und verbrennt Fettpolster. Es ist im *grünen Blattgemüse stets gut enthalten, in Sardinen und Lachs. Hervorzuheben sind die „guten Kalziumlieferanten Brokkoli, Spinat, Brunnenkresse, Basilikum, Estragon und Salbei*“.[12] Es geht nicht darum, wie viel Kalzium in der Nahrung enthalten ist. Das kann uns relativ egal sein. Es kommt immer darauf an, wie viel Kalzium aus der Nahrung verwertbar und speicherfähig ist. Hierzu brauchen Sie verschiedene Hormone, Magnesium und Vitamin D_3. Kalzium-Tabletten versorgen Sie nicht mit gut verwertbarem Kalzium, es können eventuell schädliche Kalziumdepots (u. a. in der Plazenta) entstehen und „sie schränken die Aufnahme von Eisen und Zink ein“.[93] Kalziumtabletten können auch die Aufnahme von Medikamenten, insbes. Antibiotika, einschränken oder diese unwirksam machen.

Wenn die natürlichen Enzyme vorhanden sind, versorget Sie *Kohl oder Salat* mit seinem Blattgrün hervorragend mit Kalzium und vielen anderen Mineralstoffen. Und die meisten Enzyme sind vorhanden, wenn der Salat frisch und knackig ist. Der übermäßige Konsum von Eiweiß (viel Fleisch), Milch, schwarzem Tee und Kaffee führt zu einer ungenügenden Kalziumaufnahme, obwohl Milch genügend Kalzium enthält. Der Grund liegt in der sauren Reaktion bei der Verdauung, wodurch Kalzium zur Kompensation benötigt wird. Das Kalzium zieht der schlaue Körper, der saures Blut registriert, aus den Muskeln, den Gelenken und den Knochen ab, bis er den lebenswichtigen pH-Wert von 7,35-7,45 erreicht. Dieses Kalzium wird dann über die Nieren ausgeschieden. Auch bei Nahrung mit viel Zucker und zu vielen Kohlenhydraten, und bei Alkohol verlieren Sie Kalzium. Weitere Todfeinde sind z. B. „Currywurst und Cola", denn bei zu viel Phosphor wird ebenfalls Kalzium ausgeschieden. „Kalzium ist für die Weiterleitung der Impulse durch die Nerven unentbehrlich. ‚Nervöse Anspannung' kann auch Kalziummangel sein."[66]

Katechine: Sie verursachen den bitteren Geschmack in manchen Teesorten. Hauptbestandteile sind *Polyphenole des Tees*, die früher mit Gerbsäure bezeichnet wurden. Sie schützen Zellen, Herz und Gefäße und neutralisieren krebserregende Substanzen. Katechine sorgen dafür, dass das Hüftgold oder der Speck am Bauch, langsam schmilzt. Sie gehören zu den Polyphenolen (Gruppe der Flavonoide).

Karotinoide (Beta-Karotin u. a.): Karotinoide gehören zu den Terpenen, sind *antikanzerogene, stark antioxidativ* wirkende Pflanzenstoffe, die das Immunsystem stärken, den Cholesterinspiegel senken und damit Herz-Kreislauf-Erkrankungen und Krebs vorbeugen. „Die Aufnahme wird durch Kochen, Zerkleinern und Zugabe von Öl verbessert."[5] Karotinoide kommen in Früchten, wie z. B. *Orangen, Papayas, Mangos und Aprikosen, und in verschiedenem Gemüse (z. B. Oliven, Tomaten und Möhren*) vor. Lutein und Zeaxantin sind die einzigen Karotinoide, die freie Radikale im Auge neutralisieren, die durch Lichteinwirkung hervorgerufen werden. Degenerative Veränderungen am Auge werden so vorbeugend günstig beeinflusst. Industriell können heute acht Karotinoide technisch hergestellt werden, die als Farbstoff (Beta-Karotin für Butter und Margarine beispielsweise) und zur Haltbarmachung von Lebensmitteln verwendet werden. Die Karotinoide sind in den Pflanzen an andere Stoffe gebunden, die die Aufnahme durch den Organismus ermöglichen. Siehe auch Vitamin A.

Kobalt: Ein wichtiges Mineral für die Blutbildung

Koenzym Q10: ein *Antioxidans*, welches an der Regeneration von Vitamin E beteiligt ist. Es ist ähnlich, aber kein Vitamin. Es wird im Körper selbst hergestellt und befindet sich in der Zellmembran und in den Zellkraftwerken für die Energiegewinnung. Für das Enzym wird ein großer Werberummel gemacht. Bei der vorhandenen körpereigenen Produktion wird der menschliche Organismus vor allem durch die richtige Ernährung unterstützt. Q 10 befindet sich *in tierischen Nahrungsmitteln, wie Fisch und auch Fleisch, in Gemüse, wie Brokkoli, Soja, Nüssen und pflanzlichen Ölen* in relativ hohen Mengen. Das ehemalige Bundesinstitut für gesundheitlichen Verbraucherschutz und Veterinärmedizin hat in einer Beurteilung im Jahre 2001 festgestellt, dass die „zusätzliche Einnahme keine gesundheitlichen Vorteile bringt".[124] Eine Leistungssteigerung bei Sportlern konnte nicht nachgewiesen werden. Statt einer in der Werbung angepriesenen teuren Q-10-Kur mit tollen Versprechungen für besseres Wohlbefinden und mehr Leistungsfähigkeit empfehle ich Ihnen: täglich ein bis zwei kg Obst und Gemüse zu essen, Schadstoffe zu vermeiden, mehr Bewegung und tägliche Atemübungen, dann hat Ihr Körper genügend Q 10.

Kortison: Kortison ist ein *Steroidhormon*, das in der Nebennierenrinde gebildet wird. Es entsteht aus Cholesterin. Kortison ist für den Menschen lebensnotwendig. Es ist (neben den Katecholaminen) ein wichtiges *Stresshormon* und wirkt auf die verschiedenen Gene bzw. den Stoffwechsel. Bei einem Überangebot an Zucker und Kohlenhydraten (weißem Mehl und weißem Reis), das durch die Nervenzellen nicht mehr verarbeitet werden kann, erfolgt eine Speicherung der Glukose. Bei Stress wird dabei Kortison freigesetzt, das zur Mobilisierung der Kräfte bei Flucht und Kampf gebraucht wird. Überhöhte Kortison-Ausschüttung könnte ein Grund für Übergewicht sein, da dadurch mehr Fett als Reserven für die nächste Flucht angelegt wird.

Kupfer: „Kupfer ist der Alliierte der Proteine".[139] „Kupfer ist Bestandteil vieler Enzyme der Verdauung bzw. Aufspaltung der Aminosäureketten, es ist wichtig für den Einbau des Eisens in den roten Blutfarbstoff und für die Kollagenbildung, d.h. für eine schöne glatte Haut."[24] Kupfer regelt das Geschmacksempfinden und das Knochenwachstum und jagt freie Radikale. Kupfer ist u. a. enthalten im *Getreide (Haferflocken, Müsli), in Vollkornprodukten, grünem Blattgemüse, Fischen, Nüssen, Tomaten, Kartoffeln und Kakao.*

L-Carnitin: Das ist eine *vitaminähnliche Substanz*, die im Körper aus den Aminosäuren Lysin und Methionin unter Mitwirkung von Eisen, Vitamin C, Vitamin B_6 und Nicotinamid hergestellt wird. Sie tritt auch über die Nahrung (vor allem über Fleisch) auf. Als Nahrungsergänzungsmittel wird L-Carnitin als Pulver und in Tabletten, Kapseln oder flüssig verkauft. Es ist nicht sicher, ob solche Mittel gut wirken. L-Carnitin ist für den Fettstoffwechsel wichtig. Zunächst wird Fett in die Bestandteile Glyzerin und Fettsäuren aufgespaltet. Kurzkettige Fettsäuren werden in Albumin über das Blut, längere im Serum an Lipoproteinen gebunden und zu den Zellen transportiert. Um in die Zellkraftwerke zu gelangen, müssen sie die äußere Membran passieren. Durch die innere Membran können nur die kurzkettigen Fettsäuren hindurch. Langkettige Fettsäuren brauchen hierzu das Transportmolekül L-Carnitin. Nach dem Transport wird die Verbindung gelöst und Carnitin steht wieder für den Transport zur Verfügung. Carnitin ist eine Art „Träger" und spielt so eine Rolle beim Transport der Fettsäuren in die Zellkraftwerke. Im Normalfall wird ausreichend über die Nahrung aufgenommen bzw. vom Körper selbst nach Bedarf hergestellt wird. Bei gesunder Ernährung (z. B. gelegentlich Lammfleisch und regelmäßig Fisch) nimmt der Körper täglich 100 bis 300 mg Carnitin auf. Der Organismus besitzt eine Reserve an der wichtigen Substanz mit 20 bis 25 g (meist in den Skelettmuskeln 95,5 % = 19 g). Bei Spitzensportlern kann der Bedarf allerdings steigen.

Lignane: Diese sekundären Pflanzenstoffe gehören zur Gruppe der Polyphenole. Das sind Antioxidanzien, die in Getreidearten vorkommen, ähnlich Phytoöstrogenen. Bekannt ist Ihnen bestimmt die *Taigawurzel*.

Lutein (Lebensmittelfarbstoff E 161 b): Lutein ist neben Beta-Karotin das am weitesten verbreitete Karotinoid. Es ist ein in der Natur vorkommendes Xanthophyll und wird stets von Zeaxanthin begleitet. Lutein kann nicht im Körper erzeugt werden, kommt aber reichlich im *dunklen Blattgemüse (z. B. Grünkohl, Spinat, Brokkoli)* vor. Tagetes-Blütenblätter weisen einen sehr hohen Gehalt auf und werden zur industriellen Herstellung von Lutein genutzt. In tierischen Organismen tritt Lutein z. B. als gelber Farbstoff im Eidotter auf (wird z. T. künstlich dem Futter zugegeben). In der Makula des Auges kommen Lutein und Zeaxanthin als einzige Karotinoide vor. Die beiden Karotinoide sind als Pigment in der Retina (im gelben Fleck, Macula lutea) angereichert. Heute weiß man, dass offenbar bei der *altersabhängigen Makuladegeneration (AMD) eine vorbeugende Wirkung* durch Lutein besteht. Die Wirkung erfolgt als Antioxidans und durch Absorption energiereicher Wellenlängen des schädlichen blauen Spektralbereiches.

Lycopin (Lebensmittelfarbstoff E160 a, d, e und f): Das Karotinoid gehört zu den Terpenen. Lycopin wirkt *antikanzerogen* und sehr stark *antioxidativ*. Es schützt unsere Zellen vor den freien Radikalen. Lycopin ist vor allem in *„Tomaten (konzentrierter im Tomaten-Mark, -pulver oder Ketchup), in roter Grapefruit, Wassermelone und Guave* enthalten“.[26] „Lycopin schützt vor Gefäßerkrankungen und vor Krebs.“[84]

Magnesium: Das ist der Gegenspieler des Kalziums, der die Enzyme steuert. Magnesium ist wichtig für Herz und Kreislauf, entspannt die Muskulatur, wirkt beruhigend auf das zentrale und periphere Nervensystem und verbessert den Stoffwechsel. Magnesium ist gut im *grünen Gemüse, in Gerste- und Weizenkeimen*, Vollkornprodukten, *Nüssen, Mandeln, Samen, getrockneten Aprikosen, Schokolade, Shrimps, Spinat und Fleisch* vorhanden. Magnesium kann bei Migräne schmerzlindernd wirken. Hier gilt das Gleiche wie für Kalzium: „Ohne Magnesium funktioniert die Weiterleitung der Nervenimpulse nicht richtig.“[66]

Mangan: Mangan ist Bestandteil vieler Enzyme und wichtig für Knochen und Fruchtbarkeit, für Lust und Liebe, für gute Laune und Konzentration, für die Testosteronbildung und eine gute Verdauung. Ohne Mangan können die Zellkraftwerke nicht gut arbeiten. Mangan finden Sie besonders in *Haselnüssen, Sonnenblumenkernen und Vollkornprodukten.*

Metabolisches Syndrom: Dieses wird auch „tödliches Quartett“ genannt. Das ist die Potenzierung verschiedener Faktoren, deren Zusammenwirken das größte Risiko für arteriosklerotische Probleme und nachfolgend schwerwiegenden Gefäßerkrankungen ist. Unter dem Begriff wird das *gemeinsame Auftreten von Übergewicht, Fettstoffwechselstörungen, Bluthochdruck und Insulinresistenz* definiert, wobei jede Erkrankungen für sich schon ein hohes Gesundheitsrisiko darstellt. Die WHO fasst das metabolische Syndrom zusammen: bauchbetontes Übergewicht bzw. Fettleibigkeit, gemeint ist ein Taillenumfang > 88 cm bei Frauen und > 102 cm bei Männern, HDL-Cholesterin < 50 mg/dl bei Frauen und < 40 mg/dl bei Männern, Blutfette (Triglyzeride) > 150 mg/dl, Blutdruck > 130/85 mmHg und Nüchtern-Blutzucker > 110 mg/dl. Da die Gesundheitsstörungen oft nicht als Erkrankungen erkannt werden und schmerzfrei sind, wird meist kein Arzt konsultiert, wird nicht der Lebensstil und schon gar nicht die Ernährung geändert und erst schulmedizinisch behandelt, wenn bereits die Schäden spürbar bzw. die Gefäße geschädigt sind. Die eigentlichen bekannten Erkrankungen, wie Diabetes Typ II und koronare Herzkrankheit treten meist erst später auf. Neben der familiären Disposition (Vererbung, aber auch Ernährungsgewohnheiten) ist ein ungesunder Lebensstil, eingeschlossen ungesunde Ernährung, eine wesentliche Ursache. Übergewicht bringt das „tödliche Quartett" erst richtig in Gang (siehe Bodymaß-Index im Anhang 1 dieses Buches).

Methionin: Das ist eine essenzielle schwefelhaltige Aminosäure, die die Leistungsfähigkeit erhöht (besonders bei Sportlern wichtig) und Fett abbaut. Methionin und Cystein sind getrennt in Lebensmitteln schlecht zu bestimmen. Besonders gute Mengen beider Aminosäuren sind enthalten *in Lachs, Garnele, Putenbrust, Hühnerbrust, Sojabohne, Rinderfilet, Cashew-Nüsse, Weizenkeim, Emmentaler, in Avocados, Wildreis und Soja-Produkten.*

Molybdän: Das ist ein Spurenelement für das Immunsystem, wobei ein Fehlen Allergien auslösen kann. Molybdän ist u. a. in *Hülsenfrüchten, Milchprodukten, Trockenfrüchten, Getreide, Eiern und Innereien enthalten.*

NADH: NADH ist die *Vorstufe von Dopamin und ein exzellentes Antioxidans.* NADH regt aber nicht nur die Dopaminbildung, sondern auch die Bildung von Noradrenalin und Serotonin an. Der Körper kann NADH selber bilden. Das setzt eine ausreichende Vitaminzufuhr (auch von B_3, Niacin) voraus. NADH unterstützt die Gesunderhaltung des Gehirns. Das Vitamin Niacin finden Sie wie NADH u. a. in *Fisch und Fleisch.*

Nahrungsergänzungsmittel und Kunstvitamine: Diese industriellen Stoffe zählen zu den präparierten Nahrungsmitteln oder besser zu den Kunststoffen. Die Produkte sind im wahrsten Sinne künstlich und unnatürlich, weil sie aus dem biologischen Zusammenhang herausgetrennt sind. Kritiker meinen daher, dass diese Stoffe in der Regel für den Körper nur schlecht oder überhaupt nicht verwertbar sind. Bestenfalls schaden sie nicht. Je reiner das Produkt ist, desto einseitiger kann seine Wirkung sein. Dabei ist zu erwägen, dass die meisten Stoffe nicht für sich alleine, sondern stets in Gesamtheit mit anderen wirksam werden. „In zu großer Menge und isoliert gegeben, werden sie fast immer Störungen herbeiführen. Aus dem Grund ist vor der beliebten 'Anreicherung' von vorher verfeinerten Produkten mit reinen Präparaten zu warnen.“[110]

Natrium: Natrium reguliert die Spannung in den Zellen und den Wasserhaushalt. „Bei Anspannung besteht zu viel Natrium“.[66] Natrium liefern besonders *Käse, Fleisch und Getreide.*

OPC (Oligomere-Proantho-Cyanide): Dieses Bioflavonoid (s. Flavonoide) gilt als bisher stärkstes Antioxidans dieser Art, stärker als die Vitamine C und E. Die wissenschaftlichen Erkenntnisse sind teilweise noch ungesichert. OPC wirkt wie ein Katalysator für die Vitamine A, C und E. Es kann die Blut-Hirn-Schranke passieren und so möglicherweise Nervenzellen vor oxidativem Stress schützen. OPC verlangsamt die Zelloxidation, senkt den LDL-Cholesterinspiegel und den Blutdruck, erweitert die Gefäße und hat eine entzündungshemmende Wirkung. Das Bioflavonoid wirkt im Komplex mit anderen Vitaminen und sekundären Pflanzenstoffen. Besonders viel davon sind in der *Meerkiefer, den Schwarzbeeren und den Myrtillusbeeren (Urheidelbeeren*, s. Blaubeeren in Band II), den *Cranberrys, im Granatapfel und in den Traubenkernen* enthalten. Es gibt auch *Traubenkernextrakt* als sprühgetrocknetes Pulver, was man gut in Soßen oder Salatdressing mischen kann. Zusammen mit Vitamin C aktiviert OPC die Kollagenfasern, was die Elastizität der Haut, der Muskeln und des Bindegewebes unterstützt und Faltenbildung vorbeugt.

Meine Empfehlung: Essen Sie rote Trauben mit Kernen und nicht die hybriden, genetisch schwachen und sehr süßen Abkömmlinge und kauen Sie die Trauben immer mit Schale und Kernen gut durch. Auch die *dünne Haut der Erdnüsse* enthalten diesen wertvollen Stoff. Die Haut der Erdnüsse mitzuessen ist übrigens eine Empfehlung von Dr. Shioa[108], der inzwischen über 100 Jahre alt ist.

Um OPC ist schon viel Werberummel gemacht worden. Sie finden das Flavonoid auch in recht hoher Konzentration in Rotwein, jedoch wenig im Weißwein.

ORAC (Oxygen Radical Absorbing Capacity): s. 3.9.

Phosphor: Ein Phosphormangel kommt selten vor, als „Phosphorsäure ist das Mineral für das Gehirn, die Zellmembranen und Knochen sehr wichtig, wo es als Phosphorlipid eine Rolle spielt".[66] Gute Lieferanten sind *Gemüse, wie Hülsenfrüchte, Getreide, Käse, Fleisch und Nüsse.*

Phytoöstrogene: Das sind sekundäre Pflanzenstoffe, zu denen Isoflavone und Lignane gehören. Sie sind *antikanzerogene, antioxidative* Pflanzenstoffe, stärken das Immunsystem, können „Beschwerden der Wechseljahre lindern und vor Osteoporose schützen".[5] Nahrung, die reichlich natürliche Phytoöstrogene enthält, kann vor einigen Krebsarten, Knochenabbau und Beschwerden in den Wechseljahren schützen.

Phytin: Das ist der *Schutzstoff der Getreidepflanzen*, welcher die Verwertung der Mineralstoffe, Spurenelemente, Vitamine (B_1) und der Enzyme bremst. Phytin *bremst die Verdauungsenzyme*, sodass unser Körper die wertvollen pflanzlichen Stoffe des rohen Korns nicht oder nur teilweise verwerten kann. Erst im Malzkasten der Brauerei oder im Gärbottich der Bäckerei wird die Nahrung besser aufgeschlossen, aber ein Teil der Nährstoffe wird durch die Hitze der weiteren Verarbeitung abgetötet. Die Wissenschaft ist sich noch nicht ganz einig darüber, ob der Stoff dem Menschen schadet oder nutzt. Offenbar gibt es Hinweise, dass dieser Stoff den *Blutzuckerspiegel reguliert,* da die Insulinherstellung gebremst wird. Die *Keime der Körner* sind als Gemüse anzusehen, die viele wertvolle sekundäre Pflanzenstoffe und Vitamine enthalten.

Phytosterine/-sterole: Diese sekundären Pflanzenstoffe konkurrieren im Darm mit dem Cholesterin aus tierischem Fett. Sie konkurrieren dort mit den Andockstellen, die sonst vom tierischen Fett genutzt werden. Besonders reich an Phytosterinen sind Pflanzen mit hohem Fettanteil, wie *Sonnenblumenkerne und Sesam, kalt gepresstes Soja-, Mais- und Rapsöl*, wobei Maisöl einen hohen Anteil an Omega-6-Fettsäuren hat. Bisher wurden bereits über 40 verschiedene Phytosterine aus verschiedenen Pflanzen isoliert. Die Phytosterine senken den Cholesterinspiegel und verringern das Risiko von Darmkrebs und Herz-Kreislauf-Erkrankungen.

Polyphenole: Das ist eine Klasse der sekundären Pflanzenstoffe, zu denen Flavonoide, Phenolsäuren und nicht flavonoide Phenole gehören. Das sind die *roten, blauen und violetten Farbstoffe*. Sie wurden früher nur als Gerbstoffe bezeichnet, können heute ebenso gut zu den Antioxidanzien gerechnet werden und wirken *antikanzerogen, entzündungshemmend, das Immunsystem, Herz und Kreislauf stärkend*. Weiterhin hemmen sie das Wachstum von Bakterien. Beim Erhitzen gehen ca. 60 % verloren. Hier kann ich nur wiederholen: Essen Sie fast alle Pflanzen roh. Polyphenole finden Sie besonders *in der Schale von Äpfeln und Tomaten. Zitronensaft* verbessert die Wirkung der Polyphenole, besonders beim *grünen Tee*. Polyphenole können eine schädliche Wirkung haben, wenn sie isoliert und zu hoch dosiert verabreicht werden.

Progesteron: Das Progesteron ist ein *weibliches Sexualhormon*. Aus Progesteron werden andere Hormone gebildet, z. B. Testosteron, Östrogen, Aldosteron und Kortison. Der Progesteronspiegel im Blut der Frau schwankt mit dem Zyklus. Progesteron bereitet die Gebärmutter auf eine Schwangerschaft vor. Tritt eine Befruchtung ein, sorgt es für den Fortbestand der Schwangerschaft, bereitet die Brustdrüse für die Milch vor und erhöht dauerhaft die Basaltemperatur. „Das Gelbkörperhormon mobilisiert aber auch die Stammzellen zur Erneuerung der Bauchspeicheldrüse (bei Schwangeren muss sie natürlich mehr leisten), heilt das Gehirn durch Erneuerung von Neuronen.“[10]

Prolaktin: ein *Schwangerschaftshormon,* das mit Wachstumshormonen verwandt ist. Das Hormon stimuliert die Brustdrüse während der Schwangerschaft und führt zur Milchproduktion (Laktation) in der Stillzeit.

Proteaseinhibitoren: Diese Moleküle können den Abbau von Eiweißen verhindern. Sie wirken *antikanzerogen, antioxidativ und antiviral.*

Querzetin: Querzetin (Quercetin) zählt zur Gruppe der Flavonoide. Querzetin hemmt nachweislich die Histamin-Freisetzung im Körper. Es kann *antikanzerogen und antioxidativ* wirken und insbesondere die Entstehung von Magen- und Bauchspeicheldrüsenkrebs behindern. Pflanzen, die Querzetin enthalten, sind: *Zwiebel, alle Lauchgewächse, Brennnessel, Aprikose, Gerberakazie, Pfennigkraut, Mistel und Sumpfporst.*

Resveratrol: Das antioxidativ wirkende *pflanzliche Hormon* wirkt in den Weinreben bei Umweltstress und Pilzbefall. Es kann beim Menschen *antikanzerogen* wirken, *vor Herzkrankheiten* schützen, *die Plaques* im Blut lösen, deren Neubildung verhindern, und den LDL-Cholesterinspiegel senken. Es „hemmt Virenvermehrung und aktiviert die sog. Langlebigkeitsgene SIR 2 und SIRT-1, s. a. Sirtuine“ [10]. „Resveratrol wirkt auf die Gene, von denen wir wissen, dass sie gesunde Zellen vor dem Altern schützen.“[76]

Saponine: Das sind zu den Glykosiden gehörende seifenartige Verbindungen, vor allem in *Hülsenfrüchten* (*Erbsen, Linsen, Sojabohnen*) *und Getreide.* Sie spüren den Stoff beim Einweichen der Hülsenfrüchte durch die etwas seifige Oberfläche. Sie wirken *antibakteriell, antikanzerogen, antimykotisch, antiviral, stärken das Immunsystem*, binden Gallensäure und senken den Cholesterin- und Blutzuckerspiegel.

Schlacken: Schlacken sind im Körper neutralisierte Säuren (und Gifte), die unter bestimmten Voraussetzungen abgelagert werden. Zu diesen Voraussetzungen gehören chemische, physikalische, psychische und thermische Bedingungen. Die Ablagerung erfolgt in verschiedenen Geweben, Organen, Blasen, in Kapseln, in Drüsen und offenbar auch in Krebszellen. Schlacken sind Ablagerungen von Salzen und Schadstoffen.

Schwefel: Schwefel brauchen alle Organe. Es ist der *Baustoff einiger Aminosäuren*, wie Cystein, Cystin und Methionin. Im Vitamin B_1 und H (Biotin) sowie im Insulin ist ebenfalls Schwefel enthalten. Schwefel befindet sich in den Haaren, Nägeln und im Bindegewebe. In der Wachstumsphase wird viel Schwefel benötigt. Der individuelle Schwefelhaushalt ist sehr unterschiedlich. Schwefelhaltige Lebensmittel sind u. a. *Eier und Milch*, weniger kommt im Fleisch und in pflanzlichen Lebensmitteln vor. Schwefelhaltige Pflanzen sind jedoch *Knoblauch und Bärlauch.*

Selen: Selen ist ein *Radikalenfänger, wirkt antikanzerogen und stärkt das Immunsystem* (zusammen mit Vitamin E). Selen schützt Sie vor schädlicher Wirkung von Schwermetallen, ist wichtig für den Stoffwechsel der Schilddrüse und für das Zellwachstum. Selen kann vor Lungen-, Prostata- und Darmkrebs schützen. „Selen kann in entsprechender Dosierung auch das Fortschreiten von Aids wesentlich verlangsamen."[29] Selen ist vorwiegend in *Sonnenblumenkernen, Hülsenfrüchten, Kartoffeln, frischem Gemüse, Algen und Fisch* enthalten und gut verwertbar. „Gelegentlich wird mit Hinweis auf die verarmten Böden die Einnahme von Selen-Pillen empfohlen. Laut Ernährungsbericht aus dem Jahre 2004 wurde kein Trend in dieser Richtung festgestellt."[93] Ein erhöhtes Diabetesrisiko durch regelmäßige Seleneinnahme wird diskutiert, konnte aber bislang nicht nachgewiesen werden.

Serotonin/Melatonin/Oxytozin: Serotonin ist ein *Neurotransmitter*, der die Nerventätigkeit reguliert. Es wird aus der Aminosäure Tryptophan mithilfe des Vitamins B_6 gebildet. Ein Teil wird in Melatonin umgewandelt. Die psychischen Wirkungen sind besonders wichtig, aber die Wirkungen auf die *Appetitregulation* sollten nicht unterschätzt werden. Diese Wirkungen hängen ohnehin zusammen. Bei Serotoninmangel, verstärkt durch Melatonin- und Dopaminmangel, kann es zu Depressionen, Angstzuständen, Konzentrationsmangel, Schlaflosigkeit, Migräne, Fibromyalgie (unspezifische Bindegewebsschmerzen), Empfindungsstörungen und schwerer Abgeschlagenheit kommen. Das Superhormon Serotonin und daraus gebildetes *Melatonin entspannen und beruhigen* Sie, bilden HGH (s. dort) und wichtige Sexualhormone, wie Testosteron. Nachts wird dann Serotonin in der Hypophyse zu Melatonin umgewandelt, das ein *wichtiger Zellschutzfaktor* ist.

„Serotonin ist nicht nur ein wichtiger Neurotransmitter, es bildet auch Oxytocin, ein Wohlfühlhormon. Bei *Frauen liegt meist ein Mangel an Serotonin* vor (sie synthetisieren weniger als Männer, der Autor), daraus resultieren dann Depression und Esslust.“[6] Es entsteht ungezügelter Appetit. „Besonders ein weggelassenes Frühstück mit natürlicher Nahrung, z. B. Obst, führt schnell zu Serotoninmangel, da die Zirbeldrüse schon bei Tageslicht beginnen will, Serotonin zu bilden, aber die richtige Nahrung bzw. die richtige Aminosäure nicht zur Verfügung steht. Dazu kommt, dass zu viel Protein bei Frauen die Serotoninproduktion hemmt.“[6] Bei Nachtarbeitern (und ständigen Nachtschwärmern) ist die Melatonin-Produktion gestört. Die Folgen sind eine frühzeitige Alterung und ein erhöhtes Krebsrisiko (WHO, 2007). Melatonin ist so gesehen ein wichtiges körpereigenes Antioxidans. Wenn genügend Melatonin vorhanden ist, schlafen Sie besser, sind tagsüber aktiver, haben eine bessere Muskulatur und sehen erheblich jünger aus als Ihre Mitmenschen mit ihren industriellen Körpern. Gelegentliches Fasten erhöht die Tryptophanverfügbarkeit im Gehirn, dadurch wird mehr Serotonin produziert bzw. werden die Reserven freigesetzt, was zu Glücksgefühlen führt. „Das Fasten muss allerdings freiwillig sein, sonst führt Hunger zu fokussierter Aufmerksamkeit, erhöhter Aggressivität, motorischer Unruhe und erhöhtem Stress.“[117]

Silizium: Als Kieselsäure (Säure des Siliziums) ist Silizium an der Bildung von Haut, Haaren und Bindegewebe beteiligt. Es ist enthalten in *Vollkorngetreide (Hafer, Hirse, Gerste, Weizen), Kartoffeln, ballaststoffreichem Gemüse und Obst.* Als Nahrungsergänzungsmittel kann es jedoch gefährlich sein, da das verwendete fein gemahlene Siliziumdioxid ein Gefahrstoff wie Feinstaub ist. Es können möglicherweise Nierensteine entstehen.

Sirtuine, sog. Langlebigkeitsgene: Diese Gene spielen eine Rolle bei der Kontrolle der Lebensspanne, des Stoffwechsels und der Stressresistenz. Die Evolution hat die Gene hervorgebracht, um das Überleben in Notsituationen zu sichern, das Erbgut vor

Schäden oder Zerstörung zu schützen und die DNS permanent auszubessern. „*Bei leerem Magen* (wenn das NAD-Enzym nichts zu verdauen hat) paart es sich mit dem Sirtuin-Molekül, *dockt an der DNS an und beginnt sie zu korrigieren*". Das ist aktive Krebsvorbeugung. „Damit spielt es eine Schlüsselrolle in der Lebensverlängerung."[10] Um die Reparaturen zu ermöglichen, ist es wichtig, *ab und an ´mal zu fasten.*

SOD, Superoxid-Dismutase: Das Verjüngungsenzym ist die Schwester des Enzyms Telomerase. Es fängt freie Radikale und neutralisiert sie. SOD ist eines der *besten Antioxidanzien.* Fehlt SOD, so kann Krebs entstehen. SOD ist in *fast allen grünen Pflanzen* zu finden. Was *grün ist und roh*, hält Sie gesund! Das ist der **S**icherheits- und **O**rdnungs-**D**ienst der Zellen.

Sulphoraphane: Das sind selbst keine Enzyme, vielmehr sekundäre Pflanzenstoffe, was in der Literatur manchmal verwechselt wird. Letztlich ist es bzgl. der Wirkung egal, denn dieser Stoff kann Enzyme auslösen, die Körperzellen von giftigen Abbauprodukten befreien und so das Krebsrisiko mindern. Den tollen Stoff finden Sie im *Kohl*, ganz viel im *Brokkoli und in Alfalfa-Sprossen.* Sulphoraphane können eine vergiftete Leber wieder entgiften.

Tannine: Tannine sind natürlich vorkommende Polyphenole. Tannine kommen unter anderem in den Schalen, Kernen und Stielen von *Weintrauben* (auch Traubensaft) vor. Sie dienen der Pflanze letztlich als Abwehr gegen Pflanzenfresser. Tannine findet man in der *Rinde von Eichen und Kastanien*, in der Fruchthülle der *Walnuss*, in Sumachgewächsen und in der Frucht des *Kaki*-Baumes. Der Stoff ist auch in Akazien, im *Hopfen* sowie in schwarzem und *grünem Tee* enthalten, werden bei Tee allerdings als Katechine bezeichnet. Tannine „reinigen" das Verdauungssystem und verhindern Infektionen der Harnwege.

Terpene (Karotinoide): Das sind die Duft- und Aromastoffe vor allem der *Zitrusfrüchte* und der *Gewürzkräuter (Basilikum, Pfefferminze, Melisse, Rosmarin, Thymian, Oregano und Salbei).* Sie wirken *antikanze-*

rogen und entzündungshemmend. Die Wirkung geht beim Erhitzen und teilweise beim Trocknen verloren. „Terpene fördern den programmierten Tod der Krebszellen und hemmen ihre Ausbreitung, indem sie die Enzyme blockieren, die nötig sind, damit Krebszellen in benachbarte Gewebe vordringen können".[76]

Testosteron: Das ist das *stärkste Hormon der Androgene* (männliche Sexualhormone). Es wird in den Hoden, in den Nebennieren und in der Leber gebildet (auch bei der Frau in kleineren Mengen). Testosteron wirkt muskelaufbauend. „Ein hoher Testosteronspiegel steht für Aggressivität, Wagemut und Risikobereitschaft."[4] Natürlich steht ein normal hoher Testosteronspiegel für sexuelle Empfindsamkeit. „Ein hoher (besser wohl ein sehr hoher, der Autor) Testosteronspiegel kann die Ursache für die Krebsentstehung sein."[76] Eine angeborene Überempfindlichkeit der Haarfollikel gegenüber dem Botenstoff Dihydrotestosteron (DHT), aus dem Testosteron gebildet wird, soll bei Männern zum Haarausfall führen. Vermutlich entsteht die Überempfindlichkeit im Zusammenhang mit saurer Ernährung. Mit mehr Potenz hat das m. E. nichts zu tun. Sonnenstrahlen auf der Haut und auf den Genitalien erhöhen den Testosteronspiegel.

Testosteron bildet sich bei Föten in der 8. Schwangerschaftswoche und prägt dann schon die Geschlechtsentwicklung. Lebens- und Heilmittel für Männer sind auch die richtigen Lebensmittel für einen guten Testosteronspiegel. Vor einiger Zeit gab es die Meldung: Raucher haben mehr Testosteron im Blut. Es ist wohl richtiger, dass die testosteronstarken Typen eher rauchen. Männer mit etwas weniger Testosteron sind vermutlich vorsichtiger, umsichtiger und gesundheitsbewusster.

Transfette: Transfette sind *schädlich für Menschen* (und Tiere). Diese Fette werden vom Körper nicht benötigt und haben keine die Gesundheit fördernde Wirkung. Diese Fette dienen nur der Industrie, weil sie gut haltbar sind und teilweise den Geschmack verbessern. In der Natur kommt Fett oft als flüssiges Öl vor, was von der

Industrie nur schwer verarbeitet werden kann und dazu schlechter haltbar ist. Das Öl wird deshalb durch chemische Vorgänge gehärtet, wobei Transfette entstehen. Sie kommen in allen Fetten (im mageren Fleisch) vor, welche bei Zimmertemperatur fest sind (außer Kokosfett, besser Kokosöl). In Milchprodukten (Butter usw.) und Fleisch vorkommende Transfette können vom Körper größtenteils abgebaut werden und stellen nur ein geringes Risiko dar. Transfettsäuren sind gelegentlich noch in Margarine enthalten. Der regelmäßige Konsum von Transfetten bei Verzicht auf Omega-3-Fettsäuren kann allerdings Krebs und Herzkreislauferkrankungen auslösen.

Tryptophan/Serotonin: Tryptophan muss mit der Nahrung zugeführt werden. Es wird für den Aufbau des Zelleiweißes benötigt. Die Aminosäure bildet Serotonin (und darüber dann Melatonin), ein Superhormon, welches vom Körper nicht selbst gebildet wird und ein „bekanntes Anti-Aging-Mittel"[7] ist. Serotonin ist für die Übermittlung der Nervenimpulse (Neurotransmitter) wichtig. Darüber hinaus ist Tryptophan eine Vorläufersubstanz für Niacin (Vitamin B_3). Sie sollten wissen: Bei *Muskelarbeit* werden verschiedene Aminosäuren absorbiert, jedoch kein Tryptophan, das kann dann die Blut-Hirn-Schranke passieren, wenn es gleichzeitig durch Nahrung zur Verfügung steht. Daher „kann bei Muskelarbeit Serotonin in der Hypophyse gebildet werden"[6]. Ich orientiere darauf, täglich intensive Muskelarbeit durch Hanteltraining oder mit dem eigenen Körper zu machen. Tryptophan muss ansonsten gegen die größeren Aminosäuren konkurrieren, die auch durch die Blut-Hirn-Schranke wollen. So entstehen beim Sport die Glückshormone. Serotonin enthalten solche Lebensmittel wie Walnüsse, Bananen, Ananas, Avocados, Tomaten und Pflaumen. Tryptophanhaltig sind *Cashewnüsse, Sonnenblumenkerne, Thunfisch, Huhn, Haferflocken, Weizenkeime, Schweine- und Rindfleisch*, immer wieder mit der Einschränkung, dass Fleisch den Körper sauer macht und dann vermutlich die Tryptophanaufnahme im Gehirn reduziert ist. „Et-

was Obst und ein kleines Stück Schokolade nach dem Essen hebt den Insulinspiegel und die 7 konkurrierenden Aminosäuren verschwinden im Muskel und das Tryptophan kann das Transportsystem ins Gehirn für sich allein nutzen.“[175] Das passiert auch, wenn Sie sich nach dem Essen bewegen, z. B. ein Stück laufen.
Tyrosin: eine weitere Aminosäure, die zusammen mit Phenylalanin den Neurotransmitter Dopamin bildet. Sie finden hierzu interessante Informationen unter Lebens- und Heilmitteln für Frauen und Männer.
Vitamin A, Retinol (Lebensmittel-Farbstoff 160 A): Das Vitamin ist fettlöslich. Es wird im Körper gespeichert und ist wichtig für *Haut und Schleimhäute, Stoffwechsel, Nervenzellen, Blutbildung, Atem-, Verdauungs- und Harnwege, Augen, Knochen, Immunsystem, Wachstum und Vermehrung.* Vitamin A „bietet den Haut- bzw. Schleimhautzellen Schutz vor dem Eindringen von Viren, Bakterien sowie Pilzen. Bei einer entsprechenden Infektion der Haut fördert es die Regeneration der geschädigten Zellen.“[160] Neben der „innerlichen Verabreichung“ können damit auch betroffene Hautstellen betupft werden. „Tamponagen mit dem Vitamin wurden beispielsweise schon mit Erfolg von Gynäkologen bei Herpes genitalis und bei Zervix-Carcinom (Gebärmutterhalskrebs, zweithäufigste Krebserkrankung bei Frauen bis 45, der Autor) eingesetzt.“[160] Vitamin A erhalten wir aus tierischen Produkten oder es wird in der Leber (nur bei Bedarf) aus Beta-Karotin umgewandelt. Beta-Karotin liefern Ihnen auch *Südfrüchte, Gemüse, wie Möhren, Spinat, Brokkoli, Grünkohl und Milch.* Untersuchungen haben ergeben, dass eine Ernährung, die reich an Beta-Karotin ist, dazu beiträgt, den Körper vor grauem Star und Krebs zu schützen. Beta-Karotin liegt in stabilen chemischen Verbindungen vor, durch gutes *Zerkleinern* (bei Hinzugeben von etwas Lein- oder Rapsöl) oder „*Kochen* der Möhren und Tomaten kann die Karotinaufnahme deutlich verbessert werden“.[93] „Beta-Karotin ist bekanntlich ein guter Radikalenfänger. Es wirkt aber nur als natürliche Substanz, eingebettet in Tausende von sekundären

Pflanzenstoffen und nicht isoliert, wie Forschungen an Rauchern und Asbestarbeitern ergeben haben."[98] *Beim isolierten Stoff und bei erhöhter Dosierung steigt sogar das Krebsrisiko.* Isoliertes Beta-Karotin kann sich in dieser Form selbst wie ein freies Radikal bewegen, da es aufgefangene Elektronen nicht abgeben kann. Insofern ist von Beta-Karotin-Gaben an Raucher und davon abzuraten, viel Beta-Karotin als Lebensmittel-Farbstoff einzusetzen. Die Industrie schert sich nicht darum. Viele Produkte werden farblich mit Beta-Karotin aufgewertet. „In einer finnischen Studie stieg bei Rauchern, die täglich Beta-Karotin einnahmen, die Lungenkrebsrate um 18 % und die Gesamtsterblichkeit um 8 %."[93] In einer anderen Studie wird das Risiko noch höher benannt, wobei aus moralischen Gründen die Studie abgebrochen werden musste. Es handelte sich hierbei immer um Vitaminpillen, künstliche Präparate und eben nicht um natürliche Substanzen. In der Natur sind bislang ca. 270 Varianten von Beta-Karotin bekannt. Welche Variante wie und im Zusammenwirken mit anderen natürlichen Stoffen wirkt, ist noch weitgehend unerforscht. Vor der Einnahme hoher Dosen der Vorstufe oder des Vitamins A wird auch deshalb gewarnt, weil negative Konsequenzen für den Erhalt des Sehvermögens entstehen können. Eine *Vergiftungsgefahr* ist bei Langzeiteinnahme hoher Dosen nicht ausgeschlossen. Bei Schwangeren können Schäden auf das Neugeborene übertragen werden. Es kommt eben immer auf die Dosis an.

Vitamin B_1, Thiamin: Thiamin ist wasserlöslich und hitzeempfindlich und wird im Körper nur gering gespeichert (nach ca. 14 Tagen halbiert sich der Vorrat). Ein Überschuss wird ausgeschieden. Thiamin ist wichtig für *Muskelaufbau und Wachstum, das Herz-Kreislauf-System und die Nervenfunktionen.* Quellen sind *Getreide (Vollkornbrot), Getreidekeime, Sonnenblumenkerne, Hülsenfrüchte und Kartoffeln.* „Ein Mangel an B_1 führt zu Gereiztheit, Müdigkeit und Depression"[66] und kann den Diabetes fördern. „Thiamin geht beim Erhitzen, Kontakt mit Sauerstoff und Säuren bis zu 80 % verloren.“[93] Alkoholiker haben eine geringere Thiamin-Aufnahme, was den gesamten Stoffwechsel stört.

Vitamin B_2, Riboflavin: Das ist auch ein wasserlösliches Vitamin. Ein Mangel erzeugt Unlust, Müdigkeit, Juckreiz (der Augen) bis zu Haarausfall und Zahnfleischbluten. „Fehlt das Vitamin, bleiben Stresshormone im Blut, da Adrenalin nicht verarbeitet wird.“[139] B_2 ist wichtig für *gesunde Haut, Nägel, Nervensystem, Fortpflanzung, auch Sehnerven und Blut.* Es wirkt beim Abbau von Kohlenhydraten und Eiweiß. Enthalten ist B_2 in *Getreidekeimen, Salaten, Kohl, Bohnen, Mandeln, Rosinen, Fleisch, Krabben, Kürbiskernen und Milch.*

Niacin, Nicotinsäure, Niaciamid, Nicotinsäureamid: Heute wird für Vitamin B_3 nur noch der Begriff Niacin verwendet. Das ist zudem ein Sammelbegriff für verschiedene vitaminartige Substanzen, sog. Vitamere. Das Vitamin entsteht aus koenzymatischen Substanzen NAD (Nicotinamid-Adenin-Dinucleoid), die in *Getreide und Vollkornprodukten* vorkommen. Es kann im Körper beim Abbau der Aminosäure Tryptophan selbst gebildet werden. Niacin wirkt positiv auf die *Nerventätigkeit, Herztätigkeit, das Gedächtnis, einen guten Schlaf und die Leistungsfähigkeit, senkt Cholesterin- und Triglyzeridwerte, es fördert die gesunde Verdauung, sorgt für guten Sauerstofftransport und beugt Migräne* vor. Niacin finden Sie weiterhin in verschiedenen *Obstsorten und Gemüse, Trockenfrüchten, Champignons, Datteln, Fisch, Avocados, Bierhefe, Nüssen, Haferflocken, Kleie, Weizen- und Roggenkeimen.* „Ein Mangel führt zu weniger roten Blutkörperchen und verschlechtert daher den Transport von Sauerstoff. Oft wird es „als Nervenvitamin bezeichnet.“[66] Ein Mangel wird auch für psychische Störungen und Konzentrationsschwäche verantwortlich gemacht.

Vitamin B_6, Pyridoxin, ein Vitamin aus dem Vitamin-B-Komplex: Alle B-Vitamine sind wichtig für *Haut, Bindegewebe, Muskeln, Nerven, Blutgerinnung und Immunsystem.* Diese sind an der Bildung von Hormonen und Neurotransmittern beteiligt und stärken das Immunsystem. B_6 hilft aber besonders bei der Umwandlung von

Tryptophan in die Neurotransmitter Dopamin und Serotonin. Es wird von *Weizen, Roggen, Hafer, Hülsenfrüchten, wie Linsen, Naturreis und Soja, Sonnenblumenkernen, Walnüssen, Melonen, Bananen, Fleisch und Leber* gespendet. Der Vitamin-C-Stoffwechsel kann durch einen Mangel an Vitamin B_6 vorliegen[66].

Pantothensäure: Das ist ein an verschiedenen Stoffwechselvorgängen im Körper, z. B. an der Cholesterinbildung, beteiligtes Vitamin. Es sei hier einmal hervorgehoben, dass der Körper selbstverständlich Cholesterin braucht, nur zu viel ist ungesund. Es wird besonders gut im *Blumenkohl und Brokkoli, in Weizenkeimen, Walnüssen und Kartoffeln* geliefert. „Bei einem Mangel haben Sie Kopfschmerzen.“[66]

Biotin: Biotin steht für gesunde Haut (auch Schleimhaut), Haare, Muskeln und Nerven (bei Depressionen). Ohne Biotin gibt es keine Konzentration. Dieses Vitamin mobilisiert Reserven, wenn sie bei der Verstoffwechslung von Eiweiß und Fett (Umwandlung in Glukose) gebraucht werden. Sie finden das Vitamin in *Lachs, Soja, Spinat, Tomaten, Möhren, Blumenkohl, Haferflocken, Eigelb und Walnüssen*[136] und in fast allen Nahrungsmitteln. „Es kommt mit Sauerstoff und Licht gut zurecht, beim Erhitzen geht es bis zu 60 % verloren.“[93]

Folsäure: Folsäure senkt den Homocysteinspiegel (erhöhter Spiegel dieser Aminosäure ist ein Grund für Arterienverkalkung und Unbeweglichkeit der Gefäße), gewährleistet ein gesundes Wachstum und sichert die Entwicklung der Schleimhäute, die die inneren Organe auskleiden. Sie kann daher das Krebsrisiko der Organe herabsetzen. Folsäure ist ein wasserscheues, kochempfindliches Koenzym. Es ist spielt eine große Rolle bei der Zellteilung. Folsäure baut Noradrenalin, ein Glückshormon, auf. Depressionen können auch mit Folsäuremangel zusammenhängen.

„Folsäure ist für die Nervenverbindungen wichtig, besonders für das Gedächtnis, und hält Sie geistig fit.“[66] „Der Bedarf ist äußerst gering und zudem wird sie im Körper selbst produziert.“[14] Beachten Sie immer: „Folsäure reagiert empfindlich bei Erhitzen, auf Licht, Sauerstoff und Konservierungsstoffe (Ameisen-, Benzoe- und Sorbinsäure), wobei die Verluste bis zu 100 % betragen können“.[93] Ein hoher Homocysteinwert (z. B. durch zu viel Fleischkonsum) kann durch Folsäure gesenkt werden und so verringert sich das Schlaganfall-Risiko. „Folsäure ist das wichtigste Vitamin für Kopfarbeiter, Manager und in der frühen Schwangerschaft. Es schützt den Embryo vor Fehlbildungen“[86] und vor Frühgeburten. Bei der Einnahme von Vitamin-Pillen ist das allerdings fraglich. Folsäure ist enthalten in der *Leber von Schwein und Rind*. Davon sollten Sie aber wenig essen, weil Leber den Körper sauer macht. Besser ist: Sie finden dieses wichtige Vitamin in *Vollkornprodukten, grünem Blattgemüse, Roten Beten, Bierhefe, Brokkoli, Getreide, besonders in Getreidekeimen, Möhren, Sauerkraut, Spargel, Spinat, Sonnenblumenkernen, Paprika, Petersilie, Pilzen, Rosenkohl, Tomaten, Eigelb und in vielen Nüssen*. Eine bessere Verfügbarkeit entsteht durch Zerkleinern des Gemüses. In Obst und in Seefischen sind auch geringe Mengen enthalten.

Vitamin B_{12}, Cobalamin, Cyanocobalamin: Das Vitamin wird nur gering von Pflanzen (Mung- und Sojabohnen, Linsen, Alfalfa, Sanddorn und Algen) gebildet. Es ist wichtig für die *Zellteilung insgesamt, den Eiweißstoffwechsel, die Blutbildung, die Haut (insbes. Schleimhaut) und die Nerven*. Es baut Homocystein ab und verhindert dadurch das *Herzinfarktrisiko*. Es bietet *Schutz vor Krebs* und ist eng mit dem Folsäurestoffwechsel verbunden. B_{12} wird sehr lange gespeichert und es besteht zudem ein sehr geringer Tagesbedarf. B_{12} ist *in Fleisch, Fisch und Käse* enthalten. Das Vitamin wird im Darm resorbiert und die *Bakterienflora im Darm* kann das Vitamin ebenfalls bilden. „Eine Fäulnis im Darm behindert allerdings die B_{12}-Bildung.“[66] Sie sollten den Verzehr von Kohlenhydraten (Nudeln, Kartoffel, Reis) zusammen mit Fleisch, Fisch und Eiern und auch Salate spät abends vermeiden, weil diese dann nicht mehr verdaut werden. „Ein Mangel an B_{12} führt zu Anämie (Blutarmut).“[66] Ihr Körper speichert das Vitamin in der Leber über Jahre. Lediglich bei streng veganer Ernährung (streng vegetarischer Kost nur aus pflanzlichen Lebensmitteln) sollte der B_{12}-Spiegel gelegentlich überprüft und gegebenenfalls die Nahrung ergänzt werden. Immerhin gibt es in Deutschland 10 % der Bevölkerung, die sich gänzlich ohne Fleisch ernähren. Die Vitamin B_{12}-Bildung wird gestört, wenn Obst und Gemüse gekocht oder anderweitig sterilisiert werden. *Sauerkraut und Joghurt* unterstützt die B_{12}-Bildung. Sog. probiotische Produkte sind oft nicht besser als Bio-Joghurt.

Vitamin C, Ascorbinsäure: Das ist ein sicher *antikanzerogen und antioxidativ* wirkendes Vitamin. Es schützt die DNS vor freien Radikalen (Sauerstoff-Ionen). Eine geringe eigene Bildung ist über den Glukose-Stoffwechsel möglich. „Vitamin C erneuert beschädigtes Vitamin E, schützt LDL-Cholesterin vor Oxidation, hält Bindegewebe elastisch, hilft bei der Wundheilung, unterstützt die Serotonin-Bildung, schützt vor Arterienverkalkung, stärkt das Immunsystem, beugt Krebsentwicklung vor und hilft bei der Schwermetallentschlackung (Blei, Nickel, Cadmium), neben der bekannten Bedeutung für das Herzmuskelgewebe und für die Haut (Kollagenbildung). Vitamin C hilft den Schleimhäuten, ist ein Schutz gegen Infektionen und hat eine hohe Entgiftungsfunktion."[66] Das ist das Vitamin gegen Erkältungskrankheiten. Vitamin C kann die körpereigenen Abwehrkräfte steigern, die Wundheilung verbessern und vor Umweltgiften schützen. Wenn Sie stets unter Schadstoffen und Stress arbeiten, rauchen und infektionsanfällig sind, haben Sie einen erhöhten Bedarf.

Den Bedarf decken Sie besonders gut mit *Zitrone*, dem uralten, bewährten Hausmittel. Zitrone hat *neben dem Vitamin C auch 10 % Zitronensäure*, die Antioxidanzien aktivieren. Bei Migräne und zur Entgiftung ist Zitronensaft mit viel Wasser immer zu empfehlen. Zitronensaft und Echinacea (bitte nicht zusammen einnehmen) stimulieren hervorragend das Immunsystem und sind beste Naturmedizin gerade zu Beginn einer Infektion. Die Lieferung erfolgt nicht nur in Zitrone und anderen *Zitrusfrüchten*, auch in vielen *Früchten und Gemüse, wie grünes Blattgemüse, Brokkoli, Paprika, Hagebutte, Kiwi, schwarzer Johannisbeere, Tomate, Erdbeere und Grünkohl.* Ein Mangel an Vitamin C verhindert die Eisenaufnahme im Körper. Vitamin C fängt Sauerstoffradikale ab, die biologische Wirkstoffe wie Vitamin A, E, Folsäure, Biotin und Pantothensäure zerstören würden. Ein Mangel an den genannten Vitaminen und an Eisen führt zu hohem Blutdruck und erhöht das Krebsrisiko. Das Vitamin ist bei Schilddrüsenkrankheiten wichtig, weil es für die Herstellung des Schilddrüsenhormons Thyroxin benötigt wird. Vitamin C hält so den Stoffwechsel in Schwung. Vitamin C ist wasserlöslich und wird ständig vom Körper ausgeschieden, deshalb *muss es täglich nachgelegt werden.* Bei Erkältungskrankheiten besteht höherer Bedarf. Die industriellen Körper, auch Manager und Sportler haben oft einen Mangel an dem wichtigen Vitamin. „Schätzungen in den USA belegen, dass ca. 30 % der Bevölkerung unterversorgt sind und 16 % einen Mangel an Vitamin C haben.“[35] Vitamin C wird durch Hitze, Licht und Sauerstoff zum Untergang verurteilt. Selbst Wasser macht ihm schon zu schaffen, Vitamin-C-Brausetabletten sind daher noch weniger geeignet als Vitamin-C-Pillen. Bei Vitamin-C-Pillen ist die Wirkung ohnehin umstritten. Vitamin-C-Pillen oder Pulver können zu Reizungen im Magen und Darm führen. „Als Konservierungsmittel eingesetzt, zerstört Vitamin C die Folsäure.“[93] Andere Quellen gehen sogar davon aus, dass die „künstliche Ascorbinsäure (Vitamin C, der Autor), wie ein „*trojanisches Pferd*“ Aluminiumverbindungen ins Gehirn schleust.“[153]

Die künstliche Ascorbinsäure ist jedoch das weltweit wichtigste Konservierungsmittel (jährlich über 600.000 t), aber eben nur eine künstliche Säure, von der heute noch nicht alle Nebenwirkungen bekannt sind.

Bei hohem Bedarf empfehlen sich besonders die *Aceriola-Kirsche* (auch als sprühgetrocknetes Pulver aus der Apotheke) und anderes *vitaminreiches Obst und Gemüse.* Dieses Vitamin wirkt im Komplex mit sekundären Pflanzenstoffen und kann durch diese besser im Körper verwertet werden. Wenn Herzpatienten hoch dosierte Vitamin-C-Pillen erhalten, ist das kritisch zu hinterfragen. Eine Studie der Harvard Medical School im amerikanischen Boston konnte einen positiven Effekt nicht bestätigen. „In der Studie zeigten herzkranke Testpersonen, die 6 Monate hoch dosiertes Vitamin C und Vitamin E erhielten, keine gesünderen Herzkranzgefäße und auch keine besseren Cholesterinwerte als eine Placebo-Gruppe.“[93] Billige Vitamin-C-Pillen (z. B. China-Importe) können mit Schwermetallen verunreinigt sein. Das ist nach dem Deutschen Arzneibuch (DAB) sogar rechtlich zulässig.

Bei Allergien und zur Wundheilung sollen hoch dosierte Vitamin-C-Infusionen jedoch Vorteile bringen, laut Prof. Dr. Uhlenbrock von der Universität Köln: „Da bei Allergien sich die freien Radikale vervielfältigen und es zu einer überschießenden Immun- und Entzündungsreaktion kommen kann, entsteht mehr oxidativer Stress. Hoch dosierte Vitamin-C-Infusionen können eine deutliche Besserung herbeiführen. Bei der Infusion zur Wundheilung wird über eine gesteigerte Kollagensynthese die Stabilität des Bindegewebes verbessert und somit auch die Wundheilung beschleunigt. Hoch dosiertes Vitamin C tötete gezielt Krebszellen ab, während die gesunden Zelllinien nicht geschädigt werden. Im Laborversuch wurde bestätigt, dass die Krebszellen tatsächlich abstarben“. Offensichtlich helfen aber nicht die Vitamin-Pillen. Vitamin C muss in hohen Konzentrationen verabreicht und perfekt bioverfügbar sein, wie es beim Menschen nur durch eine Infusion direkt in die Venen erreicht werden kann. „Die Ascorbinsäure führte zur Bildung von Wasserstoffperoxid, das den Tod der Krebszellen verursachte, stellten die Forscher weiter fest. Wasserstoffperoxid entstand dabei nur in der unmittelbaren Umgebung von Zellen und nicht im Blut. Das Blut sei deshalb ein ideales Transportmittel, mit dem die intravenös verabreichte Ascorbinsäure zu den verschiedenen Geweben befördert werden kann“[170], schreiben die Wissenschaftler.

Vitamin D, Calciferole: Vitamin D bestimmt den Kalziumhaushalt wesentlich mit. Unsere körpereigene, innere Apotheke kann das Provitamin zu 80 % aus Cholesterin selbst herstellen. Die Umwandlung in Vitamin D erfolgt in der Haut unter Einwirkung von Sonnenbestrahlung. Eine halbe Stunde Aufenthalt im Freien soll genügen, um Vitamin D für den Körper zu bilden. Lassen Sie sich von der Sonne lieben, das verhindert auch Kurzsichtigkeit, Pessimismus, Schlaflosigkeit und Depressionen. Bei einer Unterversorgung über eine längeren Zeitraum kann es zu Mangelerscheinungen, wie Rachitis und Osteoporose und zu anderen Funktionseinschränkungen kommen. Das Vitamin stärkt das Knochenwachstum und reguliert die Zellteilung, beugt so Alterserscheinungen vor und ist ein effizientes Mittel zur Therapie von Herzleiden und einigen Krebsarten (z. B. Lungenkrebs und Lymphdrüsenkrebs). Führen Sie das Vitamin nicht als künstliches Präparat zu, denn zu viel davon kann schädlich sein. Sonnenstrahlen in der Mittagszeit sind dennoch zu meiden und wenn Sie sich früh morgens oder abends sonnen, dann bitte auf den Sonnenschutz verzichten, denn „schon ein Lichtschutzfaktor von 20 blockiert die Vitaminsynthese“[169]. Sie sehen an diesem Beispiel, dass es gar nicht so einfach ist, bei einem gesunden Lebensstil auch alles richtig zu machen.
Geliefert wird das Vitamin vor allem in Nahrungsmitteln tierischer Herkunft: *Fisch (Hering, Lachs, Makrele, Sardine, Aal), Milch, Fleisch, Eiern und Lebertran* (auch in homöopathischen Dosen). „Eine reichhaltige Versorgung mit Vitamin D kann das Risiko für mehrere Krebsarten signifikant vermindern.“[76] Andere Quellen berichten: „Zusammen mit ausreichend Kalzium kann dieses Vitamin das Krebsrisiko deutlich senken“.[169]
Vitamin E, Tokopherol, Zusatzstoff E 306/307/309: Vitamin E ist ein *Altersschutz, bestes Antioxidans* (Radikalenfänger) für die Gefäße im Zusammenspiel mit Vitamin C (auch für die Makula). Es schützt die Zellmembran und das LDL-Cholesterin vor Angriffen freier Radikalen. Es unterstützt das Spurenelement Selen

und *stärkt das Immunsystem.* Vitamin E *schützt vor Entzündungen*, sorgt für Feuchtigkeit der Haut und verhindert Altersflecken. Vitamin E ist bei diesen hervorragenden Eigenschaften ein Mittel zum *Schutz und zur Regeneration der Leber.* Wenn Sie ständig unter erheblicher Umweltbelastung stehen, sollten vor allem Gemüse mit Vitamin E zu Ihrer Ernährung gehören. In der Kosmetik wird die Zellen regenerierende Wirkung geschätzt, die für eine beschleunigte Abheilung der Herpesbläschen genutzt werden kann. Vitamin E gibt es vor allem im *grünen Gemüse* und in Lebens- und Heilmitteln mit mehrfach ungesättigten Fettsäuren, z. B. in *Fischöl, Nüssen, Samen, Olivenöl*[12]*, Weizenkeimen, Brokkoli und Avocados.* Als Zusatzstoff findet das Vitamin in der industriellen Fleisch- und Wurstherstellung häufig als Antioxidationsmittel Anwendung und sorgt hier für das frische Aussehen. Inwieweit künstliche Vitamine für den Körper nützlich sind, haben wir bereits mehrfach diskutiert.

Vitamin K, Phyllochinon, Menachinon: Vitamin K gehört neben den Vitaminen A, D und E zu den fettlöslichen Vitaminen. Es ist lichtempfindlich, aber hitzestabil. Vitamin K aktiviert wichtige Faktoren der Blutgerinnung. Das in der Nahrung vorkommende Vitamin K wird durch die *Bakterien der Darmflora komplettiert.* Lebensmittel, wie *grünes Gemüse, Kohl, Spinat, Kohlrabi und Salat, Milch und Milchprodukte, Eier und Fleisch* fördern den Prozess.

Wachstumsfaktoren: Wachstumsfaktoren können Cytokine, Proteine oder auch hormonähnliche Stoffe sein. Diese Botenstoffe können Signale von einer Zelle zu einer anderen übertragen und so Informationen weiterleiten. Die Faktoren steuern physiologische Zellvorgänge und spielen eine wichtige Rolle bei der Entwicklung der Organismen. Diese Wachstumsfaktoren werden leider auch im Leistungssport als Doping eingesetzt. Langfristige Folgen sind noch weitgehend unbekannt. Es gibt ernste Hinweise, dass eine Zufuhr künstlich hergestellter Wachstumsfaktoren das Krebswachstum fördert.

Zink: Zink *schützt vor freien Radikalen und vor Zellalterung, fördert die Wundheilung, stärkt das Immunsystem*, ist gut für Haut und Haare und erhält die intellektuellen Fähigkeiten. Zink ist gut für das Lernen. Zinkmangel schadet dem Gehirn. „Zinkmangel entsteht auch durch häufigen Verzehr von Fast Food, weil durch den hohen Phosphatgehalt Zink gebunden wird."[153] Zinkreiche Nahrungsmittel sind *Fleisch, Fisch, Datteln, Milch und Eier, Kürbiskerne, Bohnen und Käse.*

Zivilisationskrankheiten: Stoffliche Zivilisationskrankheiten werden auch unter dem Begriff *Zivilisatose* zusammengefasst. Zivilisatose bedeutet, dass zur Säure- und Giftneutralisierung im Körper Substanzen verzehrt werden (Verlust eingelagerter Mineralstoffe), was einerseits zur stofflichen Verarmung des Körpers und andererseits zur Verschlackung bzw. zur Vergiftung führt. Gleichzeitig können Drüsen verätzen, die die Funktion der Sinne beeinträchtigt und Bewegungsunfähigkeit entstehen lassen. Jeder Mensch kann seinen Verschlackungsgrad selbst einstellen, allerdings „verzehrt und verschlackt" das industrielle, „saure Genusssystem Körper, Geist und Kultur".[172] Bei basischer, mineralstoffreicher Kost kann Verschlackung meist vermieden und rückgängig gemacht werden. Folgen der Verschlackung sind u. a. Attraktivitätsverlust durch Fettringe, Zahnverlust, Krampfadern, Schwangerschaftsstreifen, Pickel, Hämorrhoiden, Haarausfall bis zur Glatze, wachsende Ohren, große Nase und Wasser in den Beinen.

Östrogen: Östrogen ist ein *weibliches Sexualhormon*. Es wird in den Eierstöcken gebildet und steuert insbesondere in der ersten Zyklushälfte die Vorbereitung der Einnistung des befruchteten Eies. Bei Männern wird das Hormon in den Hoden, bei beiden Geschlechtern in der Nebenniere und außerhalb der Geschlechtsorgane auch im Fettgewebe synthetisiert. Die Funktionen der Östrogene sind im gesamten Körper vielfältig. Bitte helfen Sie dem natürlichen Hormonbildungsprozess Ihres Körpers nicht nach. „Ein hoher Östrogenspiegel kann die Ursache von Krebs sein (das Brustkrebsrisiko bei Frauen erhöhen, der Autor)."[76]

Quellenverzeichnis:

1. Prof. Dr. med. Richard Béliveau, Krebszellen mögen keine Himbeeren, Verlagsgruppe Random House GmbH, 2007
2. Werner Krag, Poweraging, mvg Verlag, Redline GmbH, 2005
3. A. Campobasso, !Stop, Die Umkehrung des Alterungsprozesses, books on demand GmbH, Norderstedt, 2006
4. Vivienne Parry, Der Tanz der Hormone, Pendo Verlag GmbH & Co. KG, München und Zürich, 2005
5. Prof. Dr. Peter Axt, Dr. Michaela Axt-Gadermann, Die Kunst länger zu leben, bei Goldmann, München, 2004
6. John Gray, Die Mars & Venus-Diät, Wilhelm Goldmann-Verlag, München, 2004
7. Dr. Edmund Chein, Zurück in die Jugend, S. A. Herbig Verlagsbuchhandlung GmbH, München, 2001
8. Länger leben, Broschüre der Sinclair Distribution, Salzburg
9. Uwe Karstädt, entgiften satt vergiften, TAS Ltd. London, 2007
10. Prof. Dr. Dr. Johannes Huber, Dr. Robert Buchacker, Das Ende des Alterns, Ullstein, 2007
11. Barbara Rias-Bucher, Exotische Früchte von A-Z, Weltbild, 2007
12. Dieter Grabbe, Dinner Cancelling, Heinrich Hugendubel Verlag, 2005
13. Prof. Dr. Christoph Bamberger, Besser leben, länger leben, Knaur-Verlag, 2006
14. Harvey und Marilyn Diamond, Fit fürs Leben, Mosaik bei Goldmann, 1986
15. Dr. Ralf Bircher, Geheimarchiv der Ernährungslehre, Bircher-Brenner-Verlag, 2006

16. Hirshberg, Barasch, Gesundwerden aus eigener Kraft, Knaur-Verlag, 1997
17. Growingyoung Magazin, September/Oktober 2007, Life Plus Int.
18. Prof. Dr. Hans Immler, Abnehmen mit Gefühl, Prof. Immler, Baumgartenstr. 27, 34130 Kassel, 2008
19. Marktforschungsstudie 151 der Zentralen Markt- und Preisberichtsstelle der Land- Forst- und Ernährungswirtschaft, Rochusstr. 2, 53123 Bonn
20. Krebs und Ernährung, Broschüre der Schweizerischen Krebsliga und Schweizerischen Vereinigung für Ernährung Bern, 2000
21. Prof. Michael Fossel, Das Unsterblichkeits-Enzym, Piper, München Zürich, 1998
22. Hausmittel für Herz, Haut und Haare, Die Rheinpfalz Nr. 236 Donnerbergkreis, 11. Oktober 2003
23. Barbara Temelie, Ernährung nach den fünf Elementen, Joy Verlag GmbH, Oy-Mittelberg
24. Dr. Zittla, Dr. Kriegisch, Dagmar Heinke, Hausmittel, Die besten Rezepte für die Gesundheit, Weltbild, 2004, by Südwest Verlag
25. Norbert Trautwein, Übersäuerung, Südwest Verlag, 2006
26. healthy living 01/2008, Life & Health Verlagsgesellschaft mbH Hamburg
27. Dr. Peter Wolf, Anja Budde, Die kleinste Hausapotheke der Welt, Teebaum Öl, Institut für angewandte Aromatherapie, TAOASIS Produktion, 1995
28. Prof. Dr. med. Reimer, Zur Problematik der Lebensqualität und Suchtgefährdung von Ärztinnen und Ärzten, vorgetragen zum 1. Symposium der Prof. Dr. Gottschaldt-Stiftung, 2000
29. Earl Mindel, die neue vitamin bibel, Wilhelm Heyne Verlag München, 2007

30. Stern, Gesund leben, Hamburg, 6/2007
31. Gesunde Medizin, 1/2008, PACs GmbH, Staufen
32. Vital 02/2008, Ganske Verlagsgruppe, Hamburg
33. Emily Thaker, Das große Buch vom Essig, Reuille Verlag, 1995
34. Dorothee Dankwitz, Magen, Darm & Po, Südwest Verlag, 1998
35. Steven Pratt, Kathy Matthews, super food, Heyne Verlag München, 2004
36. Prof. Elmadfa, Prof. Muskat, Fritzsche, E-Nummern, GU, Gräfe und Unzer GmbH München, 1996
37. Yoshioka, Metal, Effects of red pepper an appetite and energy intake, Brit J Nutrition 82, 1999
38. Verband für Ernährung und Diätetik e.V. Roermonderstr. 594, 52072 Aachen, Mitteilungen im www.vfed.de
39. ImuPro 300 Patientenhandbuch, Nahrungsmittellexikon, CTL & Ortholabor GmbH, Schulstr. 9, 26160 Bad Zwischenahn
40. BIO, Gesundheit für Körper, Geist und Seele, 06/2007, BIO Ritter Verlag und Versand, Monatshauser Str. 8, 82327 Tutzing
41. Krebsprävention durch Ernährung, Weltkrebsforschungsfonds, Deutsches Institut für Ernährungsforschung, Potsdam-Rehbrücke, www.wcrf.de
42. Günther H. Heepen, Schüßler-Salze, Gräfe und Unzer Verlag München, 2007, GU-Reihe
43. Cynthia B. Olsen, Die Teebaumöl Hausapotheke, Wildpferd Verlagsgesellschaft mbH, 1996
44. Niriam Polunin, Die 50 besten Lebensmittel für ihre Gesundheit, Dorling Kindersley Ltd. London, Garant-Verlag, 1997

45. Diabetes Austria, Initiative Soforthilfe für Menschen mit Diabetes, www.diabetes-austria.com
46. Das neue „Polymahl", Bestlive Magazin, 3/2008, www.bestlife-magazin.de
47. Anna Cavelius, Monika Schuster, food for love, Gräfe und Unzer Verlag, München, 2006
48. Katja Lange, Andreas Furtmayr, Erotic Food, Gräfe und Unzer Verlag, München, 2001
49. Dr. Peter J. D´Adamo, Catherine Whitney, 4 Blutgruppen, Richtig leben, Piper Verlag, München, 2004
50. Alice Beringer, Aloe vera, Die Königin der Heilpflanzen, Wilhelm Heynen Verlag, München, 1997
51. Ursula Jousson Kampsmeyer, „Die Basisallergie", www.milchlos.de, 2008
52. Cooper und Cooper, Fettarm leben, Verlagsgruppe Welt bild GmbH, Augsburg, 2006
53. NDR, Plus – Minus, 25.04.2006
54. Steven Azuff, Fette und Öle, www.enveda.de
55. Bioprodukte teurer, aber nicht besser, Focus online 29.09.07, www.focus.de
56. Dr. med. Heike Kovács, Werner Meidinger, Detox, Bellavista-Verlag, Karl Müller Verlag, Köln, 2005
57. Süddeutsche Zeitung, Wissen, 3/08
58. Prof. Dr. Stefan Kaumann, Wächst die Seuchengefahr?, Fischer Verlag, 2007
59. Dr. Sandra Cabot, Das Leber-Reinigungs-Programm, Verlagsgruppe Random House, Schweden, 1999
60. Taxaphen in Fischen, Verbraucherinitiative e.V. 12.03.2008 www.verbraucher.org
61. Chili, Teufelsdreck und Safran, Sonderausstellung vom Landesmuseum Oldenburg, Leitung Prof. Dr. Mamoun Fansa, www.uni-graz.at 2008
62. Salben mit Chili-Wirkstoff, Visite im rbb, 12.03.08

63. Gernot Katzers, Gewürz Seiten, www. uni-graz.at,
64. "E-Stoff"-Test, Pulsamed Labor, www.pulsamed.de, 14.03.2008
65. Die erstaunliche Heilkraft des Kohls, www. symptome.ch, 14.03.2008
66. Marga Bahnemann, Nervennahrung, ECON Taschenbuch Verlag, 1997
67. Neue Eier-Kennzeichnung, www.verbraucherzentrale.bremen.de, 20.03.08
68. Martin Weisers Info Letter, www.gesundohnepillen.de, 20.03.08
69. healthy living 4/2008, Life & Health Verlagsgesellschaft Hamburg
70. Dr. Markus Wiesenauer, Homöopathie Quickfinder, Weltbild Verlagsgruppe GmbH, Augsburg
71. Prof. Hademar Bankhofer, Bankhofer´s kleines Glücksbuch, Südwestverlag, 2008
72. NDR, Visite, 04.03.2008
73. focus online, Gesundheit, 03.09.2004, www. focus.de
74. Permakultur Austria, permakultur.net. 27.03.2008
75. test 4.4.2008, Stiftung Warentest, www.test.de
76. David Servan-Schreiber, Das Antikrebs-Buch, Verlag Antje Kunstmann GmbH München, 2007
77. Klaus, J. Benner, Heilpraktiker, Mein persönlicher Rat, www.praxisbenner.de
78. Ruth Hoffmann, richtig essen, Die Zeit, April/Mai 2006
79. Verdi publik 03/2007, publik.verdi.de
80. ZDF, Frontal21 am 15.04.2008
81. Vortrag Prof. Pfeiffer am 13.04.2008, Institut für Ernährungsforschung Potsdam-Rehbrücke
82. Brian Hildreth, Survival in the Concrete Jungle von Brian Hildreth, BA (NZ)

83. My Life, Frühling 2008, BurdaCom GmbH, München
84. Synthese, Charakterisierung, antioxidative Eigenschaften und Anwendung von aromatischen Carotinoiden, Dissertation Sebastian Christian Kock, Uni Düsseldorf 2007, docserv.uni-duesseldorf.de
85. Siegrid Hirsch, Felix Grünberger, Die Kräuter in meinem Garten, Weltbild, 2006 by Freya Verlag, A-Linz
86. healthy living, Mai und Juni 2008, Life & Health Verlagsgesellschaft, Hamburg
87. Henriette´s Herbal Homepage, www.henrietteherbal.com
88. ZDF, heute Nachrichten zur Artenschutzkonferenz, 19.05.2008
89. www.chefkoch.de, kulinarische Frühlingsboten, 24.05.2008
90. Prof. Brian Wansink, Essen ohne Sinn und Verstand, Campus-Verlag, Frankfurt/New York, 2008
91. Prof. Jost, DIFE Potsdam, über Zwillingsstudien, www.focus.de, 26.05.2008
92. mans health 06/2008, www.manshealth.de
93. Annette Sabersky, Jörg Zittlau, Die großen Ernährungslügen, Knaur Taschenbuchverlag München, 2007
94. Informationsblatt der Deutschen Rheuma-Liga, www.rheuma-liga.de, 06/2008
95. Lebensmitteluntersuchungsanstalt der Stadt Wien, www.wien.gv.at/Lebensmittel, 19.06.2009
96. Dr. Walker, Auch Sie können wieder jünger werden, Goldmann Verlag, 1993
97. www.netdoctor.de/krankheiten 6/08
98. Natur Pur, meine Gesundheit, 2006, www.meine-gesundheit.de, Apotheke
99. Prof. Leitzmann, Dr. Hoffmann, Dr. Groenbevelt, Mit Vollwertkost gut versorgt, ugb Gesundheitsförderung, www.ugb.de, 06/2008

100. Informationsblatt der Früchtekorb GmbH, 38118 Braunschweig, Westbahnhof 4, 2008
101. Autorenteam, Heilen im Schnelltempo, Weltbild-Verlag, 86167 Augsburg, 2008
102. Galina Schatalova, Wir fressen uns zu Tode, Goldmann Verlag, München, 2002
103. Galina Schatalowa, Heilkräftige Ernährung, Goldmann Verlag München, 2006
104. Henrys Seite, www.henrys-seite.de/Ernährung/FutterErfahrungen , Juli 2008
105. Zu viel Acetaldehyd in Mineralwasser von Einwegflaschen, Umwelt Journal, Artikel 14427, 24.07.2008
106. Paul McKenna. Ich mach Dich schlank, Mosaik bei Goldmann, Verlagsgruppe Random House, 2006
107. Viktoras Kolvinskas, Leben und Überleben, Kursbuch ins 21. Jahrhundert, Hirthamer-Verlag, München, 1989
108. Nobuo Shioa, Der Jungbrunnen des Dr. Shioya, Koha-Verlag, Burgrain, 2008
109. Lichte Nahrung für Körper, Seele und Geist, Christine Dittmann, 79737 Herrischried-Rütte
110. Prof. Werner Kollath, Die Ordnung unserer Nahrung, 16. Auflage 1998, Karl F. Haug Verlag, Heidelberg 1998
111. Are Waerland, Übersäuerung, Humata Verlag Harold S. Blume, Bern, 7. Auflage
112. www.bleibjung.de/index .php 03.09.2008
113. www.diabetesgesellschaft.ch/index.php, 28.8.2008
114. Julius H. Barkas, Wahrheit ans Licht, Argo-Verlag, Markobersdorf, 2004
115. Bundesgesundheitsblatt 2008, www.umweltdaten.de/gesundheit/monitor
116. Readers Digest, Signale des Körpers richtig deuten, 2006 Readers Digest Deutschland

117. Kathrin Burger, Die Vollkornlüge und andere Ernährungsmärchen, Verlag Herder GmbH Freiburg im Breisgau, 2008
118. Marita Vollborn & Vlad Georgescu, Die Gesundheitsmafia, Wie wir als Patienten betrogen werden, S. Fischer-Verlag GmbH, 2005
119. Bewusst leben, Ernährung, Schadstoffe, Deutsche Krebsgesellschaft e.V., www.krebsgesellschaft.de, 23.09.2008
120. Krankenhausgesellschaft warnt vor Kliniksterben, ZDF, Frontal21, Sendung vom 23.09.2008
121. Dr. Johanna Budwig, Das Problem und die Lösung, SENSEI Verlag, Kernten, 2006
122. Milch ist nicht gleich Milch, V.i.S.d.P.: Martin Hofstetter, Greenpeace e.V. Große Elbestr. 39, 22767 Hamburg, 11/2006
123. Aprikosenkerne, www.naturkost.org, 29.09.2008
124. Ernährungsmedizinische Beurteilung von Werbeaussagen zu Coenzym Q 10, Stellungnahme des Bundesinstituts für gesundheitlichen Verbraucherschutz und Veterinärmedizin vom 20.04.2001
125. Verzehr von bitteren Aprikosenkernen ist gesundheitlich bedenklich, Stellungnahme des Bundesinstituts für Risikobewertung Nr. 014/2007 vom 03.05.07
126. Kein Massen-Bienen-Sterben in Deutschland, Artikel 12571, www.umweltjournal.de, Ökotest-Verlag
127. Swami Rama, Ganzheitlich leben, Verlag ganzheitlich leben, Ahrensburg, 1980
128. Dr. Jürgen Weihofen, Heilpilze Ling Zi, Shiitake & Co., Sanoform-Verlag, 2001
129. Futtern bis zum Umfallen, Focus online, 08.08.2007, www.focus.de

130. Dr. rer. nat. Harald Knote, Kombinierte Anwendung von Naturstoffen in der biologischen Krebsabwehr, Books on Demand, Norderstedt, 2006
131. Regina Schulte-Lippern, Die zehn häufigsten Krankheiten, 11.10.2008, www.bild.de
132. Thorax, Mai 2007, Das medizinische Informationsportal, www.dr-gumpert.de
133. Weniger Salz auch bei asthma, www.ikk.de, 2008
134. Cora Tabak et al., Chronic Obstructive Pulmonary Disease and Intake of Catechins, Flavonols, and Flavones. In: American Journal of Respiratory and Critical Care Medicine Vol. 164, in Dr. Thomas Meißner, Lungenkranke sollten Äpfel essen, www.wissenschaft.de, 26.07.2001
135. Dr. Michael Spitzbart, Das Blut der Sieger, WESSP. Werbung und Engagement für Sport, Seminare und Publikationen GmbH, 2001
136. Prof. Claus Luley in Hauptsache gesund, MDR, 16.10.2008
137. Dr. Veronika Carstens, Naturmittel gegen Krebs, Hauptsache gesund, mdr Fernsehen, 05.04.2004
138. Heise-Newsticker, 03.06 2005, 17.48 Uhr MESZ (Elektro-Smog)
139. Eugen Simon, Gedanken-Doping, Erfolg im Leben ist kein Zufall, by Eugen Simon and Kookaburra TV Pty. Ltd, Avalon, NSW 2107, Australia, 2008
140. Immanuel Kant, Beantwortung der Frage: Was ist Aufklärung? Berlinische Monatsschrift. Dezember-Heft 1784. S. 481-494
141. Annette Schäfer, Wie Ärzte denken, Psychologie heute, 11/2008
142. Dr. Tilmann Müller, Wer sieben Stunden schläft, lebt am längsten, healthy living spezial November 2008, Life & Health Verlagsgesellschaft Hamburg

143. Elna Muth, Einflüsse auf die Lebenserwartung der Deutschen, Rostocker Zentrum zur Erforschung des Demografischen Wandels, 2008
144. Antibiotika im Kaninchenfleisch, ZDF Frontal21, 21.11.2008
145. Schokolade fördert die Gesundheit, Kaffee Tee abc, Sonderpublikation der Zeitschrift eh, Huss-Medien GmbH Berlin – München
146. Säurebelastung von Nahrungsmitteln, Säure-Basen-Haushalt, www.medizininfo.de/ernaehrung, 19.11.2008
147. Gesundheit und Bewegung, ARD-Ratgeber, www.ratgeber.ard.de, 18.08.2008
148. Stellungnahme der DGE: Die Blutgruppendiät von P.J. D´Adamo, Forschung, Klinik und Praxis 6/2000, DGE-Info vom 01.06.2000
149. Ann Louise Gittleman, James Templeton, Candelora Versace, Ernährung nach dem Stoffwechseltyp, Windpferd Verlagsgesellschaft mbH Aitrang, 3. Auflage 2005
150. Prof. Béliveau und Dr. Gingras, Krebszellen mögen keine Himbeeren, Das Kochbuch, Kösel-Verlag München, 2008
151. Medizin – Mensch – Gesundheit, Helmut Lingen GmbH & Co KG Köln, 2005, Elsevier GmbH München
152. Verbraucherschützer beklagen Täuschung der Kunden – Undurchsichtige Angaben auf der Verpackung, Epoch Times online: www.epochtimes.de/articles/2009/02/11
153. Hans-Ulrich Grimm, Die Ernährungslüge, Wie uns die Lebensmittelindustrie um den Verstand bringt, Knaur Taschenbuch Verlag München, 2005
154. Mentaltraining: Fünf Schritte zur Macht über die Gedanken, machen Sie sich die Qualität Ihrer Gedanken bewusst, www.vnr.de/b2c/lebensberatung
155. Andreas Wolf, Karriereplanung und Work-life-balance, GRIN Verlag, 2008

156. Dr. Hardy Walle, Leicht abnehmen, bodymed AG, Am Tannenwald 6, 66459 Kirken, 2008
157. www.focus.de/gesundheit, 17.03.2009, Vegetarier haben ein geringeres Krebsrisiko, Focus online, Gesundheit
158. Dr. Briker, Dr. Jung, Der Murks mit der Milch, emu-Verlag Lahnstein, 2008
159. Krank durch Essen? Ernährungswahn und seine Folgen, www.medicom.de/Krank-durch-Essen-Ernährungswahn-und-seine-Folgen
160. Olav Rippe, Herpes simplex – Behandlungskonzepte, www.natura naturans.de/artikel, 29.05.2009
161. Heidelberger Forscher: Zitronenmelisse könnte gegen Herpes helfen, Ärzte Zeitung online, 23.01.2009
162. Margret Madejsky, Wenn die Hormone verrückt spielen, www.natura naturans.de/artikel/hormon
163. Prof. Edzard Ernst, Phytotherapeutika: wie harmlos sind sie wirklich, www.aerzteblatt.de/V4/artikel
164. Dr. Tanja Busse, Die Einkaufsrevolution, Karl Blessing Verlag, 2006
165. Prof. Dr. V. Wahn, Immunstimulation zur „Stärkung der Abwehrkräfte"? Immundefektzentrum der Charité, Klinik für Pädiatrie mit Schwerpunkt Pneumologie und Immunologie, Augustenburger Platz 1, 13353 Berlin, 17.06.2009
166. Iva Keene, Das Essen der Molkerei, www.disoveryarticles/com/articles/2912261/1/Eating-Dairy-Can-Make-You
167. Südzucker kassiert Millionen, Der Tagesspiegel, 17.06.2009
168. Vegetarismus, Humanwirtschaft 03/2007 (www.alternativen.biz)
169. Robert Thielicke, Der Vitamin-Stoß, Focus Nr. 24, 08.06.2009
170. Fachblatt „Proceedings of the National Academy of

Sciences“ (Bd. 102, S. 13604).
171. ZDF-Reihe “37°”, 07.07.2009
172. Peter Jentschura, Gesundheit durch Entschlackung, Verlag Peter Jentschura, 1998
173. Venezuela verbietet Coca-Cola-Zero, NNZ Online 11.06.2009
174. Studie zur Evaluation des Stoffwechselprogramms metabolic balance®, www.hri.de/index.php?menuid=1&reporeid=58
175. Dr. Michael Spitzbart, Fit Forever, Heyne-Verlag München, 2006

Weitere Quellen aus dem Internet, die ich Ihnen für Recherchen empfehlen kann:

www.aerzteblatt.de
www.aerztezeitung.de
www.astral.ch
www.bfr.bund.de
www.bio-ok.de
www.bleibfit.at
www.bleibjung.de
www.chikung.de
www.das-eule.de
www.dge.de
www.diabetesgesellschaft.ch
www.dife.de
www.ehw.uni-bonn.de
www.factorey.ch
www.focus.de
www.gesund-abnehmen,com
www.gesunde-medizin.de
www.gesundheit.com und www.gesundheit.de
www.gesundheitsliteratur.de

www.greenpeace.de
www.humanernaehrung.de
www.infarktforschung.de
www.institut-ernaehrung-gesundheit.de
www.krebsforum.at
www.lebensmittelnet.at
www.lifestyle-dent-online.de
www.medicom.de
www.medizininfo.de
www.medizin-welt.de
www.menshealth.de
www.morgenpost.de
www.netdoktor.de
www.novamex.de
www.paracelsus.de
www.philognosie.net
www.praxisbenner.de
www.schönheitsfibel.de
www.sein.de
www.seniorenpro.de
www.spiegel.de
www.spiralex.de
www.sportmedinfo.de
www.stern.de
www.suesse-facts.de
www.symbiose.at
Institute für Ernährungswissenschaften der Universitäten
www.umweltlexikon-online.de
www.uni-giessen.de
www.uni-jena.de
www.uni-potsdam.de
www.univie.ac.at
www.verbrauchernews.de

www.vfed.de
www.virtuelleallgemeinbibliothek.de
www.was.wir.essen.de
www.wellness-gesund.info
Wikipedia – die freie Enzyklopädie, wikipedia.org
www.worldhealth.net

Danksagung

Für die unermüdliche Unterstützung, auch bei der Beschaffung der Literatur, und für die vielen sachdienlichen Hinweise danke ich besonders meiner Frau Christa und meinen beiden Söhnen Roman und Marcus, Monique Schmidt, Dieter Uhlig und Heilpraktikerin Renata Zappe.